中医师承学堂
一所没有围墙的大学
李士懋 田淑霄医学全集

火郁发之

（第2版）

李士懋　田淑霄　著

全国百佳图书出版单位
中国中医药出版社
·北京·

图书在版编目（CIP）数据

火郁发之 / 李士懋，田淑霄著 . — 2 版 . — 北京：
中国中医药出版社，2023.12
（中医师承学堂）
ISBN 978-7-5132-8360-1

Ⅰ . ①火… Ⅱ . ①李… ②田… Ⅲ . ①肝火②肝郁
Ⅳ . ① R256.4

中国国家版本馆 CIP 数据核字 (2023) 第 171440 号

中国中医药出版社出版

北京经济技术开发区科创十三街 31 号院二区 8 号楼
邮政编码　100176
传真　010-64405721
保定市中画美凯印刷有限公司印刷
各地新华书店经销

开本 710×1000　1/16　印张 16.75　字数 303 千字
2023 年 12 月第 2 版　2023 年 12 月第 1 次印刷
书号　ISBN 978-7-5132-8360-1

定价　68.00 元
网址　www.cptcm.com

服 务 热 线　010-64405510
购 书 热 线　010-89535836
维 权 打 假　010-64405753

微信服务号　zgzyycbs
微商城网址　https://kdt.im/LIdUGr
官 方 微 博　http://e.weibo.com/cptcm
天猫旗舰店网址　https://zgzyycbs.tmall.com

如有印装质量问题请与本社出版部联系（010-64405510）

我们毕生献身于中医事业，也深深地热爱中医事业。愿中医学发扬光大，再创辉煌，光耀世界。

李士懋　田淑霄

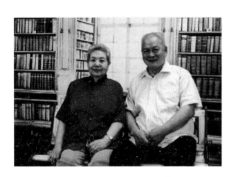

　　李士懋（1936—2015），男，生
于山东省烟台市黄县，1956 年毕业
于北京 101 中学，1962 年毕业于北
京中医学院（现北京中医药大学，下
同）。后任河北中医学院（现河北中
医药大学，下同）教授、主任医师、
博士研究生导师，为第二、三、四批全国老中医药专家学术经验继承工
作指导老师。2008 年获河北"十二大名医"称号。

　　田淑霄（1936—2013），女，生于河北省保定市蠡县，1956 年毕业于
北京实验中学，1962 年毕业于北京中医学院。后任河北中医学院教授、
主任医师、硕士研究生导师、中医临床博士研究生导师。为享受国务院
政府特殊津贴专家。为第三、四批全国老中医药专家学术经验继承工作
指导老师。2008 年获河北"十二大名医"称号。

　　夫妻二人相濡以沫，从医 50 余年来，合著以"溯本求源、平脉辨
证"为主线的十几本专著，纂为《李士懋　田淑霄医学全集》。

内容提要

  经云:"火郁发之。"区区四个字,是河北中医药大学教授李士懋、田淑霄夫妻在半个多世纪从医历程中殚精竭虑的深度思考和临床验证。本书即是作者 50 余年临床思悟的生动记录。

  火郁非一病之专名,而是外感内伤、内外妇儿各科共有之病机,所以涵盖甚广,纷纭繁杂。悟透了"火郁发之"这一经旨,颇有"欲穷千里目,更上一层楼"之感。

  李士懋、田淑霄教授所论"火郁发之",恰恰是当代中医临床界容易忽视的盲区,而对这个盲区进行重点阐释,就相当于为临床医生搭建了从"效失参半"到"屡试屡效"的天梯。作者以自己的误诊误治为切入点,以火郁理论为指导,以期待读者们能够像作者一样,"从误诊误治到竟获突兀之疗效大有别样洞天之感","理论上悟透了,临床上运用起来更为自觉,心底也多了几分把握"。

  本书对中医临床、教学研究有一定的指导意义,适用于中医药教学、研究、临床工作者及广大师生阅读。

第2版说明

　　李士懋、田淑霄夫妇从医 50 余年来，曾写了十几本专著，皆有感而发。后应中国中医药出版社之邀，经修改、增删、重新编排，篡为《李士懋 田淑霄医学全集》。二老抚思所著，始终有一主线贯穿其间，即"溯本求源，平脉辨证"。

　　当前，由于国家的重视、支持，中医呈现空前大好机遇，然亦面临生死存亡的挑战，此非耸人听闻，而是现实的危险，其原因固多，而中医队伍学术思想混乱乃一死穴。学术思想的混乱，集中表现于辨证论治这一核心特色上，众说纷纭，莫衷一是，令人迷茫。难怪一些中医老前辈振臂高呼"中医要姓中"，几千年的中医学如今连姓什么都不知道了，岂不哀哉？

　　怎么办？李士懋、田淑霄夫妇在半个多世纪领悟经典、临床磨砺、苦苦求索的基础上，提出"溯本求源，平脉辨证"。辨证论治是中医的核心特色，二老更提出"平脉辨证"是辨证论治体系的精髓、灵魂。贯穿全部著作的主线为"溯本求源，平脉辨证"；指导临床诊治的亦为此主线；自古以来，中医著作汗牛充栋，衡量其是非优劣的标准亦为此主线；判断当今诸多学说、著作、论文、科研成果是非高下的标准仍为此主线。只有高举"溯本求源，平脉辨证"这面大旗，才能使中医的传承发扬走上康庄大道。二老奋力鼓呼，缘于对中医学的难解情缘。

　　全集共分七个部分：第一部分为溯本求源，包括《平脉辨证仲景脉学（含此前已经出版的《溯本求源 平脉辨证》理论部分及新撰写的"仲景脉学求索"）、《伤寒论冠名法求索》《平脉辨证经方时方案解》，主要谈仲景是如何创立并应用辨证论治体系的。

第二部分为脉学研究，主要为《平脉辨证脉学心得》（含以前已经出版的《脉学心悟》《濒湖脉学解索》及《溯本求源平脉辨证》脉案部分），主要谈二老在脉学方面的一些见解。

第三部分为平脉辨证这一体系的实例印证，包括《平脉辨证治专病》（含此前已经出版的《冠心病中医辨治求真》《中医临证一得集》的专病部分）、《田淑霄中医妇科五十六年求索录》《平脉辨证传承实录百例》。

第四部分为平脉辨证温病研究，主要为《平脉辨证温病求索》（包括以前出版的《温病求索》《叶天士温热论求索》《薛生白湿热病篇求索》）。

第五部分为平脉辨证治疗大法求索，包括《论汗法》（含此前已经出版的《汗法临证发微》）、《火郁发之》。

第六部分为医案选编，主要为《平脉辨证相濡医案》（含此前已经出版的《相濡医集》的医案部分）。

第七部分为论文选编，主要为《平脉辨证相濡医论》（含此前已经出版的《相濡医集》的医论部分）。

编纂《李士懋田淑霄医学全集》之际，二老又对已刊出著作全部进行修改、删增、重新编排，又增部分新撰写的论述，目的在于竖起"平脉辨证"这一旗帜，引领中医走上振兴之康庄大道。

编者

2023 年 8 月

第1版前言

抚思历代名家，无不悟透经典的某一观点，加以发挥，广泛应用，而成为某一学派宗师或不朽之大家。这些大家无疑是我们的楷模，犹如历史长河中闪烁着光芒的灯塔，指引着我们前进的方向。此即王永炎院士所倡"发煌古义出新说"，这是发扬中医学的正确途径。

《内经》《难经》乃中医之根，《伤寒论》《金匮要略》犹中医之干，而各家犹中医参天大树之枝杈，在众多枝杈上，长满绿叶红花，结出累累硕果。时至今日，中医这棵大树仍葆其旺盛生命力，有着巨大发展空间。

中医要继承发扬，继承是基础，发扬是目的。中医任何一个学术思想的发扬创新都必须具备四点：一是有理论渊源，必须在中医经典基础上发展，离开了中医经典，就是无根之木、无源之水；二是要理法方药完备，形成一个完整体系；三是要能够指导实践，经得起实践的检验；四是要能传承，并经得起他人的重复验证。

学习经典，关键是在悟。佛经云："大疑大悟，小疑小悟，不疑不悟。"孔子曰："学而不思则罔，思而不学则殆。"皆富哲理。如何悟？关键是在认真阅读及实践的基础上，善于提出问题。问题是前进的起点，只有提出问题，不断解决问题，才能不断前进，才能有所悟。

经云："火郁发之。"区区四个字，我们在半个多世纪从医历程中，曾先后提出一连串问题。如火郁的概念、成因、病机、传变、范畴、特征、治则、治法、理法方药、应用等，在不断学习、实践、求索中，窃有所悟，萌发了撰书立说之想。现就上述问题展开论述，抛砖引玉而已，敬候明者。

李士懋 田淑霄

2012 年 2 月 23 日　书于 相濡斋

目　录

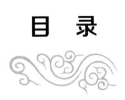

论"火郁发之" ………………………………………………… 001
火郁的概念 …………………………………………………… 003
　一、火郁之意 ……………………………………………… 003
　二、火与热的概念 ………………………………………… 003
　　（一）中西医关于热的异同 …………………………… 003
　　（二）火与热的异同 …………………………………… 004
火热的分类 …………………………………………………… 005
　一、生理之火 ……………………………………………… 005
　二、病理之火（分虚实两大类） ………………………… 005
　　（一）实热、实火 ……………………………………… 005
　　（二）虚热、虚火 ……………………………………… 005
　三、君火、相火 …………………………………………… 006
火郁的病因病机 ……………………………………………… 007
　一、外感六淫 ……………………………………………… 007
　　（一）寒致火郁 ………………………………………… 007
　　（二）湿遏火郁 ………………………………………… 007
　　（三）阳邪致热郁 ……………………………………… 007
　二、七情所伤 ……………………………………………… 008
　三、内生五邪而成郁热 …………………………………… 008
　四、正气虚馁 ……………………………………………… 008
　　（一）阳虚 ……………………………………………… 008
　　（二）气虚 ……………………………………………… 008

（三）阴虚 ……………………………………………… 011

（四）血虚 ……………………………………………… 011

火郁的传变 …………………………………………………… 012

一、上灼 ……………………………………………………… 012

二、下迫 ……………………………………………………… 012

三、扰中 ……………………………………………………… 012

四、内窜 ……………………………………………………… 012

五、火郁衍生病变 ………………………………………… 013

六、火郁兼邪 ……………………………………………… 013

火郁的范畴 …………………………………………………… 014

一、温病 ……………………………………………………… 014

（一）温病初起的卫分证即属郁热 …………………… 014

（二）气分证 ………………………………………………… 017

（三）营分证 ………………………………………………… 018

（四）血分证 ………………………………………………… 018

（五）关于"在一经不移"问题 ………………………… 018

二、湿热证 ……………………………………………………… 019

（一）对湿热证的认识 …………………………………… 019

（二）湿热证属郁热 ……………………………………… 020

三、伤寒 ……………………………………………………… 020

（一）三阳经病属郁热 …………………………………… 020

（二）阳明腑证 …………………………………………… 021

（三）少阳证 ………………………………………………… 021

（四）三阴经之郁热证 …………………………………… 022

四、内伤杂病之郁热 ……………………………………… 022

火郁证的临床特点 …………………………………………… 023

一、脉 ………………………………………………………… 023

二、舌 ………………………………………………………… 023

三、面色 ……………………………………………………… 024

四、神志 ……………………………………………………… 024

五、症 ·· 024

火郁证的治则 ····································· 025

一、寒邪外客，阳气被遏 ··········· 025

二、湿遏阳气化热 ························ 026

三、温邪外入 ····························· 026

四、七情内伤，气郁化火 ··········· 026

五、内生五邪，蕴久化热 ··········· 026

六、正气虚馁 ····························· 026

郁热转归的标准 ································· 027

一、脉 ······································· 027

二、舌象 ···································· 027

三、面色 ···································· 027

四、神 ······································· 027

五、症 ······································· 027

六、汗 ······································· 028

治疗火郁证的常用方剂 ··················· 029

一、升降散 ································ 029

（一）组成、主治 ················· 029

（二）用僵蚕、蝉蜕的意义 ··· 030

（三）用姜黄的意义 ·············· 030

（四）用大黄的意义 ·············· 030

（五）升降散加减 ················· 032

（六）新加升降散 ················· 032

（七）杨氏治温 15 方 ··········· 032

二、小柴胡汤 ···························· 036

（一）组成 ·························· 036

（二）少阳病的本质 ·············· 036

（三）小柴胡汤证诸症的机理分析 ··· 046

（四）小柴胡汤或然证分析 ··· 050

（五）不典型小柴胡汤证的分析 ··· 052

（六）小柴胡汤类方 ··· 059

三、栀子豉汤 ··· 063

　　（一）组成 ··· 063

　　（二）方义 ··· 063

　　（三）主治 ··· 063

　　（四）加减变化 ··· 064

四、四逆散 ··· 064

　　（一）组成 ··· 064

　　（二）方义 ··· 065

　　（三）使用指征 ··· 065

五、补中益气汤 ··· 065

　　（一）组成 ··· 066

　　（二）方义 ··· 066

　　（三）气虚发热的临床特点和使用指征 ······························· 066

　　（四）关于气虚发热与外感发热的讨论 ······························· 067

六、升阳散火汤 ··· 068

　　（一）组成 ··· 068

　　（二）功用 ··· 068

七、乌梅丸 ··· 070

　　（一）对乌梅丸的理解 ··· 070

　　（二）乌梅丸的应用 ··· 073

　　（三）乌梅丸的使用指征 ··· 074

八、半夏泻心汤 ··· 074

　　（一）组成 ··· 074

　　（二）方义 ··· 074

　　（三）使用指征 ··· 075

九、连苏饮 ··· 076

　　（一）组成 ··· 076

　　（二）方义 ··· 076

　　（三）临床应用 ··· 077

十、防风通圣散（《黄帝素问宣明论方》）⋯⋯⋯⋯⋯ 077

（一）组成 ⋯⋯⋯⋯⋯⋯⋯⋯⋯⋯⋯⋯⋯⋯ 077

（二）方解 ⋯⋯⋯⋯⋯⋯⋯⋯⋯⋯⋯⋯⋯⋯ 077

（三）使用指征 ⋯⋯⋯⋯⋯⋯⋯⋯⋯⋯⋯⋯ 078

火郁案例举隅 ⋯⋯⋯⋯⋯⋯⋯⋯⋯⋯⋯⋯⋯⋯⋯ 079

一、发热案 ⋯⋯⋯⋯⋯⋯⋯⋯⋯⋯⋯⋯⋯⋯⋯ 079

二、头痛案 ⋯⋯⋯⋯⋯⋯⋯⋯⋯⋯⋯⋯⋯⋯⋯ 108

三、失眠案 ⋯⋯⋯⋯⋯⋯⋯⋯⋯⋯⋯⋯⋯⋯⋯ 116

四、吐利案 ⋯⋯⋯⋯⋯⋯⋯⋯⋯⋯⋯⋯⋯⋯⋯ 128

五、咳喘案 ⋯⋯⋯⋯⋯⋯⋯⋯⋯⋯⋯⋯⋯⋯⋯ 137

六、冠心病案 ⋯⋯⋯⋯⋯⋯⋯⋯⋯⋯⋯⋯⋯⋯ 148

七、高血压案 ⋯⋯⋯⋯⋯⋯⋯⋯⋯⋯⋯⋯⋯⋯ 167

八、中风案 ⋯⋯⋯⋯⋯⋯⋯⋯⋯⋯⋯⋯⋯⋯⋯ 179

九、汗证案 ⋯⋯⋯⋯⋯⋯⋯⋯⋯⋯⋯⋯⋯⋯⋯ 188

十、神志案 ⋯⋯⋯⋯⋯⋯⋯⋯⋯⋯⋯⋯⋯⋯⋯ 198

十一、寒热错杂案 ⋯⋯⋯⋯⋯⋯⋯⋯⋯⋯⋯⋯ 201

十二、血证案 ⋯⋯⋯⋯⋯⋯⋯⋯⋯⋯⋯⋯⋯⋯ 216

十三、妇科案 ⋯⋯⋯⋯⋯⋯⋯⋯⋯⋯⋯⋯⋯⋯ 220

十四、其他 ⋯⋯⋯⋯⋯⋯⋯⋯⋯⋯⋯⋯⋯⋯⋯ 232

论"火郁发之"

对于火郁证,我们是在赵绍琴老师的启发下,于毕业20多年后才逐渐认识的。此前由于对该证不认识,误治者不知有多少,其中有几例教训颇深。

武某,女,32岁,家属。1963年12月7日诊:产后恚怒,致头痛心悸,肢冷畏寒,盖厚被、睡热炕犹觉周身寒彻,面色青白,舌质略红,脉沉弦躁数。

余以为产后多虚,肢冷畏寒,当属阳虚,迭进四逆、参附之剂。附子由三钱渐增至三两,经旬肢冷畏寒不解,反增神识昏昧。百思不解,束手无策,患者遂住院治疗4个月方愈。20年后,学了赵绍琴老师"论火郁"一文后,恍悟此证为郁热,乃吾误治。

1976年吾患胃病,胃脘冷如冰,胃中嘈杂呕吐。慈母为吾缝一棉背心,捂在脘腹,仍冷;后又在背心里边缝一块老羊皮,亦不觉暖,尤于骑自行车时,胃冷仿佛未穿衣,寒风直透于里。曾服理中、大建中、吴茱萸汤等,均未效。后经内兄田荫杰宗泻心汤意,因当时无黄连,改用胡黄连代之,连服7剂而愈。何以明是寒甚,服热药无效,加寒药后愈?可见寒者未必皆阳虚。

1982年治学生姚某,下利半个月,日五六次,小腹冷如冰,他医曾以寒利而予理中、四神等无效。余以其脉沉躁数,诊为火郁迫津下泄而为利,予四逆散合葛根芩连汤,2剂而愈。此例是笔者明确地以火郁理论指导治疗的首例火郁证。

杨某,女,23岁,社员。1987年7月23日诊:时值暑伏,酷热难耐,余正袒胸读书,汗流浃背,突来一农妇,身着花布棉衣裤,头裹头巾,裤腿怕透风以绳系之,俨然一身冬装。诉产后患痢,周身寒彻肢冷,厚衣不解,虽汗出亦不敢减衣。腹满不食,恶心呕吐,溲涩少,便垢不爽。曾服多种抗生素,输液打针,中药曾予补益气血、健脾止泻、温补脾肾、温阳固涩等剂,终未见效,恙已一月半矣。脉沉滑数,舌红苔黄厚腻,面垢。

证属湿遏热伏。法宜化湿透热。方宗升降散合葛根芩连汤主之。

僵蚕 12g	蝉蜕 4g	姜黄 9g	大黄 4g
葛根 12g	黄芩 10g	黄连 10g	茵陈 15g
石菖蒲 8g	藿香 12g	苍术 12g	川厚朴 9g
半夏 9g			

7月27日二诊:服上药1剂即脱棉衣,又2剂腹胀、呕吐皆止。尚觉倦怠,

纳谷不馨。予清化和胃之剂善后而愈。

按：涩痢留邪，湿热蕴阻，阳气被遏而身寒肢冷。沉脉主气，气血被郁而脉沉，沉而有力。脉滑数为热郁，且苔黄腻、舌红，据舌脉不难诊断为湿热蕴阻、阳遏不达之证。清化湿热，宣畅气机，透热外达，恶寒随之而解。

肢冷、腹冷、周身冷等，乃临床常见之症。阴盛或阳虚固可冷，然阳郁而冷者亦不少见。若脉沉而躁数、舌红者，不论何处冷，甚至冷如冰，皆为阳郁所致，不可误用热药温阳。若脉虽沉数，然按之无力，当属虚寒。凡脉沉而无力者皆虚，且愈虚愈数，愈数愈虚，当予温补，不可误作火郁，犯虚虚实实之诫。

此例与前述之武某病状相似，未再蹈温阳之覆辙，而以火郁理论为指导，竟获突兀之疗效。余益感火郁理论对临床的指导价值，由此对"火郁发之"进行了深入学习，大有别样洞天之感。理论上悟透了，临床上运用起来更为自觉，心底也多了几分把握。复经30余年的学习、实践，体会渐有拓展，故决心撰写此书，以求正于明者。

火郁的概念

一、火郁之意

"火郁发之"，首见于《素问·六元正纪大论》。郁者，抑遏之谓；火郁，乃火热被郁伏于内不得透发而形成的病理改变。发之，是火郁证的治则，即疏瀹气机，使郁伏于内之火得以透达发越而解之意。

二、火与热的概念

火与热，性质相同，火热相通，常相互借用或并称。故火郁，又称热郁，或火热内郁。

（一）中西医关于热的异同

西医的发热，概念很明确，就是以体温高低为标准，当体温超过37℃时，即称为发热。程度有高低之分，热型有高低弛张、稽留之别。

中医发热的概念，是指一组特异症状而言，如口渴、烦躁、面赤、溲黄、便结、舌红苔黄、脉数等。其体温可高可不高，不完全以体温之高低为唯一标准。体温不高者，只要上述特异指征备，即可称之为有热；体温高，甚至高热者，中医亦称之为有寒，或有湿、有瘀，或阳虚、气虚、阴虚、血虚等，所以中西医关于热的概念不可等同，但有重叠。外感发热者，西医测体温高，中医的外感发热多数体温亦高，常用身热、肌肤如烙，或体若燔炭来形容，但不是所有外感发热统称为有热。

我们之所以强调中西医关于热的概念不同，是因为有着血的教训。初入临床时，症见发热者，只知清热解毒、发汗解表，误治者屡屡，甚至死亡。在儿科时，有种渗出性体质，见肥胖色白，素体阳虚，在患麻疹时，不能托疹外透，皆高热，体温达41℃以上，并可合并肺炎、心衰，心率可达260次/分以上。笔者以为高热疹出不透，仍宗《医宗金鉴》方，予竹叶柳蒡汤加石膏、羚羊角治之，然先后7例皆亡。后见《中医杂志》有篇报道，言此为阳虚不能托疹，当予温托之法，予参附汤，遵而用之，后治11例，皆愈。此教训刻骨铭心，终生难忘。所以，中西医关于热的概念，虽有重叠，但不能等同。

（二）火与热的异同

中医所称之火与热，虽性质相同，又常相通，但又有区别。

一是认为火为热之极，热为火之渐，这是针对火热程度不同而言。究竟到什么程度为渐、到什么程度为极，并无明确的标准，而且临证时也不这么用。如热邪炽盛，可入营入血，痉厥动风、迫血妄行，体若燔炭，热邪之盛已极矣，仍称为热，而不以火称。而火盛被称燔灼之火或燎原之火时，此时体温却未必皆高。所以，用热的程度——渐与极来区分火与热，并不确切。

火与热如何区分？热，通常指全身热证而言，其中以外感六淫引起的全身热证者为多；然亦有内伤出现全身热证者，也以热称，如内伤发热等。而火，一般指局部热证明显，且有上炎之势者，多称为火，如咽喉肿痛溃烂、牙痛、耳鸣，以及疮疡等。以火相称者，属七情郁结化火者为多，如肝郁化火，虽有热证，但体温常不高。火与热，性质相同，有所区分，又相互为用，并无严格的界限。

火热的分类

人身有生理之火与病理之火。

一、生理之火

生理之火又称少火，即人身之阳气。少火之气生，是维系人体生命活动之火，犹自然界的太阳，天运当以日光明。

二、病理之火（分虚实两大类）

（一）实热、实火

实者，乃邪气盛也。实热、实火，乃因邪气盛而化热化火者，皆称实热、实火。

造成实热、实火之邪气，包括六淫、七情，以及内生五邪之气、血、痰、食、瘀等，皆可化热化火。刘河间所云之六气化火，或五志化火，皆属实热、实火之类。

邪气侵袭人体，既可寒化，亦可热化，究竟是寒化还是热化，随人之体质而异。素体阳盛者，邪入则热化；素体阴盛者，邪入则寒化。

因引起火热的邪气不同，六淫所伤者，有寒化热、湿化热、风热、暑热、燥热之分；七情所伤者，称气郁化火；内生五邪引起的化热，有痰火、湿火、食火、血瘀化火等。

由于热邪所在病位不同，因而又有肌表之热、五体之热、六腑之热、五脏之热、六经热、气分热、阴分热、营分热、血分热；局部发热者，有头热、目热、耳热、口舌热、五心烦热、足心热、胸腹热、二阴热等。

由于热病程度不同，有微热、身热不扬、大热、蒸热、燥热、壮热、燔灼之热等。

由于发热时间不同，而有持续发热、朝热、暮热、潮热、日晡发热、夜热、阵热、往来寒热、烘热、间歇发热、热势稽留等。

（二）虚热、虚火

虚乃正气夺也。经云：正气夺则虚。因正气虚而引发的火与热，称虚火、虚热。

人身之正气，包括阴阳、气血、津液、精等。因所虚的正气不同，而有阳虚发热、阴虚发热、气虚发热、血虚发热、津亏液耗发热。对气虚发热者，李东垣又有阴火、贼火之称。

三、君火、相火

君火，乃人身生理之火，由心所主。此火犹天上之红日，人身之红日即君火。此火亦即人身之少火、阳气，温煦全身，生机勃发。

相火，伴君火游行全身，辅君火以行事者为相火。

金元以前，皆曰君火一，相火二。君火，即心之火。相火二，指肾中相火，曰龙火，又曰水中之火，肝中相火曰雷火，合之称为龙雷之火。金元以后，相火范围扩展，胆、三焦、心包皆有相火。

在病理情况下，相火可出现太过与不及两种情况。

肾中相火虚者，即肾阳虚，亦称命门火衰，呈现少阴寒证，法当温肾壮阳。若肾阳衰，阴寒内盛，格阳于上、于外者，呈现格阳，戴阳，称龙雷火动，又称真寒假热、水极似火、阴极似阳，水极反兼胜己之化。此火乃阳虚所致，不可水灭，不可直折，法当以热药引火归原，使浮游之火下归宅窟。肾中相火旺者，恒因水亏不能制阳而相火旺，或曰相火妄动。相火妄动而升浮于上者，法当滋阴潜阳；若相火妄动于下，尚未浮越，当滋阴泻相火，如知柏地黄丸、大补阴丸之属。

肝中相火虚者，即肝阳虚馁，呈现厥阴虚寒证。肝中相火旺者，有实证，亦有本虚标实者。实者，有肝热、肝火、肝经郁火，治当清泄肝热，郁火者当清透；本虚标实者，因肝阴虚而肝阳亢，此肝阳可上扰、下迫、内窜、化风，引发广泛病变，当滋水涵木、平肝潜阳；当肝阳虚馁时，可呈现肝之虚寒证，亦可出现寒热错杂证。肝阳虚之肝寒证，何以又现寒热错杂证？因肝阳已虚，失其舒启、条达之性，已虚之肝中相火则不能伴君游行于全身，则郁而化热，遂成寒热错杂证。温肝、补肝为本，兼调其寒热，方如乌梅丸。

热乃八纲之一，为病广泛且多变，因而分类甚多。而郁火，仅诸多火热分类中之一种而已。

火郁的病因病机

火郁的实质，是火热被遏伏于内，不得透达于外。人体贵在阴阳升降出入，气血流通，倘升降失司，气血运行乖戾，即可成郁。诚如费伯雄所云："凡郁病必先气病，气得流通，何郁之有。"

哪些因素可造成气机郁遏而致火郁者？可分四类。

一、外感六淫

六淫，乃风、寒、暑、湿、燥、火。六淫可分为两类，一类为阳邪，一类为阴邪。阴邪者，包括寒与湿；阳邪者，包括风、暑、燥、火。

风邪虽为阳邪，常随他邪相兼而病，其性质随其兼邪而异。兼寒邪者，则风性从寒，以风寒相称，属阴；兼湿邪者，则以风湿相称，属阴；兼温热之邪者，则风性从温热，以风温或风热相称，属阳；燥有温燥、凉燥之分，风从温燥者属阳，风从凉燥者属阴；暑多兼湿，罕有兼风者，故鲜见风暑之名，若云暑风，则此风多指内风而言。

（一）寒致火郁

寒致火郁，有两个途径。一是寒邪外客，阳气被束，郁而化热；一是寒邪随阳化热。三阳经之热，皆属郁热。三阴经中，虽阴盛阳衰，但馁弱之阳亦可郁而化热，或为寒热错杂，或为热化，而成郁热。

（二）湿遏火郁

湿本阴邪，其性氤氲黏腻，易阻气机。阳气被郁，则郁而化热，遂形成湿遏热郁。另一途径是湿邪蕴久化热，湿热阻遏气机，亦可呈郁热。

（三）阳邪致热郁

阳邪，本不当致热郁，因阳的特性是主升、主浮、主动，阳邪可升浮于外，为燔灼之热。然阳邪毕竟是一种邪气，邪犯人体，皆可遏阻气机，使热邪外达之路痹阻，而成郁热。如温病初起，"温邪上受，首先犯肺"，造成肺气郁，肺失却宣发肃降之性，热不得透达，因而温病初起即属郁热。若深传气分、营分、血分，病位愈深，则郁伏程度愈重。可见，阳邪亦可致郁热。

二、七情所伤

七情所伤，必气机乖戾，气有余便是火，火遏于内，不得透达，因而形成郁火。

三、内生五邪而成郁热

内生之气、血、痰、食、湿，蕴久皆可随阳而化热。内生之邪，又可阻遏气机，使热不得透达，因而形成郁热。内寒，本为阳虚阴盛，不当形成郁热，若阳蓄极而盛，阴证亦可热化，成郁热证。

四、正气虚馁

正虚，指阴阳气血之虚。各种正虚皆可影响阴阳的升降出入、气血的运行，因而形成郁热。

（一）阳虚

阳虚者，主要引起三种病变：一是阳虚不能温煦、激发各脏腑组织器官的功能，呈现一派阴寒衰竭之象，法当回阳救逆。二是阳虚阴盛，格阳于外，形成真寒假热。此热乃虚阳浮越所致，不属郁热，当引火归原，或佐以潜敛。三是阳气虽弱然未亡，已然馁弱之阳，亦失去游行于全身及温煦激发的功能，残弱之阳郁而化热，这就在阳虚的基础上，出现郁热，形成寒热错杂证，当在扶正的基础上调其寒热，使阴阳调和，如乌梅丸之寒热并用。厥阴乃阴尽阳生之脏，阳气始萌而未盛，乃少阳、小阳、弱阳也。若春寒料峭，或将养失宜，或克伐太过，则肝阳馁弱，这就形成肝寒的一面。然肝内寄相火，肝寒则相火不能伴君游行于周身，则肝中相火郁伏，郁而化热，从而形成寒热错杂证。此热，是肝寒而导致的郁热。

半夏泻心汤证亦寒热并用。寒热何来？脾虚所致。脾主升清降浊，斡旋一身之气机，阴升阳降，水火既济。当饮食劳倦、将养失宜，或克伐太过，造成脾虚不能斡旋，则升降失司。阴阳相交谓之泰，阴阳不交谓之否，心下痞满由是而生。阳不降而积于上，为热，此热亦属郁热；阴不升而积于下，为寒，于是因脾虚而导致寒热错杂。方取人参、草、枣以健脾，治其本；芩、连、干姜并用，调其寒热；半夏交通阴阳。升降之机得复，则寒热除且痞亦消。

（二）气虚

气虚发热，以甘温法治之，乃东垣一大发明。代表方为补中益气汤。

关于气虚发热，东垣称阴火、贼火，其机理在《脾胃论》《内外伤辨惑论》

等著作中都有说明，但阐述得不够清晰，致后人多有歧义。在统编五版教材《中医内科学》中，曾并列了7种病机，曰气郁、湿热、阴虚、血虚、气虚、阳虚等。因歧义颇多，故不避冗长，详论之。

东垣于《脾胃论·卷中·饮食劳倦所伤始为热中论》曰："若饮食失节，寒温不适，则脾胃乃伤；喜怒忧恐，损耗元气，既脾胃气衰，元气不足，而心火独盛。心火者，阴火也，起于下焦，其系系于心。心不主令，相火代之。相火者，下焦包络之火，元气之贼也。火与元气不两立，一胜则一负。脾胃气虚则下流于肾，阴火得以乘其土位。故脾证始得，则气高而喘，身热而烦，其脉洪大而头痛，或渴不止，其皮肤不任风寒，而生寒热。"这段话，是东垣解释由于脾虚而产生阴火的机理，读起来有点绕，没说清楚。东垣对阴火机理的阐述，说法有几种。

第一，饮食劳倦损伤脾胃，元气耗伤，升降失司，这是阴火的始发环节。

第二，"脾胃气虚，则下流于肾"，乃致阴火发生。是什么东西下流于肾？东垣于《内外伤辨惑论·辨寒热》项下云："乃肾间受脾胃下流之湿气，闭塞其下，致阴火上冲，作蒸蒸燥热。"湿气下流肾间，闷塞其下，就是阴火发生的第二个环节。

湿气下流肾间，为什么就产生阴火呢？因肾中有相火，相者，乃辅君之臣，在生理情况下，此相火伴君火游行于全身，辅君以行事，发挥温煦激发的功能。当脾湿下流于肾时，则闭塞气机，肾中相火不能升降出入，失却其伴君游行于全身、辅君行事的功能，相火郁而成火热，东垣把这种火称为阴火。阴火上冲则出现气高而喘、身热而烦诸症。

脾湿下流之阴火，与下焦湿热之二妙丸证有别，前者为脾虚所产生的虚火，后者为下焦湿热相合之实证。

脾湿下流之阴火，与肾水亏而相火妄动及肾阳衰而龙雷之火飞腾，三者虽皆为虚火，但病机不同，治则亦异。前者为脾胃气虚所致，当健脾升清，培补元气；肾水亏者，当滋阴以配阳；阳虚而龙雷火动者，当引火归原。

第三，"元气不足，心火独盛"。前面已明言，脾虚湿气下流，阴火上冲，此处为什么又蹦出个"心火独盛"呢？揣度东垣之本意，可能是为了解释气高而喘、心热而烦、头痛或渴、脉洪大等心经火盛诸症。心火乃君火，主一身之阳，犹天空之太阳，温煦激发全身脏腑器官的功能。在病理情况下，亦用心火一词，乃指心火旺、心火盛等，一般指心经实火而言，此火可上灼、下迫、内陷，引起口糜淋痛、疮疡、瞀瘛、躁狂、昏谵、动血等，法当清热泻火。而东垣此处所言之心火，乃脾湿下流，阴火上冲。心肾皆属少阴，且与经络相通，肾中阴火沿经络上达于心，于是心火独盛。但心不受邪，包络代心受邪，导致心包络之相火亦随之上冲，故曰"心火者，阴火也，起于下焦""相火者，下焦包络之火"，自与心经实火有别。

第四，"心不主令，相火代之"，这是指心之君火与肾中相火之间的关系。正常情况下"君火以明，相火以位"，即红日当空，天运朗朗，肾中相火即安于水中。若君火衰，心不主令，则阴霾蔽空，肾中相火起而代之，称为龙雷之火飞腾，焚原燎屋，不可水灭，不可直折，当引火归原，使"离照当空，阴霾自散"，龙雷之火潜于水中，安于其位。

东垣所说的气虚发热是脾虚所致，此与阳衰的发热不同。扯出一个心不主令，相火代之，是对气虚发热的混淆，把读者搞蒙了。

第五，东垣又扯出了血虚引发阴火的问题，于《脾胃论·脾胃盛衰论》曰："饮食不节，劳役所伤，以致脾胃虚弱，乃血所生病"；于升阳散火汤解中亦云："此病多因血虚而得之。"血虚而热，自与脾虚湿气下流不同，猜度东垣之意，在于解释气虚为热的机理。血虚不能内守，气失依恋，因而气浮荡而为热。东垣所指之血虚，仍指脾虚生化不足而荣血虚者，着眼于脾虚而言。其实，脾虚则气虚，已虚之气易浮动而热，不必再扯上血虚，徒生歧义。

第六，《脾胃论·饮食劳倦所伤始为热中论》中，又提出热中问题。中，乃指脾胃；所谓热中，即脾胃热。脾胃何以热？曰"阴火得以乘其土位"，故脾胃热。又云"心火下陷土中"，故成热中。二者是不同的，阴火乘土者，当培土以制阴火；心火下陷土中者，当清心泻火。二者本质不同，治法相殊。

第七，东垣于《内外伤辨惑论·辨阴证阳证》篇中又提出冲脉火逆的理论，曰："谓脾胃之气不足，而反下行，极则冲脉之火逆而上，是无形质之元气受病也，系在上焦，心肺是也。"这里的阴火上冲，是冲脉之火上逆。《内经》有"冲脉为病，逆气里急"的记载，但无冲脉火逆的论述。这无疑给气虚发热又多了一种解释，多一个枝蔓，多一分疑惑。

第八，东垣于火郁汤条中又云："胃虚过食冷物，抑遏阳气于脾土，火郁则发之。"寒遏阳郁为热，首当温散其寒，此与甘温除大热有别。

总之，东垣对甘温除大热的机理提出了多种解释，我认为没有讲清楚，反把人搞糊涂了，有点欲明反晦。

那么，应如何理解脾虚而阴火上冲呢？尤在泾于《金匮要略心典·痰饮篇》小青龙汤项下注云："土厚则阴火自伏。"真乃一语破的，简洁而明了。

关于五行生克的理论，理解往往不够全面。五脏配属五行，金、木、水、火、土各代表一脏，是代表了该脏的全部功能。如水与木的关系，一般只云水能涵木，但是肾阳以温煦肝阳、肾精以充养肝血，则鲜有论者。土能克水，此水代表肾的全部功能，肾乃元阴元阳所居，土能克水，既能制约肾水之泛滥，又能制约肾中相火之上冲，这就是"土厚则阴火自伏"的道理，也是土虚而阴火上冲的病机，其治疗大法，自当培土以制阴火。倘能如此理解，就无须再扯上湿气下流、心火独盛、君不主令、血虚、冲脉火逆、寒遏等，枝蔓愈繁，滋惑愈多。

（三）阴虚

阴虚者，因阴不制阳而阳浮越者，不属郁热，法当滋潜。当阴虚而阳陷入阴者，即可成郁热。《素问·评热病论》曰："邪之所凑，其气必虚。阴虚者，阳必凑之。"凑之，意谓阳并于阴，或阳陷于阴。此下陷之阳已非正气，乃指邪热而言，可由六气化火、五志化火或内生五邪化火而下陷。如温病之热陷营血阴分，皆为郁火，此火不应滋潜，法宜滋阴清透，使下陷之热从阴分透达而解。

（四）血虚

血虚，从阴阳分类来说，血属阴。但阴与血又有不同。阴虚生内热，而血虚者常兼气虚、阳虚之象。血为气之母，血能守气。血虚不能内守，则气失依恋而浮荡，亦形成阴火内炽，则肌热、肢热、面热；若血虚气陷，气并于血，则形成郁热。如《东垣试效方·柴胡升麻汤》："此病多因血虚而得之也。"欲补血，必先益其气，此即无形生出有形来。而益其气，必先健脾升清，气足血自生。

综上所述，引起郁热的原因颇广，包括六淫、七情、内生五邪以及正气虚馁，皆可形成郁火，造成广泛病变。凡外感内伤、内、外、妇、儿、各科，均有火郁证。因而，深入领会火郁证，具有一定临床指导价值。

火郁的传变

火郁于内，不得外达，可上灼、下迫、扰中、内窜。

一、上灼

上，指心肺及头面诸窍。

上灼于心，则可见心悸怔忡、惊惕、心烦不宁、思绪纷乱、不寐、谵语、嗜睡、神昏、狂躁等。心主血脉，血脉失常，或迫血妄行，出现动血、耗血，脉数疾。汗为心之液，火热内迫则头汗、心汗或五心汗出等。

上灼于肺，则肺失宣降，治节无权，出现胸闷胸痛、咳喘、呼吸困难、咯血、咳痰；水道不通，则溲少、淋痛等；肺气不降，则腑气不通，胃气逆则呕恶不食，大肠失于传导则便结或下利；水道不通则津不布而干，津液停聚而肿，溲不利而淋痛、涩、闭、关格。

上灼官窍，则咽痛、舌痛、牙痛、龈肿口糜、口干。上灼于鼻则鼻不通，不辨香臭，或鼻衄、鼻䶤、浊涕。上灼于目则目赤痛、干涩、流泪、目昏糊等。上攻于耳，则耳鸣、耳聋、耳热、耳痛。上灼于头则头痛、头晕、昏厥。

二、下迫

下者，指肝、肾、大肠、小肠、膀胱、女子胞、腰腿足。下迫于肝，则可引起胁痛胀、烦躁易怒、狂躁、痉厥、呕血等。下迫于肾则腰痛、遗精、早泄、强中、耳鸣耳聋、头昏目花、骨痿不立、二便不通等。下迫大肠则便结、下利。下迫小肠则小便混浊淋痛、口糜。下迫膀胱则淋痛、癃闭、津液不布而咽干、口干等。下迫胞宫则经乱、崩漏、经闭、胎动不安等。

三、扰中

中，指脾胃而言。

火扰于胃则不食或善饥、呕恶、胃脘胀痛、烧心吞酸、嗳腐口秽、烦渴、大汗、脘胀满或痛、四肢厥逆或热、少气身倦等。

四、内窜

内，指脏腑。从气血来分，郁火可窜入气分、血分。

内窜脏腑，则引起相应脏腑及连属器官的病变，已如上述。

内窜气分，主要指气分的无形热盛及有形热结。外可淫于皮、肉、筋、脉、骨，内可迫五脏六腑。

内窜血分，则耗血动血，见痉厥、昏狂等。

五、火郁衍生病变

壮火食气，可耗气致气虚。热盛阴伤，可伤津、耗液。火热煎烁阴液，使血泣不行而为瘀。火热可烁液成痰，外达皮、肉、经脉、筋、骨，内入五脏六腑。火可伤阳，导致阳衰或亡阳。火热可阻闭气机，造成气郁、气结、气闭。热极生风，造成肝风内动而痉厥，热令神昏而昏厥躁狂等。

六、火郁兼邪

火郁可单独造成广泛病变，尚可兼邪、兼正虚而致病。

兼邪者，可兼六淫、七情、内生五邪及正虚。

病位可有五体、五脏、官窍之异。

据上述可知，火郁造成的病变非常广泛，火郁所表现的症状异常繁杂。河间独具慧眼，以火热立论，创寒凉派，对后世有深远影响。本书所言之郁火亦仅是火热中一个分支而已。

火郁的范畴

火郁传变多端，且症状繁杂，故所涵盖的范围甚广，包括温病，大部分伤寒杂病中内外妇儿皆有。

一、温病

温病中，只要有热邪存在，不论新感、伏气、温疫、湿热等各种温病，还是卫气营血、正局变局、三焦等各个传变阶段，其本质概属郁热。明确了这一本质，对认识温病的分类、传变、治疗都有重大意义。

（一）温病初起的卫分证即属郁热

卫分证初起，《温病条辨》描述其临床表现为"发热，微恶风寒，头痛，无汗或少汗，咳嗽，或胸闷胸痛，口微渴，苔薄白，舌边尖红，脉浮数"。依八纲辨证的表里划分，卫分证属表证范畴。所以叶天士说："肺主气，其合皮毛，故云在表。"虽然叶氏将卫分证亦划归表证范畴，然与伤寒表证有着本质不同，其治疗大法亦大相径庭。伤寒表证是风寒客于肌表，治疗大法当汗而解之。温病初起是温热之邪从口鼻而入，首先犯肺，造成肺气郁。卫气与津液，靠上焦肺来宣发敷布，卫阳被遏则热，卫阳不得外达而外寒。所以，卫病初起即属郁热，治疗大法禁汗，法当清透。清，即清内郁之热；透，即祛其壅塞，展布气机，使郁伏于里之热邪透达于外而解。

既然伤寒初起有表证，温病初起亦归属于表证范畴，那么，表证的主要特征是什么？上述卫分证的表现中，发热、头痛、无汗或少汗、咳嗽、胸闷痛、口渴、舌边尖红、脉浮数等，皆不属表证所独有，都不能作为表证的主要特征。唯独恶风寒，才是表证具有定性意义的特征。

为什么说恶风寒是表证具有定性意义的特征呢？这在《伤寒论》中有明确的论述。《伤寒论》第 3 条云："太阳病，或已发热，或未发热，必恶寒。"仲景说得非常肯定，恶寒是太阳证的必有之症。第 121 条云："太阳病，当恶寒。"再次说明，恶寒是太阳证的当然之症。第 134 条："而反恶寒者，表未解也。"第 160 条："汗吐下后，恶寒者，表未解也。"此说明虽经汗吐下的屡屡误治，且病程已然延宕，表证还存在与否，主要标准就是恶寒一症是否存在。有恶寒就有太阳表证，无恶寒就无表证。所以，恶风寒是判断表证存在与否的主要指征。

但是恶风寒亦非表证所特有。白虎汤证，当热汗伤阳时，可在壮热的基础上现背微恶寒；火郁证阳气不达可恶寒；阳虚之人也可恶寒；东垣的气虚贼火内炽，也可见类似外感的恶寒表现。当然，不能把这些恶寒统属于表证的特征。表证的恶风寒，尚须具备以下特点。

1. 初起即见

表证一开始，最早出现的症状就是恶风寒。若在疾病演变过程中，由于阳伤或阳郁等原因，中途出现的恶风寒则不属表证的恶风寒。表证的恶风寒，必须初起即见。

当然，表证的恶风寒，程度上可有很大差异。重者可寒战，轻者略觉有拘束之感，或怕缝隙之风，或仅背微恶寒，甚至有的因症状轻微，不大在意而忽略。

2. 寒热并见

除虚人外感可恶寒不伴发热外，凡属表实证者，皆寒热并见。当然热的程度可有很大差异。

必须说明，中医所说的热，是特定的病理反应，如口渴、烦躁、身热、溲赤便结、舌红苔黄、脉数等症。其体温可高，亦可不高。而西医所说的热，是以体温高为唯一标志。二者表现虽有重叠，但不能混淆等同。我之所以说明这一点，是往往一见体温高就诊为热证而用寒凉药，易误诊误治。我就有此教训，故不得不说明之。当然，外感之发热，一般都有程度不同的体温升高。

3. 持续不断

只要表证不除，恶寒就不解，故曰"有一分恶寒有一分表证"，恶寒伴随表证之始终。若表证已解或内传，恶寒也就不存在了。常见有外感表证的患者，恶寒、发热、自汗往复交替出现如疟状，因毕竟恶寒未解，故仍属表证。若传入少阳，呈现往来寒热，乃邪正交争，此寒属阳微结所致，已属郁热范围，与寒邪袭表之恶寒有别，故少阳禁汗。

4. 伴有表证

恶风寒的同时，往往伴见不同的表证症状，如鼻塞、流涕、喷嚏、头痛、身痛等。

只要具备上述四个特点的恶风寒一症，就可以断为外感表证。至于脉浮、头痛、身痛、咳嗽、鼻塞、流涕等，都是或然之症，而不是判断表证存在与否的特异指征。以上所说的表证特征，既包括伤寒，也包括温病，是所有外感表证的共有特征。

我不厌其烦地讲表证的特征，因常发生误诊。临床一见头痛、咽痛或发热等就误为表证，有的竟连续三或五年地用感冒药。尤其当患者自述感冒了，就更容易诱导医生误诊。

那么，温病的表证亦即卫分证，有何特征呢？除具上述四点特征的恶风寒一症外，尚有舌边尖红、脉数。只要这三点具备，就可确诊为温病初起的卫分证，亦即温病的表证。

伤寒表证与温病的卫分证，虽然都有恶风寒这一主要特征，但二者恶风寒的机理却是不同的。这一点非常关键，必须明确，它不仅关系到对伤寒与温病不同本质的认识，也直接关系到二者治疗原则的不同。

伤寒表证为什么恶寒？是由于风寒袭表，腠理被风寒之邪闭郁，阳气被郁，不能温煦皮毛，故而恶寒。这里有两点要强调：一是风寒自肌表而入，二是外邪所窃踞的部位在肌表。肌表有邪，自当汗而解之。

温病卫分证为什么恶风寒？是由于"温邪上受首先犯肺"。温邪袭入的途径，不是自肌表，而是从口鼻。外邪盘踞的部位是在肺，而不是肌表、皮毛。

卫气的主要作用之一是温煦，卫气靠肺来宣发敷布于肌表。当温邪上受袭肺后，造成肺气郁，卫阳不得宣发敷布，外失卫阳之温煦，于是出现恶风寒一症。所以吴鞠通曰："肺病先恶风寒者，肺主气，又主皮毛。肺病则气郁，不得捍卫皮毛也。"杨栗山对此说得更明确："在温病，邪热内攻，凡见表证，皆里热郁结，浮越于外也，虽有表证，实无表邪。"请读者注意杨氏这段非常重要的话。表无邪，就非汗法所宜，所以温病学家都强调，温病忌汗。吴鞠通曰："温病忌汗，汗之不惟不解，反生他患。"又曰："病自口鼻吸受而生，徒发其表亦无益也。"叶天士于《幼科要略·风温篇》曰："夫风温春温忌汗。"其在《临证指南医案》卷五风温某案中，又指责那些用汗法治疗温病者说："温病忌汗，何遽忘也？"

至于温病卫分证的其他症状，也都是由于温邪袭肺、肺气郁，郁热内盛而引起的。身热的产生，一是由于温邪上袭而热，一是由卫阳郁而化热。郁热上灼则咽痛、头痛、口渴、舌红。肺气不宣则咳喘胸痛等。至此可以明确指出，温病初起即属郁热。

前述，伤寒、温病表证的主要依据是恶风寒，而不以脉浮与否作为主要依据。因为表证初起，不论伤寒还是温病，脉往往不浮。毫无疑问，这种说法与传统观点不同，甚至与经典相悖。但只要临床注意观察，就会发现表证初起，脉确实不浮。所以，不能以脉浮作为判断表证的主要依据。

表证初起脉为何不浮？伤寒表证，是由于寒邪外袭，寒性收引凝泣，气血不能畅达，故而不浮。不仅不浮，反而见沉。正如《四诊抉微》所云："表寒重者，阳气不能外达，脉必先见沉紧。"又曰："岂有寒闭腠理，营卫两郁，脉有不见沉者乎。"

新感温病初起，由于是温邪外袭，温邪升浮主动，脉本当浮，可是证之临床，脉多不浮。何也？因温邪犯肺，肺气郁，气机不畅，气血不得外达，不能充盈鼓荡于血脉，故而脉沉。

当然，并非表证始终不见浮脉，当外邪化热，热郁而伸时，激荡气血外达，脉方见浮。若热势进一步亢盛，气血为热所迫而外涌，脉不仅浮，且浮而大，成洪脉之象。此时已由太阳转入阳明，或由卫分传入气分。

（二）气分证

气分证的本质也是郁热。气分证的范围虽然较广，因邪热所侵犯的脏腑不同，而有热壅于肺、热灼胸膈、无形热盛、阳明热结、热郁少阳等不同，然皆属郁热。伏气温病热在气分，湿温证湿邪化热邪在气分，甚至伤寒寒邪化热传入阳明，皆与新感温病的气分证相同，本质都属郁热。

热壅于肺者：由于热邪不得外达而壅遏于肺，肺气不得宣降，上逆而为咳喘；气机窒塞而胸闷、胸痛。

热扰胸膈者：胸中乃心肺所居，肺主气属卫，心主血属营。所以邪在上焦者，卫气营血四个阶段的病变皆可出现。此时关键在于畅达胸膈之气机，胸膈气机畅达，则热可透转肌表而解；若气机不畅，则逼热入营，出现营分、血分的症状。栀子豉汤所主之心烦懊侬不得眠，剧则反复颠倒，心中窒，甚至心下结痛，已然出现逼热入营之端倪。所以，热在上焦，最易出现逼热入营逆传心包病变。

无形热盛者：气分证的无形热盛，即阳明经证，或白虎汤证。热邪亢盛，现大热、大渴、大汗、脉洪大，已然有热郁而伸的外达之势，似应不属郁热的范畴。其实不然，仍属郁热，只不过热邪郁伏的程度较轻而已。其肌表的壮热，乃是阳明的郁热外淫于肌表使然。病变之根本，依然在于里热，故仍须因势利导，透热外达，主以白虎汤。吴鞠通云："白虎本为达热出表。"因其属郁热在里，故仍须达热出表。

阳明热结者：由于热与糟粕相搏结，蕴伏于内，阻闭气机，阳气不能外达，可出现肢厥，甚至于通体皆厥。气血不能外达而脉转沉实，甚者脉可沉迟、涩小乃至脉亦厥，"其状如尸"。其本质属郁热，毋庸置疑。

热郁少阳者：温病之少阳证，亦称热郁胆腑，仍属郁热。其热，可但热不寒，亦可往来寒热。但是，热郁少阳的往来寒热，与《伤寒论》的少阳证往来寒热本质不同。少阳主枢，乃阴阳出入之枢。温病热郁少阳，是由于邪热郁滞，阻遏气机，阳气不能外达而恶寒，当热郁而伸时则热，于是形成寒热往来。热郁少阳的性质属郁热，属实证、热证。少阳属半表半里，这个半表半里属部位概念，位居表里之间，内近胃腑，外近肌肉，方用蒿芩清胆汤。而伤寒之少阳证，虽亦称半表半里，但这个半表半里不是部位概念，而是病机概念。表为阳，里为阴。半表半里，即半阴半阳证，邪将从三阳传入三阴，属阴阳交界之分野，除有邪热以外，又现正气不足的一面，故小柴胡汤中加人参、草、枣以扶正祛邪。伤寒之少阳证与温病之热郁少阳本质不同，治法有别。

（三）营分证

热陷入营，亦属郁热，且热郁程度较气分更甚，病位更深，出现神昏谵语、灼热肢厥，甚至舌謇囊缩。不仅气机窒塞，而且血行亦凝泣，故而出现舌绛唇暗、脉沉细数。

气分热郁内陷入营的原因有二：一是营阴亏，热易陷；二是气机壅塞，逼热入营。导致气机闭塞的邪气有痰湿、瘀血、热结等。此时治疗关键，务在宣达气机，使深陷营分的热邪透转气分而解。

（四）血分证

血分证的实质仍是郁热，是在营分证的基础上，进而出现耗血动血。血分证的出血，不仅是热邪迫血妄行，还有瘀血阻滞，血不循经而妄行，两个因素相合而造成动血。此时的治疗原则为凉血散血。散血，不仅是活血化瘀，还有散血中伏火的意思。瘀血除，气机畅，郁热方能外达。

综上可见，新感温病，不论卫气营血各个阶段，其本质都属郁热。

（五）关于"在一经不移"问题

叶天士云："伤寒多有变证，温热虽久，在一经不移。"这句话应如何理解，众说不一。章虚谷曰："伤寒先受足经，足经脉长，而多传变；温邪先受于手经，手经脉短，故少传变，是温病伤寒之不同，皆有可辨也。"其实，温病传变最速，常可一日三变，根本不以手经短就不传。周学海曰：言温病传经者少，因"温邪为开，重门洞辟，初病即常兼二三经，再传而六经已毕，故变证少也。"初病即传二三经，再传而六经毕，只能言其传变迅速。传变速者反曰不传，与在一经不移，自相抵牾。《温病学》曰："温热，当指温热夹湿之证。由于湿性黏滞，转化较慢，故曰在一经不移"。原文明言温热，径改为湿热，已有不妥；即使湿热证，亦有传经，观《湿热病篇》自知，何言在一经不移。

"温热虽久，在一经不移"，乃指温热证，就其性质而言，只要有邪热存在，郁热在里这一基本性质是不变的。尽管热郁的部位不同，轻重程度有别，正气强弱相殊，兼夹邪气各异，临床表现千差万别，但只要有热邪存在，其性质皆属郁热在里，故曰："温热虽久，在一经不移。"正如吴又可在《温疫论·卷下·诸家温疫正误》中所云："若果温病，自内达外，何有传经。若能传经，即是伤寒，而非温病明矣。"

伏气温病属郁热。伏气温病，医家皆谓伏气化热，里热外达，此属郁热。

诚如章虚谷所云："若温病由伏气者，邪自内发，未病时，已郁而成热。一旦触发，势如燎原，故急清里热，表热亦除。是内热为发病之本，表热为传变之标。即或非伏气蕴酿，凡感温病，终是阳邪。"对伏气温病属郁热这一本质，医家并无异议，故而从略。

温疫属郁热。早在《内经》就已明确认识到，温疫是具有很强传染性的一类特殊疾病，曰："五疫之至，皆相染易，无问大小，病状相似。"吴又可结合自己治温疫的丰富实践经验，全面发展了《内经》的疫病学说，著有不朽之作《温疫论》。

关于温疫的病原，吴氏于卷首即云："夫温疫之为病，非风、非寒、非暑、非湿，乃天地间别有一种异气所感。"并郑重声明："此治疫紧要关节。"

吴氏认为温疫是别有一种异气所感，这种见解在当时是很先进的。异气，毕竟也是一种外感邪气。外邪，乃指六淫。中医理论体系，对六淫的性质、致病特点、辨证论治规律，都是非常明确的，完全融入中医理论体系之中。若云异气是六淫之外的另一种外邪，那么它的性质、特点及辨证施治规律，纳入不了中医理论体系之中。所以，异气欲纳入中医理论体系，就必须将其与六淫相衔接，临床方能实际操作。

异气究竟是什么性质？《吴医汇讲·瘟疫赘言》曰："所云疠气，无非郁热。"又云"疫皆热毒"。《伤寒瘟疫条辨》亦云："温病得于天地之杂气，怫热在里。"异气虽属郁热，但常夹秽浊之气闭郁气机，故《温热逢源》云："温疫之邪，从口鼻吸受，所受者湿秽之邪。"据此可知，温疫本质属郁热无疑。

综上所述，温病无论新感、伏邪、温疫，其本质是相同的，都是郁热。明确了这一点，对温病的分类、传变、辨证论治规律的认识，都有重要意义，故不厌其烦详论之。

二、湿热证

（一）对湿热证的认识

温病分为两大类：一类是温热之邪引起的，其辨证论治体系为叶天士所创的卫气营血辨证；一类是由湿热引起的，其理论体系为薛生白所创立的正局与变局。所以，温病奠基人当为叶、薛二人。

但薛氏认为"要之，湿热之病不独与伤寒不同，且与温病大异"，明确提出了外感病伤寒、温病、湿热病三纲鼎立。

成为一个独立体系的病，须具备如下四点。

一是独立的病因；二是独立的侵入途径；三是独立的传变规律；四是独立的辨证论治体系。

湿热证，四点皆备，故可成为一个独立的疾病，与温病、伤寒三纲鼎立。

首先，病因不同。伤寒因于风寒，属阴邪；温病因于温热，属阳邪；而湿热证则因于湿与热合，湿为阴邪，热为阳邪，湿热相合，则阴邪与阳邪合邪为病。

第二是侵入途径与病位不同。伤寒首犯太阳，有经、腑及六经传变，有寒化、热化两途。温病自口鼻而入，首先犯肺，有卫气营血传变，有热盛阴伤、耗气两途。湿热是内外合邪，"太阴内伤，湿饮内停，客邪再至，内外相引，故病湿热"亦有寒化、热化两途。

第三是独立的辨证论治体系，伤寒为六经辨证，温病为卫气营血辨证，湿热为正局与变局辨证。

湿热证有独立的病因、侵袭途径、传变规律、辨证论治体系；所以湿热证可成为独立的一类疾病，但尚不足以像薛氏所称可与伤寒、温病鼎足而三。因湿热证乃温病中两大病证之一，温病虽对《伤寒论》有发展，尚不足以与伤寒比肩，更何况独一湿热证。若称三纲鼎立，对湿热证过于高抬。

（二）湿热证属郁热

湿热证，乃湿与热合。湿为阴邪，易阻气机，气机不利，则热邪内蕴，湿遏热伏，热蒸湿横，故湿热证属郁热范畴。

关于湿热证属郁热，薛氏在《湿热病篇》首条自注中已有说明，曰："湿热证属阳明太阴者居多，中气实则病在阳明，中气虚则病在太阴。病在二经之表者，多兼少阳三焦；病在二位之里者，每兼厥阴风木。以少阳厥阴同司相火，阳明太阴湿热内郁，郁甚则少火皆成壮火。"

综上所述，湿热病不论正局与变局，各个传变阶段，只要有湿热之邪存在，则概属郁热；若湿已化热化燥，全部转成热邪之后，则同于温热之邪引起的温病，照样属郁热范畴。

三、伤寒

《伤寒论》讨论的重点是寒邪伤人，阴阳之进退转化。寒为阴邪，似不当有郁热，实则《伤寒论》中郁热证颇多。寒致郁热的途径有二：一是寒遏阳郁化热，而成郁热；一则寒邪随阳化热。河间所云之六气化火，当然也包括寒邪化火，所以《伤寒论》中亦多郁热证。

（一）三阳经病属郁热

太阳病：喻氏认为《伤寒论》三纲鼎立，为桂枝、麻黄、青龙三证。余以为不然，《伤寒论》之三纲，当为太阳中风、伤寒、温病三纲。

太阳伤寒，是寒邪袭表，卫阳被郁而发热。被郁的部位在肌表，当汗而解之。汗之以祛寒，即"祛其壅塞"，使表气畅达，卫阳得伸，郁热透达而解，故太阳伤寒当属郁热。而大小青龙汤乃麻黄汤之衍生方，伤寒表实兼内饮者予小青龙汤，伤寒表实兼内热者用大青龙汤，故青龙汤非三纲之一纲。

太阳中风之桂枝汤，治虚人外感。桂枝汤之作用为轻补阴阳，若有外感表邪，则桂枝汤可扶正祛邪，故正虚外感者用之。而伤寒杂病无外感者亦广为应用，试观《金匮要略·血痹虚劳病脉证并治》篇中八方，其中四方皆为桂枝汤加减。

（二）阳明腑证

热结闭阻气机，此热属郁热范畴，易于明了。阳明经证，大热、大汗、大渴、脉洪大，热已燔灼，且已然外达，似不应属郁热范畴，实则不然，其热仍属郁热。何也？经云，热深厥亦深，而见肢厥者，予白虎汤主之。此厥，乃热郁之阳明证，乃阳气不得外达所致，可见白虎汤证亦属郁热范畴。此热之外达，实乃里之郁热，当热极而伸之时，里热淫于肌表，而见大热、大汗、脉洪大、热盛津伤而大渴，此时虽热已外淫，仍属郁热。故吴鞠通称白虎汤为辛凉重剂，"乃达热出表"。达热，就是使里热外透，故阳明经证仍属郁热，只不过郁遏程度较轻而已。

（三）少阳证

其本为气尽血弱，邪气因入。气尽血弱，乃少阳证之半虚、半阴的一面；而邪气因入，结于胁下，乃少阳郁结，是少阳证半实、半阳的一面。其半实、半阳的一面，即少阳郁热的一面，故予柴胡、生姜透之，以黄芩清泄之。由此可见，伤寒之三阳经证，皆属郁热。

《伤寒论》第6条言的特点是"发热而渴，不恶寒者，为温病"。但热不寒，在温病中属气分证，在伤寒中已属阳明病。正如《伤寒论》第182条曰："阳明病外证云何？答曰：身热自汗出，不恶寒反恶热也。"陆九芝独具慧眼，曰："阳明为成温之渊薮，非清即下，非下即清。"清下乃治郁热之法，已于上述。因温病归于阳明篇中，所以在太阳篇中未详述，致后世有仲景详于寒而略于温之论，乃失之褊狭。

再者，伤寒中之合病并病，亦多有郁热证，如葛根芩连汤证、越婢汤证、大青龙汤证、麻杏石甘汤证、大柴胡汤证、麻黄连翘赤小豆汤等，皆为郁热在里者。

寒邪导致郁热证的另一途径，是寒邪随阳化热。已然化热，则寒邪不复存在，此时之郁热，乃热邪所致。何以然也？因热邪毕竟是一种邪气，同样可遏阻气机，在里之热不得透达，亦形成郁热。如栀子豉汤证、白虎汤证、承气汤证皆是。

（四）三阴经之郁热证

三阴经，本属阳虚阴盛者，何以亦有郁热。其郁热产生的机理有二：一是三阴热化，成郁热证，如少阴病之三急下证；一是阳虚，已然馁弱之阳亦可郁而化热，形成寒热错杂证，如乌梅丸证、半夏泻心汤证等。

四、内伤杂病之郁热

内伤杂病中之郁热证，不仅多见，且更复杂。造成郁热的途径有四。

一是六淫之邪蕴久化热，形成郁热。

六淫蕴久化热者，本当属外感热病范畴，何以又列入内伤杂病中？因内伤杂病中，亦有因六淫而引发者，但无典型的外感热病传变，故不属外感热病范畴，而归于内伤杂病中。如慢性胃肠病之湿热蕴结等。因六淫所客部位不同，外可五体，内可脏腑，可在气在血，又可兼邪，虚实相兼，寒热错杂，因而致病繁杂且广泛，一旦蕴久化热郁伏于内，即属郁热。

二是五志化火，形成郁火。

情志不遂，气机郁结，气有余便是火，于是形成郁火。

三是内生五邪郁而化火。

脏腑功能失常，升降失司，津液气血运行失于常度，则随阳化热而为郁火。这种郁火，往往兼气滞、血瘀、痰结、湿蕴、内风等，其病位亦有五体、脏腑、孔窍之别，为病亦纷纭繁杂。

四是正虚导致郁火。

正虚而致热者，可有3种情况。

一是正虚而兼邪。兼外邪者，扶正祛邪；兼七情化火者，当扶正调畅气机；兼内生五邪者，当扶正兼祛邪。

二是正虚而阳浮。气虚而已虚之气浮动者，当益气佐以敛涩；血虚者，当益气养血兼以敛涩；阴虚阳浮者，当滋阴以配阳；阳虚阴盛格阳于外者，当引火归原，佐以潜敛。

三是正虚而阳郁化热，此类则属火郁范畴。如气虚者，阴火上冲；阴虚者，阳陷入阴；血虚者，气并于血；阳虚者，虚阳郁而化火，皆可形成虚实相兼、寒热错杂的火郁证。

由上述可知，火郁非一病之专名，而是外感内伤、内外妇儿各科共有之病机，所以涵盖甚广，纷纭繁杂，悟透了"火郁发之"这一经旨，颇有"欲穷千里目，更上一层楼"之感。

火郁证的临床特点

因火郁证包括范围甚广，且致郁因素不同，所郁部位有别，郁闭程度不等，正气强弱之殊，兼杂邪气之异，因而表现得纷纭繁杂。尽管千差万别，但由于都具火郁于内这一共同病理基础，故临床有其共性可循。下面从脉、舌、神、色、症几个方面加以叙述。

一、脉

典型的火郁脉为沉而躁数，气血不能外达以鼓荡血脉，故脉沉。凡火郁证，皆有气郁不畅这一共同病理改变，故脉皆当沉。恰如《四言举要》所云："火郁多沉。"

躁数之脉，乃火热被遏伏之象。火热属阳，主动。火热被郁于内，必不肯宁静，奔迫激荡，致脉沉而躁数。此脉在火郁证的诊断中，具有极为重要的意义。

关于躁数脉，在《内经》《伤寒论》中都有很多重要论述。《素问·评热病论》说："有病温者，汗出辄复热，而脉躁疾，不为汗衰，狂言不能食……名阴阳交，交者死也。"又说："汗出而脉尚躁盛者死。"《伤寒论》曰："脉数急者，为传也。"数急即躁数之脉。

火郁脉若兼邪不同，在沉而躁数的基础上，亦出现很多不同的变化。寒束热郁者，当沉紧而数；湿遏热郁者，当沉而濡数；气滞而热郁者，当沉弦而躁数；热郁者，脉见沉而躁数。

火郁脉兼正气虚者，则在火郁脉的基础上，出现相应的正虚之象。如阳虚而兼火郁者，脉沉躁数而按之减，且伴虚寒之象；若兼气虚者，脉亦躁数按之减，伴气虚之象；兼血虚者，脉躁数且细减，伴血虚不荣、不华之象；兼阴虚者，脉沉躁数且细，伴阴虚阳亢的虚热之象。总之，火郁有兼夹者，其脉多变，难以遽断，须仔细斟酌。

二、舌

火热郁闭，不得外达而上灼，其舌当红。由于火郁轻重之不同，舌红程度亦有差异。轻者，舌质可无改变，但必不淡；郁热初起者，可舌边尖红，或舌尖起粟点，重者红；再重则绛而少津，甚至绛紫干敛，或舌謇。

三、面色

面色当红而滞，总有一种热邪怫郁不达的红而黯滞之感。

四、神志

轻者心烦少寐，重则谵语、狂躁，甚至昏厥。

五、症

内呈一派热象，如渴喜冷饮、口哕喷人、气粗喘促、胸膈灼热、溲赤便结或下利臭秽等。外呈一派寒象，如恶寒肢厥，甚至通体皆厥，或脘腹冷、背冷等。

由于热郁部位不同，尚兼有不同脏腑见证。如心经郁热，见烦躁不寐、谵狂昏厥、斑疹疮疡、口舌生疮等；肺经郁热，见咽痛咳喘、胸闷胸痛等；肝经郁热，见头晕目眩、胁肋胀痛、烦躁易怒、抽搐瘛疭等；脾经郁热，见身热倦怠、呕吐、下利、脘腹胀痛、牙痛龈肿等。

这些症状可呈现全身性的反应，也可仅见于局部，如头痛、耳鸣、目痛、目赤、鼻干、浊涕或清涕、龈肿、牙痛、唇肿、咽干、咽痛、咳喘、心悸、溲淋痛、魄门热、肢体局部热、手心热、足心热等。其外寒，亦可仅表现于局部，如头怕风、眼迎风流泪、背冷、腹冷、肢冷、手足冷等。只要脉见沉而躁数，皆以火郁解之。

火郁证的治则

火郁证的治则，概括起来就是清透二字。有热固当清，有郁固当透。清透乃指郁热中的实热而言。若虚实相兼者，则扶正伍以清透；若纯为正虚所致者，则扶正可也。

"火郁发之"，王冰以汗训发，失于偏颇。发之，固然包括汗法，然其含义远比汗法要广。凡能畅达气机，使郁热得以透达于外而解者，皆谓之发。张景岳喻之"如开其窗，揭其被，皆谓之发"。

如何使气机畅达？原则是赵绍琴老师提出的"祛其壅塞，展布气机"。祛其壅塞是方法，是手段；展布气机是目的，是结果。只有气机畅达，方能使郁闭于内的火热之邪透达于外而解。

如何祛其壅塞？首先要分析致郁之因，采用针对性措施，以祛其壅塞，使气机得以展布。

一、寒邪外客，阳气被遏

寒邪外客而阳气被遏致郁热者，当发汗散寒，使玄府开，气机畅，郁热透达于外而解。

请读者留意，我这里说的发汗散寒法不仅限于表证。寒客肌表，卫阳被遏而热郁者，法当发汗散寒；若寒客五体、五脏、六腑、官窍，同时伴有阳气被遏而成郁热者，亦当发汗散寒，祛其壅塞。《素问·缪刺论》曰："夫邪之客于形也，必先舍于皮毛；留而不去，入舍于孙脉；留而不去，入舍于络脉；留而不去，入舍于经脉，内连五脏，散于肠胃，阴阳俱感，五脏乃伤，此邪之从皮毛而入，极于五脏之次也。"这段经文说的是外邪所客，然外邪分阴阳两类，温热之邪从口鼻而入，首先犯肺；阴邪则首客肌表皮毛，次递传入五体、五脏、六腑。又如《素问·痹论》云："风寒湿三气杂至，合而为痹也。"可风寒湿三气相合为痹，亦可风寒湿以一气为主而成痹者。痹者，闭也，经脉不通，气血不行，亦可阻遏阳气而为郁热。其痹阻的部位，可为皮肉筋脉骨的五体痹，亦可内入脏腑而成五脏痹、六腑痹。因寒客所引起诸病，首当祛寒，无论在表在里，皆当汗而解之。所以，对于寒客热郁者，发汗散寒，即是祛其壅塞，展布气机。

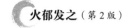
二、湿遏阳气化热

湿遏阳气化热而成热郁者，虽亦为客邪，亦首当祛邪。然湿之外客，多为内外合邪，先有内湿，方招致外湿。治湿，当芳化渗利、分消走泄，兼表者可疏化，正如张仲景所云："若治风湿者，但微微似欲出汗者，风湿俱去也。"此即祛其壅塞，展布气机。

三、温邪外入

温邪自口鼻而入，首先犯肺，可有卫、气、营、血之传变。温病只要有热邪存在，无论卫气营血，概属郁热。温病初起之辛凉宣透，即祛其壅塞，展布气机；气分证的清下二法，亦祛其壅塞，展布气机；营分证的透热转气，亦祛其壅塞，展布气机；血分证的凉血散血，散即透散之意，亦是祛其壅塞，展布气机。

四、七情内伤，气郁化火

七情内伤，气郁化火而为郁火者，当调畅气机，使郁火得以透达。

五、内生五邪，蕴久化热

内生五邪、蕴久化热而成郁热者，当针对致郁之因而祛之。气滞致郁者当疏达；血瘀致郁者当活血；痰湿致郁者当涤痰化湿；热结致郁者当攻逐热结；食积致郁者当消导。凡此，皆为祛其壅塞，展布气机。

六、正气虚馁

正气虚馁而致郁热者。邪阻固可气机不通，而成郁热；正虚无力运行，气机亦可不通而为郁热。治之当扶其正，使升降出入之机得复，郁热方能透达。阳虚者温其阳，阴虚者滋其阴，气虚者补其气，血虚者益其血，务使气机畅达，郁热方得透解。

郁热转归的标准

疾病转归，无非三种情况：一是邪退正复，逐渐向愈；二是正衰邪进，病情恶化乃至死亡；三是邪正相持，病经久不愈或为后遗症。

如何判断火郁证的转归，其标准有六。

一、脉

火郁证的典型脉象为沉而躁数。从脉象来判断火郁的转归，主要有两点：

一是脉位，沉主气，气血不能鼓荡血脉而脉沉。不能鼓荡的原因，一是邪气阻遏，气血为邪束而不能鼓荡，致脉沉，此之沉而躁数，必按之有力，为实。一是正气虚馁，气血无力鼓荡而脉沉，此沉当按之无力，为虚。若脉由沉位转见于中位、浮位，说明郁闭的程度已轻，为好转。但脉位虽见浮起，然按之无力者，并非好转，乃正气浮动之表现，当扶正潜敛，以防正气脱越。

二是脉象，脉由躁数逐渐趋于和缓，这是邪退正复的佳兆。正如《伤寒论》所云："脉若静者为不传。""脉数急者为传也。"

二、舌象

舌由绛红干敛渐转为润泽红活；苔由无转至苔渐布，或干黄苔渐退转苔薄白润泽，皆佳象。

三、面色

由红而暗垢转为红活为佳象。

四、神

由躁烦或呆滞转为安静神爽为佳兆。

五、症

由外寒内热，转为寒去热清为佳兆。亦有身热反增者，只要脉渐趋缓，此热乃郁热外达，勿讶。

六、汗

若原为干热无汗，或头汗，胸部汗出，或邪汗，转见正汗者，为阴阳已和的表现，为吉。

诸转归标准中，吾以脉为重，脉贵和缓，脉和缓为有神、有根、有胃气、阴阳调和的表现。

治疗火郁证的常用方剂

由于火郁的原因、病位、程度、兼邪、虚实相兼、寒热错杂，合病、并病等不同，因而治疗火郁的方剂众多，此仅择我们窃有所悟且常用的十张方子述之。

一、升降散

对温病的治疗，历代创立了许多有效方药，极大地丰富了中医学宝库。在诸多方药中，本书首推杨栗山之升降散。杨氏以升降散为治温总方，其余 14 方，皆升降散之加减。对杨氏治温 15 方，蒲辅周先生甚为赏识，于《蒲辅周医疗经验集》中悉予转录。赵绍琴老师对升降散倍加赞誉，加减灵活，应用极广。我受老师影响，应用升降散也颇多，疗效确切。余用升降散，主要掌握郁热这一关键，而不囿于温病一端。

（一）组成、主治

龚廷贤《万病回春·瘟疫门》有"内府仙方"一首："僵蚕二两，姜黄、蝉蜕各二钱半，大黄四两，姜汁打糊为丸，重一钱一枚。治肿项大头病、虾蟆病。大人服一丸，小儿减半，蜜水调服，立愈。"杨栗山于《伤寒瘟疫条辨》云："是方不知始自何氏，《二分晰义》改分量服法，名为赔赈散，予更其名曰升降散。""炼蜜丸又名太极丸。"改后之升降散：白僵蚕酒炒二钱，全蝉蜕去土一钱，广姜黄去皮三钱，川大黄生四钱，合研匀。病轻者分四次服，最重者分两次服。黄酒两盅，蜜一两，调匀冷服。杨氏将其列为治温 15 方之总方，主治病证计有："表里三焦大热，其证不可名状者，此方主之。如头痛眩晕，胸膈胀闷，心腹疼痛，呕哕吐食者；如内烧作渴，上吐下泻，身不发热者；如憎寒壮热，一身骨节酸痛，饮水无度者；如四肢厥冷，身凉如冰，而气喷如火，烦躁不宁者；如身热如火，烦渴引饮，头面浮肿，其大如斗者；如咽喉肿痛，痰涎涌盛，滴水不能咽者；如遍身红肿发块如瘤者；如斑疹杂出，有似丹毒风疮者；如胸高胁起胀痛，呕如血汁者；如血从口鼻出或目出，或牙缝出、毛孔出者；如血从大便出甚如烂瓜肉，屋漏水者；如小便涩淋如血滴点作疼不可忍者；如小便不通，大便火泻无度，腹痛肠鸣如雷者；如便清泻白，足重难移者；如肉瞤筋惕者；如舌卷囊缩，或舌出寸许，绞扰不住，音声不出者；如谵语狂乱，不省人事，如醉如痴者；如头痛如破，腰痛如折，满面红肿，目不能开者；如热盛神昏，形如醉人，哭笑无常；如手舞足蹈，见神见鬼，似疯癫狂祟者；如误服发汗之药变为亡阳之证而发狂叫跳，或昏不识人者？外证不同，受邪不一，凡未曾服过他药者，无论十日、半月、一月，但服此散，无不辄效也。"

升降散所治计70余证，包括了叶氏所说的卫气营血各个传变阶段的病变。以其受邪则一，故皆予升降散治之。

（二）用僵蚕、蝉蜕的意义

升降散以僵蚕为君，辛咸性平，气味俱薄，轻浮而升，善能升清散火，祛风除湿，清热解郁，为阳中之阳。蝉蜕为臣，甘咸性寒，升浮宣透，可清热解表，宣毒透达，为阳中之阳。二药皆升而不霸，无助热化燥、逼汗伤阴之弊。

温病的本质是郁热。"火郁发之"，务使郁伏于里之热邪透达于外而解，这就是治温病三字诀中的"透"。僵蚕、蝉蜕，二药皆升浮宣透，故可透达郁热。温病初起之表证，皆是热郁阳遏不达所致，故温病初起，僵蚕、蝉蜕即可用之。若热邪深陷气分乃至血分，其热邪闭郁的程度更重，虽已无表证，亦当透达郁热。僵蚕、蝉蜕功在疏透郁热，非为表证专设，故杨氏治温15方中皆用之，充分体现了透邪外达贯穿于温病治疗的始终这一学术见解。

张锡纯为近代温病名家，以善用白虎著称。其治温病共列九方，除治温病阴伤之滋阴清燥汤、滋阴固下汤二方外，其余七方，皆用蝉蜕，也体现了透邪外达的原则。张氏于《医学衷中参西录》中，并未提及《伤寒瘟疫条辨》，或未见此书，然其见解，与杨氏如出一辙。张氏除用蝉蜕透散之外，更随症加用薄荷、连翘等，助其透散之力。

（三）用姜黄的意义

温病本质是郁热。热邪何以被郁？关键在于气机郁滞，郁热外出之路不畅。欲使郁热得以透达于外而解，必须展布气机。姜黄气辛、味苦、性寒，善能行气活血解郁。气机畅达，热乃透发。

杨氏15方中，计有升降散、增损双解散、加味凉膈散、增损大柴胡汤四方用姜黄，其余各方未用。温病本质是郁热，毫无疑问，都存在不同程度的气滞，基于此，姜黄皆可用之，不必删去。

（四）用大黄的意义

大黄苦寒降泄，清热泻火，通腑逐瘀，擅降浊阴，推陈致新。温病乃里有郁热，故用大黄以清热泻火，使里热下趋而解。僵蚕、蝉蜕透热；姜黄行气血而调畅气机，以利热邪外达；大黄降泄，使热下趋。四药性味虽然各异，但都是集中解决郁热这一主要矛盾。郁热是各种温病、各个传变阶段的共同本质，所以升降散为治温之总方。

1. 温病表证阶段用大黄问题

温病初起，表证未解，何以遽用大黄，不虑其引邪入里乎？答曰：温病初起之表证，实乃里之郁热使然，与伤寒邪客肌表不同，虽有表证，实无表邪，只有里热清，表证始解。其邪本不在表而在里，也就不存在什么引邪入里的问题。

或问：到气才可清气，何以初起即用气分药？曰：大黄为治阳明热结之要药，毫无疑问，应属气分药。但温病初起并不忌用，恰恰说明温病初起就是郁热在里，而且是以气分热盛为主要病变。卫分证只不过是个里热之标象而已，不存在什么卫分阶段，也就不存在清气法的上限问题。所以，初起即用大黄清泄其在里之热，叶氏治风温，屡用栀子豉汤，亦不拘于自己所说的上限，而是全力清透里热。

2. 邪犯上焦用大黄问题

吴氏三焦治则，强调治上勿犯中下，何以温病初起邪犯上焦即用大黄？曰：吴氏三焦治则，貌似法度森严，实则胶柱刻板，脱离实际。里热炽盛，燔灼三焦，充斥内外，何以局限于上焦，而中下二焦毫无干系？温病始终以热郁气分为主要病变环节，故有的医家强调，阳明为病温之渊薮，主以白虎、承气二法，正是此理，何以能画地为牢，把治上勿犯中下当成戒律。总缘对温病之郁热在里这一本质认识不真、不切、不敢始即率尔撤其里热，故而层层设防，步步退却，仍未脱却先表后里之禁锢，唯恐引邪深陷。还是杨栗山认识得透彻，曰："伤寒以发表为先，温病以清里为主，此一着最为紧要关隘。"若囿于"先解其表，乃攻其里，此大谬也"，热与糟粕相结，"开导其里热，里热除而表证自解矣"，何其透彻，快哉。

3. 温病下利用大黄问题

大黄为治疗热结阳明之主药，有燥屎而大便鞕，或热结旁流，大黄为必用之品。若温病尚无热结，或伴有下利，升降散中之大黄还用否？曰：仍当用之。大黄非专为燥屎而设，有以泄热而用者，有以解毒而用者，有以祛瘀逐痰而用者，有以疏泄结气而用者。杨栗山于《伤寒瘟疫条辨·卷三·大便自利》项下云："若温病怫热内盛，发热烦渴，小便色赤，大便自利，升降散主之。""内热甚而利不止，燥闷狂乱者，增损三黄石膏汤加酒大黄，腹满痛更加之。"

温病下利，乃里热下迫所致。其利，色当深褐，味当臭秽，或如酱，或如藕泥，或脓血杂下，或如烂肉，可日下数行、数十行，乃至百余行。撤其里热，下利自止，非必下证悉具方下之。故有"温病下不嫌早"之说。至于大黄用量，可据症情而斟酌，总以热邪下泄之路通畅为宜。

（五）升降散加减

温病由于郁热程度、兼夹邪气、邪袭病位、正气强弱等诸多不同，因而应用升降散时，尚须依据具体情况，灵活加减。

因湿遏热郁者，加茵陈、滑石、佩兰、菖蒲等；温邪袭肺者，加豆豉、栀子、连翘、薄荷、牛蒡子等；情志怫逆致热郁者，加玫瑰花、代代花、绿萼梅、川楝子等；瘀血致郁者，加赤芍、牡丹皮、桃仁、红花、紫草等；痰浊蕴阻而热郁者，加瓜蒌、川贝、黛蛤散、杏仁、竹沥等；食积中阻热郁者，加三仙、鸡内金、炒枳壳、焦槟榔等；阳明腑实热郁者，加芒硝、枳实；郁热重者，加石膏、知母、黄芩等；热郁津伤者，加芦根、天花粉、石斛等；气血两燔者，加石膏、知母、黄芩、水牛角、生地黄、牡丹皮、赤芍等；热郁兼气虚者，加西洋参、黄芪、山药等；肝经郁热上扰者，加桑叶、菊花、苦丁茶、龙胆草、栀子、石决明等。总之，加减颇多，应用甚广。

（六）新加升降散

余用升降散，恒加豆豉 10g，栀子 7g，连翘 15g，薄荷 4g，助其清透之力，名之曰新加升降散。

1.加栀子、豆豉，乃受叶天士治风温诸案之启发。上焦心肺所居，包括卫气营血各个传变阶段。上焦气机畅达，则郁伏之热可透达于外而解；若气机窒塞，则逼热入营，出现逆传心包。所以，解决好气分郁热至为关键。栀子豉汤，辛开苦降，为宣泄胸膈郁热之主方。虚烦不得眠，反复颠倒，已露热淫心营之端倪；胸中窒、心中结痛，乃气机窒塞不通，此时若不辛以开郁，宣畅气机，必逼热入营，出现神昏谵语或狂躁。所以升降散加栀子豉汤，增其宣泄郁热之力。

2.重用连翘者，受张锡纯之启发。张氏称连翘"升浮宣散，流通气血，治十二经血凝气聚""治外感风热，用至一两必能出汗，且发汗之力甚柔和，又甚绵长"。张氏曾治一少年风温初得，俾单用连翘一两煎汤服，彻夜微汗，翌晨病若失。余取其清热解毒，入心经且散热结，升浮宣散，透热外达。

3.少加薄荷者，取其辛凉宣散，辛以解郁，疏风热而外达。

凡郁热者，不论外感内伤、内外儿妇各科，余皆以此方化裁，颇觉得心应手。

（七）杨氏治温 15 方

杨栗山治温 15 方，曰："轻则清之，神解散、清化汤、芳香饮、大小清凉散、大小复苏饮、增损三黄石膏汤八方；重则泻之，增损大柴胡汤、增损双解散、加味凉膈散、加味六一顺气汤、增损普济消毒饮、解毒承气汤六方；而升降散其总方也，轻重皆可酌用。"

1. 增损大柴胡汤

温病热郁腠理，以辛凉解散，不至入里而成可攻之证，此方主之，乃内外双解之剂也。

柴胡四钱，薄荷二钱，陈皮一钱，黄芩二钱，黄连一钱，黄柏一钱，栀子一钱，白芍一钱，枳实一钱，大黄二钱，广姜黄七分，白僵蚕（酒炒）三钱，金蝉蜕十个，呕加生姜二钱，水煎去渣，入冷黄酒一两、蜜五钱和匀冷服。

2. 增损双解散（温病主方）

白僵蚕（酒炒）三钱，全蝉蜕十二枚，广姜黄七分，防风一钱，薄荷叶一钱，荆芥穗一钱，当归一钱，白芍一钱，黄连一钱，连翘（去心）一钱，栀子一钱，黄芩二钱，桔梗二钱，石膏六钱，滑石三钱，甘草一钱，大黄（酒浸）二钱，芒硝二钱，水煎去渣，冲芒硝入蜜三匙，黄酒半酒杯和匀冷服。

3. 加味凉膈散（温病主方）

白僵蚕（酒炒）二钱，蝉蜕（全）十二枚，广姜黄七分，黄连二钱，黄芩二钱，栀子二钱，连翘（去心）、薄荷、大黄、芒硝各三钱，甘草一钱，竹叶三十片（水煎去渣），冲芒硝入蜜酒冷服。若欲下之，量加硝黄；胸中热，加麦冬；心下痞，加枳实；呕渴加石膏；小便赤数，加枳实、厚朴。

4. 增损三黄石膏汤（温病主方）

表里三焦大热，五心烦热，两目如火，鼻干面赤舌黄唇焦，身如涂朱，燥渴引饮，神昏谵语，服之皆愈。

石膏八钱，白僵蚕（酒炒）三钱，蝉蜕十个，薄荷二钱，豆豉三钱，黄连、黄柏（盐水微炒）、黄芩、栀子、知母各二钱，水煎去渣，入米酒蜜冷服。腹胀痛或燥结，加大黄。

5. 神解散

温病初觉憎寒体重，壮热头痛，四肢无力，偏身酸痛，口苦咽干，胸腹满闷者，此方主之。

白僵蚕（酒炒）一钱，蝉蜕五个，神曲三钱，金银花二钱，生地二钱，木通、车前子（炒研）、黄芩（酒炒）、黄连、黄柏盐（水炒）、桔梗各一钱，水煎去渣，入冷黄酒半小杯，蜜三匙，和匀冷服。

6. 清化汤

温病壮热憎寒，体重舌燥口干，上气喘吸，咽喉不利，头面浮肿，目不能开者，此方主之。

白僵蚕（酒炒）三钱，蝉蜕十个，金银花二钱，泽兰叶二钱，广皮八分，黄芩二钱，黄连、炒栀子、连翘（去心）、龙胆草（酒炒）、元参、桔梗各一钱，白附子（炮）、甘草各五分，大便实加酒大黄四钱；咽痛加牛蒡子炒研一钱；头面不肿去白附子，水煎去渣，入蜜酒冷服。

7. 大清凉散

温病表里三焦大热，胸满胁痛，耳聋目赤，口鼻出血，唇干舌燥，口苦自汗，咽喉肿痛，谵语狂乱者，此方主之。

白僵蚕（酒炒）三钱，蝉蜕（全）十二枚，蝎（去毒）三个，当归、生地（酒炒）、金银花、泽兰各二钱，泽泻、木通、车前子（炒研）、黄连（姜汁炒）、黄芩、栀子（炒黑）、五味子、麦冬（去心）、龙胆草（酒炒）、牡丹皮、知母各一钱，甘草（生）五分，水煎去渣，入蜜三匙，冷米酒半小杯，童便半小杯，和匀冷服。

8. 小清凉饮

温病壮热烦躁，头沉面赤，咽喉不利，或唇口颊腮肿者，此方主之。

白僵蚕（炒）三钱，蝉蜕十个，金银花、泽兰、当归、生地黄各二钱，石膏三钱，黄连、黄芩、栀子（酒炒）、牡丹皮、紫草各一钱，水煎去渣，入蜜、酒、童便冷服。

9. 加味六一顺气汤

温病主方。治同前证，少阴厥阴病，口燥咽干，怕热消渴，谵语神昏，大便燥实，胸腹满硬或热结旁流，绕脐疼痛，厥逆脉沉者，此方主之。

白僵蚕（酒炒）三钱，蝉蜕十个，大黄（酒浸）四钱，芒硝二钱五分，柴胡二钱，黄连、黄芩、白芍、甘草生各一钱，厚朴一钱五分，枳实二钱，水煎去渣，冲芒硝，入蜜酒，和匀冷服。

10. 大复苏饮

温病表里大热，或误服温补和解药，以致神昏不语，形如醉人，或哭笑无常，或手舞足蹈，或谵语骂人，不省人事，目不能闭者，名越经证，及误服表药而大汗不止者，名亡阳证，并此方主之。

白僵蚕三钱，蝉蜕十个，当归三钱，生地二钱，人参、茯苓、麦冬、天麻、犀角（镑磨汁入汤和服）、牡丹皮、栀子（炒黑）、黄连（酒炒）、黄芩（酒炒）、知母、甘草生各一钱，滑石二钱，水煎去渣，入冷黄酒、蜜、犀角汁和匀冷服。

11. 小复苏饮

温病大热，或误服发汗解肌药，以致谵语发狂，昏迷不醒，燥热便秘，或饱食而复者，并此方主之。

白僵蚕三钱，蝉蜕十个，神曲三钱，生地三钱，木通、车前子（炒）各二钱，黄芩、黄柏、栀子（炒黑），黄连、知母、桔梗、牡丹皮各一钱，水煎去渣入蜜三匙，黄酒半小杯，小便半小杯，和匀冷服。

12. 增损普济消毒饮

太和年，民多疫疠，初觉憎寒壮热体重，次传头而肿盛，目不能开，上喘咽喉不利，口燥舌干，俗名大头瘟。东垣曰："半身以上，天之阳也，邪气客于心肺，上攻头面而为肿耳。"经谓清邪中于上焦，即东垣之言益信矣。

元参三钱，黄连二钱，黄芩三钱，连翘（去心）、栀子（酒炒）、牛蒡子（炒研）、板蓝根（如无以青黛代之）、桔梗各二钱，陈皮、甘草各一钱，全蝉蜕十二个，白僵蚕（酒炒）、大黄（酒浸）各三钱，水煎去渣，入蜜、酒、童小便，冷服。

13. 解毒承气汤

温病三焦大热，痞满燥实，谵语狂乱不识人，热结旁流，循衣摸床，舌卷囊缩，及瓜瓤疙瘩温，上为痈脓，下血如豚肝等证，厥逆脉沉伏者，此方主之。

白僵蚕（酒炒）三钱，蝉蜕全十个，黄连一钱，黄芩一钱，黄柏一钱，栀子一钱，枳实（麸炒）二钱五分，厚朴（姜汁炒）五钱，大黄（酒洗）五钱，芒硝另入三钱。

14. 芳香饮

温病多头痛、牙痛、心痛、胁痛，呕吐黄痰，口流浊水，涎如红汁，腹如圆箕，手足搐搦，身发斑疹，头肿舌烂，咽喉痹塞等症。此虽怪怪奇奇，不可名状，皆因肺胃火毒不宣，郁而成之耳。治法急宜大清大泻之。但有气血损伤之人，遽用大寒大苦之剂，恐火转闭塞而不达，是害之也，此方主之。其名芳香者，以古人元旦汲清泉以饮芳香之药，重涤秽也。

元参一两，白茯苓五钱，石膏五钱，蝉蜕全十二个，白僵蚕（酒炒）三钱，荆芥三钱，天花粉三钱，神曲炒三钱，苦参三钱，黄芩二钱，陈皮一钱，甘草一钱，水煎去渣，入蜜酒冷服。

纵观杨氏所列各方，其反映了一个重要学术观点，即温病本质是郁热在里，所以各方都以清透为主，全力解决里热这一主要矛盾。

（1）清：轻者八方，皆用黄芩、黄连、栀子，或加石膏、知母、金银花、连翘等清热。重者六方，在以黄芩、黄连、栀子清热的基础上，更增硝、黄以逐热，或并用木通、竹叶、车前、泽泻等引热从小便而去。

（2）透：15方皆用僵蚕、蝉蜕以透热，有的更增薄荷、豆豉、桔梗、牛蒡子、荆芥、防风等，增强疏透之力。疏达气机，选姜黄、枳实、厚朴、陈皮等。

热陷血分者，加用牡丹皮、泽兰、紫草、当归等凉血活血。

（3）滋：热盛阴伤者，加用生地黄、玄参、麦冬、白芍、天花粉等清热滋阴。

所列各方，大同小异，都可看成是由升降散加减而成。要在悟透升降散的法度、方义，则其余 14 方之机理、方义，可触类旁通。

二、小柴胡汤

为何将小柴胡汤列入治疗火郁方中？前已述及，伤寒之三阳经（桂枝汤证除外）证，皆属郁热范畴。太阳表实证，是寒袭肌表，卫阳被遏而发热，属郁热。阳明证中，阳明腑实者，热结于内，阻闭气机，以承气汤祛其壅塞，展布气机，其属郁热无疑。阳明经热，亦里热外淫，主以辛凉重剂之白虎汤，达热出表，虽热邪郁闭的程度较轻，已有外达之势，但依然属郁热范畴。少阳病之小柴胡汤证，因其有邪气因入，结于胁下，而形成少阳热结。此阳结，即为郁热，故小柴胡汤亦属郁热范畴。

少阳病乃《伤寒论》六经病之一。少阳病的代表方剂小柴胡汤，为临床重要方剂，应用极广，吾师陈慎吾、胡希恕皆以善用小柴胡汤而驰名。但少阳病、小柴胡汤证，又自古疑窦丛生，争议不休。吾几十年来对少阳病及小柴胡汤亦不断揣摩，窃有所悟，书之以俟高明。

（一）组成

柴胡半斤，黄芩、人参、甘草炙、生姜各三两（切），大枣十二枚（擘），半夏半升（洗）。上七味，以水一斗二升，煮取六升，去渣，再煎取三升，温服一升，日三服。

（二）少阳病的本质

少阳病，有多种证型，而小柴胡汤证乃少阳病本证，其他证型皆少阳病之变证。故本文着重讨论少阳病的小柴胡汤证。

关于少阳病的本质，自成无己至吾师刘渡舟，皆云少阳病位在半表半里，即太阳与阳明之间；其性质属热，为半表半里之热证，这已形成少阳病的主流见解。

我认为少阳病的性质是半阴半阳、或半虚半实证，是个病理概念，而不是病位概念，也不是单纯的热证。因其性质为半阴半阳，所以其传变有寒化、热化两途，热化则兼太阳或阳明，或三阳并见；寒化则传入三阴。吾将从以下十一个方面论述我的观点。这不是纯理论之争，而是对少阳病本质的认识，以及临床实践的应用。

关于少阳病本质，仲景主要于《伤寒论》第 97 条及第 148 条中阐明。

《伤寒论》第 97 条云："血弱气尽，腠理开，邪气因入，与正气相搏，结于胁下。正邪分争，往来寒热，休作有时，默默不欲饮食。脏腑相连，其痛必下，邪高痛下，故使呕也，小柴胡汤主之。"

第148条云:"伤寒五六日,头汗出,微恶寒,手足冷,心下满,口不欲食,大便鞭,脉细者,此为阳微结,必有表,复有里也。脉沉,亦在里也。汗出,为阳微(当有结字—作者),假令纯阴结,不得复有外证,悉入在里,此为半在里半在外也。脉虽沉紧,不得为少阴病。所以然者,阴不得有汗。今头汗出,故知非少阴也,可与小柴胡汤。设不了了者,得屎而解。"

以上两条,清楚地阐明了少阳病的病机及其属性。

1. 血弱气尽

尽,穷也。血弱气尽,是正气虚弱,气血皆虚,这就明确指出了少阳病半虚半阴的一面。这个血弱气尽,是素体虚,还是邪入后耗伤正气而虚?从经文语气来看,是素体正虚,导致邪气因入,正虚是导致邪入的前提,即"邪之所凑,其气必虚"。

2. 邪气因入

邪气因入,则是少阳病半实或半阳的一面。

何邪所入?邪入,当指外邪而言,依三因分类,当指六淫。《伤寒论》虽也论及湿、温热之邪,但六经病主要由风寒引发,故此邪入,当指风寒而言,少阳病亦然。

既云少阳病因风寒外袭所发,言半实犹可,何以又云半阳?狭义阳证指热而言。少阳病虽有素体正虚,但毕竟少阳病属阳经病,正气虽弱尚强,尚可与邪争,故而,邪入与正气相搏,风寒化热,形成少阳病热结的半阳一面。且胆与三焦皆内藏相火,邪入,少阳郁结,枢机不利,相火郁而化热,这也是形成少阳热结的一个因素。

少阳病,既有血弱气尽的半虚半阴的一面;又有邪入、少阳郁结化热的半实半阳的一面;这就决定了少阳病的性质属半阴半阳,或半虚半实。这是一个病机概念,而不是病位概念;是虚实相兼,而不是单纯热证。

3. 发病方式

少阳病,可由太阳传入,亦可由阳明传入,亦可厥阴阳复转入少阳。但第97条所云之少阳病,乃因"血弱气尽,腠理开,邪气因入,与正气相搏,结于胁下"这种发病方式,是外邪直入少阳。正气强者,外邪首犯肌表,正邪相争,邪胜正却,方可入里。而直入者,恒因正气弱,外邪方可直驱入里,形成直入少阳。这恰恰说明少阳病有正虚的一面。

邪入于何处?"结于胁下"。胁下乃少阳之分野,胆经所循行,故邪结少阳,致枢机不利。既有正虚,又有邪结少阳,于是形成了少阳病半虚半实或半阴半阳之属性。

4. 阳微结

仲景于《伤寒论》第 148 条中提出"阳微结"一词，这是对少阳病病机、性质的高度概括。

"阳微结"一词，可有不同解读。一种是把"微"作为少解，意指少阳病的病机是少阳气机略郁结，或指少阳郁结较轻。这种解读欠妥，因少阳病既有气尽血弱，又有邪入而结，是半虚半实，而上述解读只言郁结的一面，未言虚的一面，所以欠妥。另一种解读是"微"作衰弱解，意即少阳病既有阳气衰弱的一面，又有阳气郁结的一面。这种解读与仲景于第 97 条中所述的精神一致，既有血弱气尽，即阳微的一面；又有邪气因入，结于胁下，即阳结的一面，此即阳微结。阳微结，揭示了少阳病半阴半阳、半虚半实的本质。

仲景在第 148 条中，不仅提出"阳微结"这一概念，而且还提"纯阴结"这一概念，并对二者进行比较鉴别。

何谓"纯阴结"？纯阴者，乃纯阴无阳也。纯阴者何以结？阳衰阴寒内盛，寒主收引凝泣，致阴寒凝结，气血津液皆凝泣不行，此即纯阴结。

二者如何鉴别？仲景提出两条鉴别指征：一是脉象，一是症状。

第一，脉象。

仲景于第 148 条提出三种脉象，即细、沉、沉紧。

细："脉细者，此为阳微结。"阳微结，是指少阳病的病机，所以这句话，显然指少阳病脉细。反过来，即少阳病脉当细。纯阴结者，乃少阴证，少阴之脉当微细，而少阳之脉虽细不微。

少阳病为何脉细？有两个原因：一是血弱气尽，血虚不能充盈鼓荡，气虚不能鼓荡，因而脉细；另一因素是少阳郁结，疏泄失司，气血不得畅达，不能充盈鼓荡于脉，因而脉细。少阳病与少阴病皆可脉细，但少阴病脉之细微甚于少阳病。

沉：仲景云："脉沉亦在里也。"纯阴结者，纯为里证，其脉沉而细微。少阳病，"必有表，复有里也"，也有里的一面，故脉亦当沉，虽沉，不似纯阴结之细微。

沉紧：仲景云："脉虽沉紧，不得为少阴病。"关于沉紧脉，其意义有多种。少阴病与少阳病皆可见沉紧脉。《伤寒论》第 283 条即少阴脉紧，曰："病人脉阴阳俱紧，反汗出者，亡阳也，此属少阴。"若为客寒闭郁者，当无汗，应散寒发汗；今反汗出，则此阴阳俱紧，非客寒闭郁，乃阳衰阴寒内盛而紧，阳衰，虚阳浮动，肌表不固而汗，故云此为亡阳，属少阴。

第 148 条云："脉虽沉紧，不得为少阴病。所以然者，阴不得有汗，今头汗出，故知非少阴也。"可是在第 283 条中又云："病人脉阴阳俱紧，反汗出者，亡阳也，此属少阴。"同为紧脉，前言汗出非少阴，后言汗出属少阴，其不前后抵牾？曰：非也。外寒客于肌表的太阳伤寒，当脉紧无汗；若外寒入于里，亦可脉紧无汗，皆当辛温发汗散寒。若少阴病阳衰阴寒内盛者，脉亦可紧，此即第148条中所说的纯阴结。纯阴结者，乃纯阴无阳，阴寒内盛，收引凝泣，气血津液皆凝泣不行，故无汗。而阴寒内盛，虚阳浮越者，则可汗出，头汗或全身皆汗，或大汗，此为亡阳之脱汗。无汗者，称亡阳证、少阴证；有汗者，亦称亡阳证、少阴证，这是少阴证的不同阶段、不同证型。无汗者，阳衰阴寒内盛；有汗者，阴寒格阳于外，呈格阳、戴阳，为阴阳离决。所以，亡阳证，非必皆有脱汗，有的阳气衰减直至死亡亦无汗，有的就出脱汗。我所以说仲景于第148条及第283条所说的并不矛盾，是指少阴病的不同阶段、不同证型而言，并不抵牾。

寒实者，阳虚阴寒内盛者，阴盛格阳者，三者脉象如何区分？寒实者，沉紧有力，阳虚阴盛者紧细无力，格阳者脉浮虚。

前论阴证脉沉紧，而少阳证亦可脉沉紧，如第266条云："本太阳病不解，转入少阳者，胁下鞕满，干呕不能食，往来寒热，尚未吐下，脉沉紧者，与小柴胡汤。"甚至热结于内者，脉亦可紧。如第221条云："阳明病，脉浮而紧，咽燥口苦，腹满而喘，发热汗出，不恶寒反恶热，身重……栀子豉汤主之。"甚至热结者，亦可脉紧，如第135条云："结胸热实，脉沉而紧。"

看来，寒热虚实皆可脉紧，如何别之？

太阳伤寒脉紧，因寒邪闭郁肌表，寒邪收引凝泣而脉紧，或为浮紧，或为沉紧，必按之有力。寒袭于里者，寒邪收引凝泣，脉沉紧。阳虚阴寒内盛者，阴寒亦收引凝泣而脉紧，紧而无力。热邪闭郁而脉紧者，因热邪阻隔，气机不畅，气不能煦，血不能濡，脉亦可拘急为紧，甚至沉、细、迟、涩而紧，然其中必有一种躁动不宁之感。若阳虚阴盛格阳于外者，脉转浮大而虚，并不紧。

在第148条中，少阳病出现细、沉、紧三种脉象，其形成机理，皆由阳微结而造成。阳微结，乃既有阳微，又有阳结。阳微者，气血不能充盈鼓荡血脉，而脉细、沉、紧；阳结者，气血不能畅达，血脉不得气之煦、血之濡，故而细、沉、紧。这个细、沉、紧，因有正虚的因素在内，必按之减。

第二，症状。

从症状上，仲景于第148条中提出阳微结与纯阴结的相互鉴别。

曰："阳微结，必有表，复有里也。""纯阴结，不得复有外证，悉入在里。"这里提出第一个鉴别点是有无外证。

第二个鉴别点提出有无汗的问题。曰："汗出为阳微（结）。""阴不得有汗。今头汗出，故知非少阴也，可与小柴胡汤。"

何谓外证？曰："头汗出，微恶寒，手足冷。"何谓里证？曰："心下满，口不欲食，大便硬。"

阳微结与纯阴结，都具有里证，所不同者，在于有无外证。

外证中，手足冷、微恶寒，阳微结者可见，纯阴结者亦可见。严格讲，纯阴结者应为畏寒；阳微结者，恶寒、畏寒皆可见，以阳微为主者则畏寒，以阳结为主者则恶寒。可是在临床上，典型的恶寒与畏寒尚好辨；若不典型者，二者亦不易区分，因畏寒与恶寒，都得衣向火后有不同程度缓解。所以，微恶寒与手足冷，为阳微结与纯阳结皆有，剩下的就是一个头汗问题了。

少阳证可见头汗，是因少阳郁结，少阳郁热上熏而头汗。纯阴结，则气血津液凝泣，阳不布，津不敷，不得有汗，其脉当沉紧。这种沉紧，是按之无力。但纯阴结者，虚阳浮动时，亦可有头汗，甚至全身大汗，此曰脱汗。其脉当浮大而虚，已无沉紧之脉。仲景所说的纯阴结，是指阳未浮动者。仲景把沉紧与头汗并论，可见是阳未浮越，故不当有汗。

5. 病位问题

前已明确，少阳病性质属半虚半实证，但虚在何处，实在何处？第148条云："半在里，半在外也。"

假如把少阳病作为居于太阳与阳明之间的病位来讲，那就同居一个部位，就没什么"半在里，半在外也"的里外之分。既然明确指出了少阳病有两半，一半在里，一半在外，那就不是同居于一个部位。好像是里外屋分居，可分为外屋里屋；若一室同居，就无外屋里屋之分。

外指何？乃少阳病半实、半阳的一面，亦即阳结的一面。

阳结何处？结于少阳，即胆与三焦阳结。若外指太阳，则为太少合病，治当太少两解，方以柴胡桂枝汤主之。而少阳病本证即小柴胡汤证，主以小柴胡汤，无须加桂枝汤，故知少阳病在外的一半，并不在太阳。若外指阳明，则为少阳阳明合病，应主以大柴胡汤。而少阳本证禁下，不得加入泻下之硝黄，故知少阳病在外的一半非指阳明。既不在太阳，又不在阳明，此半在外之外，乃指少阳。少阳位居何处？当在阴阳交界之处，位居太阳、阳明之后，三阴之前，故少阳病出则三阳，入则为三阴。

在里的一半，乃指少阳病半虚半阴的一面。腑为阳，脏为阴；表为阳，里为阴；三阳经病主阳盛，三阴经病主阴寒。少阳病虚寒的一半属阴证，所以"半在里"之里，应指三阴经。但三阴经，有厥、少、太之分，里指何经？太阴为三阴之首，当指太阴。所以少阳病的实质，是由少阳郁结与太阴脾虚两部分组成。当然，少阳病亦可传厥阴、少阴，但以太阴为首传且多见。而且少阳病出现的里证为"心下满，口不欲食"，乃太阴之症，所以少阳病的本质，是由少阳的阳气郁结与太阴脾虚两部分组成，此即半在表半在里也。

6.《伤寒论》六经病传变次序

《素问·热论》云："伤寒一日，巨阳受之……二日阳明受之……三日少阳受之。"《伤寒论》亦以一日太阳，二日阳明，三日少阳为序。

《伤寒论》主要是论述阳气的盛衰，太阳为大阳，乃阳气盛；阳明乃阳盛极；少阳为小阳、弱阳，阳气始萌而未盛，最易因邪侵、克伐致阳馁而兼阴证，呈半阴半阳证。少阳居阴阳交界之处，出则为阳，入则为阴。所谓入则为阴，是少阳病已届阴经，故少阳病排序，理应在阳明与太阴之间，而不是在太阳与阳明之间。假如少阳病的半表半里，理解为太阳与阳明之间，那么，《伤寒论》三阳经就应以太阳→少阳→阳明为序，显然与《伤寒论》排序相悖。《伤寒论》之太阳→阳明→少阳→三阴的排序是依阳气盛衰变化而列。太阳为大阳，阳气盛；阳明为阳极，阳极而弱，则为弱阳，即少阳，呈阳微而结；阳衰则转入三阴，少阳界于阴阳交界之处，乃半阴半阳证，故少阳主枢。

少阳为阳经之枢。阳气的升发、敷和，赖胆之春生之气。天地间禀此阳气之升发，方有春生、夏长、秋收、冬藏；人身赖此阳之升发，才能生长壮老已，故《内经》称"凡十一脏，取决于胆"。阳气根于肾，温煦全身，激发各脏腑器官的功能。但肾阳是通过三焦来升腾布散于周身。《难经·六十六难》云："三焦者，原气之别使也，主通行三气，经历五脏六腑。"《灵枢·本脏》曰："肾合三焦膀胱，三焦膀胱者，腠理毫毛其应。"肾阳由三焦而布散全身，内至脏腑器官，外至孔窍、肌肤、毫毛。由此可见，少阳主枢的作用是阴阳升降出入之枢，阳气升、出，则可温煦周身，激发各个组织器官的功能，人体生命活力就旺盛，呈现一派生机勃发的状态，此即出则为阳。若阳气萧索，阳气则为降、为入，生机索然，呈现阴寒状态，此即入则为阴。在病理情况下，阳气出与邪争则热，成阳热之状；阳馁而退，邪气胜则为寒。正邪屡争而互不能胜，则为寒热往来。

7. 少阳病传变

因少阳病属半阴半阳、半虚半实证，所以少阳病有寒化、热化两途。阳盛则传阳经，如第 97 条："服柴胡汤已，渴者属阳明，以法治之。"第 103 条："太阳病，经过十余日，反二三下之，后四五日，柴胡证仍在者，先与小柴胡。呕不止，心下急，郁郁微烦者，为未解也，与大柴胡汤，下之则愈。"第 104 条："潮热者，实也，先宜服小柴胡汤以解外，后以柴胡加芒硝汤主之。"第 179 条："少阳阳明者，发汗利小便已，胃中燥烦实，大便难是也。"

少阳病热化，除传阳经外，亦可传入阴经，传入手厥阴，则热陷心包，见神昏；传入足厥阴，则肝热化风，见痉厥、舌蹇囊缩；传入足少阴，则耗血动血。这部分病证，《伤寒论》中绝少论及，而温病学补其未备。《伤寒论》是以论阳气盛衰为中心，所以阐述少阳传三阴时，主要谈寒化问题。

少阳寒化，则传三阴经，如 270 条云："伤寒三日，三阳为尽，三阴当受邪。"为什么三阴受邪？仲景于第 97 条云："脏腑相连，其痛必下，邪高痛下，故使呕也。"

"脏腑相连"，少阳可传于脏。少阳病，包括胆与三焦，皆为腑，胆与肝相表里，三焦与心包相表里。胆属木，木能疏土；肾主水，为木之母；金克木，为木之所不胜；木生火，为心之母，胆与五脏相连。三焦与心包相表里，三焦与肾相合，为气化之总司，水液之道路，元气之别使，辖上焦之心肺，中焦之脾胃，下焦之肝肾，与各脏腑皆密切相关。从理论上讲，少阳病三阴皆可传。

少阳病寒化，内传三阴，究竟传于何脏呢。仲景云："其痛必下，邪高痛下，故使呕也。"痛作病解。孰为高？孰为下？以脏腑论，腑为阳，脏为阴，阳为上，阴为下。所以少阳病可下传相表里之脏，即胆传肝，三焦传心包。若以生克关系而论，克者为上，被克者为下。少阳属木，木能克土，所以木为上，土为下，则少阳病当传脾胃。传于脾胃的指征为"故使呕也"。呕，恰为脾胃的见证。所以，少阳传三阴，首传太阴。

太阴为三阴之首，三阴之门户，所以少阳传入三阴，首见脾胃病变。为什么少阳病寒化首传太阴？具以下四点理由：

理由一：少阳病发病的内因是"血弱气尽"导致外邪直入少阳。脾胃为生化之源，气血虚，缘于脾胃虚所致。所以少阳病始发，即有脾胃虚的因素。邪之所凑，其气必虚，哪儿虚就往哪儿传。今脾虚，故传脾。

理由二：少阳病已发，首见脾胃虚的症状。第 96 条所列之少阳病典型症状中，即有"默默不欲饮食，心烦喜呕"。不食、喜呕，皆脾胃症状。可见典型之少阳病，必兼脾胃虚寒，此乃少阳病半阴、半虚的一面。

理由三：第 270 条云："伤寒三日，三阳为尽，三阴当受邪。其人反能食而不呕，此为三阴不受邪也。"呕与不能食，是太阴病的症状，第 273 条即云："太阴之为病，腹满而吐，食不下。"少阳病传至三阴，即首见太阴病的症状。若无呕与不食，可知三阴不受邪。

理由四：太阴为三阴之门户，为三阴之首，屏蔽三阴，所以少阳病传三阴，太阴首当其冲。故《金匮要略》云："知肝传脾，当先实脾。"小柴胡汤中参姜草枣，即实脾也；少阳热结，黄芩清之，柴胡疏之；阴阳不调，而以半夏交通阴阳。若虚著者，则小柴胡加干姜。

半夏泻心汤，亦以参、草、枣扶正培中，干姜温阳，芩连清热，半夏交通阴阳，小柴胡汤与半夏泻心汤，方义相通，皆为和法。

诚然，因脏腑相连，邪高痛下，少阳病可传之于脾。然肝胆相连，腑病亦可传之于肝。少阳病寒化，则可由腑传脏，成厥阴病。

厥阴为阴尽阳生之脏，主春升之气。春，阳乍升，始萌未盛，阳升不及或受克伐，最易损伤阳气，肝阳馁弱而为寒。然肝又内寄相火，肝阳馁，相火郁，则郁而化热，呈寒热错杂证。故厥阴病消渴，气上撞心，心中疼热，乃郁热上攻所致；饥而不欲食，食则吐蛔，下之利不止，乃脏寒所为。故曰厥阴病寒热错杂。

少阳病与厥阴病，皆有阴阳不调，寒热错杂，但少阳病在腑，以热结为主；厥阴病在脏，以寒为主。若少阳寒化，则内传于脏，呈厥阴病，二者颇多雷同。因皆有虚寒的一面，所以皆有呕吐、不食的表现；皆有寒热错杂，所以少阳有寒热之往来，厥阴有厥热胜复；少阳有神情默默，肝为罢极之本，亦有精力不济；少阳有郁热上冲而口苦、咽干、目眩，肝亦有郁火上攻而消渴、气上撞心、心中疼热，二者机理相通。所以少阳病的主方小柴胡汤，与厥阴病的主方乌梅丸，共方义亦多雷同。小柴胡汤以参、姜、草、枣扶正，乌梅丸以附姜桂辛椒以温阳、乌梅、当归补肝之体，人参补肝之气，亦在于扶正；小柴胡汤以黄芩、柴胡舒解热结，乌梅丸以连、柏清其郁火，皆在于清热祛邪。二者病机颇多雷同，二者方义亦颇多雷同。所以少阳病不仅可传脾，亦可传肝。当少阳寒化至阳衰时，亦可为少阴证。

8. 小柴胡汤方义

少阳病本证即小柴胡汤证，故小柴胡汤为少阳病之主方。从小柴胡汤的组成方义分析，亦体现了少阳病的本质为半阴半阳、半虚半实证。

小柴胡汤有三组药物组成，一是柴胡配黄芩；二是人参配甘草、大枣、生姜；三是半夏。

柴胡配黄芩，是针对少阳郁结化热的半阳、半实的一面。柴胡是本方的君药，《本经》云柴胡"味苦平，无毒。治心腹肠胃中结气，饮食积聚，寒热邪气，推陈致新"。解少阳之郁结，复少阳升发、舒启之性，使枢机调畅。邪入少阳，郁结而化热，"火郁发之"，柴胡清透郁热；黄芩苦寒，清泄少阳之邪热。二药合用，则经腑并治，清热解郁，复少阳疏泄调达之性。

党参配姜、草、枣，健脾益气，培补中州，是针对少阳病半虚、半阴的一面，亦即针对太阴脾虚的一面，且有知肝传脾，"当先实脾"之意。柴芩祛邪，参草姜枣扶正，故小柴胡汤亦属扶正祛邪之方。

半夏虽有降逆止呕的作用，但小柴胡中的半夏，主要作用在于交通阴阳、调和阴阳。《内经》半夏秫米汤治阴阳不交之不寐，即半夏具交通阴阳之功。少阳病，半阴半阳、枢机不利，阴阳不调，寒热往来，故以半夏调和阴阳。《本经》云半夏"治伤寒，寒热，心下坚"，即取半夏交通阴阳之功。心下坚，心下者，胃也。心下坚满，痞塞不通，缘于阴阳不交所致。阴阳相交谓之泰，阴阳不交谓之痞。半夏泻心汤以半夏为君，即取其交通阴阳以消痞。所以，小柴胡汤之半夏，重在交通阴阳。方依法立，法从机出。从小柴胡汤方义，亦可推知，少阳病为半阴半阳、半虚半实的病机。

9.少阳病禁忌

少阳病禁汗吐下。第264条云："少阳中风，两耳无所闻、目赤、胸中满而烦者，不可吐下，吐下则悸而惊。"第265条云："伤寒，脉弦细，头痛发热者，属少阳。少阳不可发汗，发汗则谵语，此属胃，胃和则愈。胃不和，烦而悸。"

第98条为小柴胡汤禁例，曰："得病六七日，脉迟浮弱，恶风寒，手足温。医二三下之，不能食而胁下满痛，面目及身黄，颈项强，小便难者，与柴胡汤，后必下重。本渴饮水而呕者，柴胡汤不中与也，食谷者哕。"

汗吐下三法，乃祛邪之法，是针对实证者设。少阳病，虽有邪实的一面，尚有血弱气尽正虚的一面，是半阴半阳、半虚半实证，本当扶正祛邪，虚实兼顾。若只知汗吐下以祛邪，不顾正虚，则病不愈，反变证丛生，故禁。

第98条为小柴胡汤疑似证。得病六七日，当传厥阴。厥阴乃阴尽阳生之脏，脉浮而手足温，乃阳始萌而乍升。脉迟弱而恶风寒，因始萌之阳未盛，腠理温养未充，故恶风寒。但毕竟脉已浮，手足温，此恶风寒与纯阴结者有别；虽恶风寒且脉浮，但毕竟阳气始萌未盛，脉尚迟弱，与太阳表证有别，医者误下则伤阳，里更虚。下后见不能食，此脾胃伤；胁下满痛，乃肝胆馁弱而失疏泄；而目及身黄者，胆虚而精汁不藏；颈项强者，经腧不利；小便难者，三焦气化失司。本渴，乃阳虚气化不利，津液不敷。但又饮水而呕者，乃水饮内停。二三下之，已呈纯阴结，尚以为胁下满痛、呕不能食为少阳病，妄予小柴胡清泄胆热，则更伤胃阳，致胃伤而哕。

通过对少阳病禁忌的分析，进一步说明少阳病的本质是半阴半阳、半虚半实。虽有半实，但不能误作纯实证，而用汗吐下，因毕竟还有半虚的一面。小柴胡汤虽有扶正培中的作用，但又不能用于脏寒的纯虚证，因小柴胡毕竟有清泄少阳热结的一面，苦寒伤正。

10.战汗问题

第101条云："凡柴胡汤病证而下之，若柴胡证不罢者，复与柴胡汤，必蒸蒸而振，却复发热汗出而解。"

"振"是震栗，即寒战。

"必蒸蒸而振，却复发热汗出而解。"先是寒战，继之发热汗出，这是战汗，是战汗较轻者。

战汗的发生，见于两种原因：一是邪气阻隔，表里不通，正气不能外出与邪相争。待溃其邪气，表里通达，正气奋与邪争，则战汗而解。一种是正虚不能祛邪，正邪相持而互不能胜，待益其胃气，正气得复，则正气奋与邪争，亦战汗而解。本条之战汗，即属后者。这种战汗的发生，正说明小柴胡证，既有正虚的一面，又有邪实的一面，邪正相持，反复分争，又互不能胜。复与柴胡汤，柴芩可清解少阳郁热，疏其郁结，挫其邪势；参姜草甘，益胃气，扶其正气。正气增，邪气挫，正气奋与邪争，蒸蒸而振，战而胜之，阴阳调和，阳施阴布，却复发热汗出而解。少阳病本忌汗，却又喜汗解。忌汗者，乃忌汗法也，强发其汗，此乃不汗而汗之正汗也。何谓汗？阳加于阴谓之汗，必阳施阴布，阴阳调和乃能正汗出。见此正汗，知表里已和，正气已复，邪气已退，阴阳调和矣，故云汗出而解。

这种战汗而解的方式，正说明少阳病的本质是半阴半阳、半虚半实。

11. 少阳病脉象

少阳病本证为小柴胡汤证，所以，本条所言之少阳病脉象，是指以小柴胡汤证为代表的少阳病脉象。从脉象的分析，亦揭示少阳病半阴半阳、半虚半实的属性。

第37条："脉浮细。"邪衰未靖，而脉浮；正虚未复，而脉细。半虚半实，虚多实少。

第100条："阳脉涩，阴脉弦。"阳涩，气血虚；阴弦肝胆郁结。弦应肝胆，为阳中之阴脉，半阴半阳。

第140条："太阳病下之……脉弦者，必两胁拘急。"此太阳误下邪陷少阳，阳微结，脉乃弦。

第148条："脉细、沉、沉紧。"此阳微结，正虚而细、沉、阴凝而沉紧。

第266条："脉沉紧"。沉主气。正气虚，无力鼓荡血脉而沉者，沉而无力；邪阻而气结，不得鼓荡血脉者，沉而有力。脉紧，气血敛束之象，有力者寒凝，无力者阳虚阴盛而收引。少阳病半阴半虚，脉可沉紧；半阳者，为少阳郁结，气血不得畅达，脉亦可沉紧，皆阳微结之脉。

第231条："脉弦浮大。"三阳合病，浮为太阳，大为阳明，弦为少阳。

第265条："伤寒脉弦细，头痛发热者，属少阳。"弦为少阳郁结，细为正气不足。符合血弱气尽，邪气因入与正气相搏，结于胁下而少阳郁结之病机。

第266条："本太阳病不解，转入少阳者……脉沉紧者，与小柴胡汤。"此阳微结而沉紧。

第271条："伤寒三日，少阳脉小者，欲已也。"小乃细而短，邪退正虚也。

综上所述，少阳病本证有多种脉象，主要有弦、紧、细、沉。弦紧乃相类之脉，皆阳微结，收引凝泣有失舒缓之象；沉细为气尽血弱，或气机郁结，脉失充盈鼓荡所致。所以，少阳证，应以弦脉为主脉，或兼紧、细、沉。

弦乃阳中之阴脉，为血脉拘急，欠冲和舒达之象，故弦为阳中伏阴之脉。经脉之柔和，赖阳气之温煦、阴血之濡养，当阳气或阴血不足时，脉失温煦濡养而拘急，则为弦；或因气机不畅、邪气阻隔，气血不得畅达，亦可使脉失阳气之温煦、阴血之濡养，拘急而弦，故仲景称"弦则为减"。《诊家枢要》云："弦为血气收敛，为阳中伏阴，或经络间为寒气所入。"

弦脉有常脉、病脉、真脏脉三种。

常脉：春脉弦。肝胆应春，故肝胆之常脉亦弦。春令，阴寒乍退，阳始升而未盛，温煦之力未充，《内经》称之为"其气来软弱"，故脉尚有拘急之感而为弦。胆为少阳、小阳；肝为阴尽阳生之脏，与春相应，阳气始萌而未盛，故脉亦弦。常脉之弦，当弦长悠扬、和缓。

病脉之弦，有太过与不及。弦且盈实，如循长竿，曰太过。不外气逆、邪阻及本虚标实三者。弦而无力为不及，或兼细、涩、紧，乃正虚使然。

少阳病为气尽血弱，且邪入而少阳郁结，其脉当弦，或弦而减，或弦兼细、数、沉、紧。

小结，上述十一条理由，论证了少阳病的本质为半阴半阳、或半实半虚，而非纯热证；少阳病的病位在阴阳交界之处，出则三阳，入则三阴，而非居于太阳阳明之间。当然，除上述十一条理由之外，后面的讨论，亦涉及少阳病的本质问题，宜合看。

明确了少阳病的这一病机、本质，则少阳病的治则应扶正祛邪、调和阴阳。小柴胡汤乃少阳本证之主方。

（三）小柴胡汤证诸症的机理分析

小柴胡汤证为少阳病之本证，其他皆为兼证或变证，所以首先要把小柴胡汤证的临床诸症讨论清楚。

通过前面的讨论，小柴胡汤证的本质为半阴半阳，或半虚半实，它的临床诸症，亦由此病机而决定。

1. 少阳病提纲证

《伤寒论》第 263 条云："少阳之为病，口苦，咽干，目眩也。"此即少阳病提纲证。此提纲证，注家多以少阳热盛解之，余以为不然。少阳本证，当为半阴半阳、半虚半实，并非纯热；且少阳病有寒化、热化两途。本条作为提纲证，不仅要概括少阳热证的特点，亦应概括少阳病半虚半阴及其变证的特点。所以，口苦、咽干、目眩，并非皆因热而发，少阳的寒证、虚证皆可见。能全面概括少阳病各证型的共同特点，方可称为提纲证。所以，仅以热解之，有失偏颇。

（1）口苦：很多医家多以口苦为少阳病的主症，云"尤以口苦最可辨为少阳病"。口苦以胆热蒸迫胆气上溢多见。《素问·奇病论》："有病口苦……病名曰胆瘅……故胆虚气上溢而口为之苦。"瘅，热也。口苦可因胆热而作，然亦可因胆虚而作。胆虚者，中精不藏，胆气上溢而口苦，可见口苦有虚有实。《素问·阴阳应象大论》曰："南方生热，热生火，火生苦，苦生心。"此言口苦可因心火而作，非必胆也。

《金匮要略》百合病口苦，乃虚热而作，非必胆也。

《景岳全书·卷二十五·口舌》曰："口苦口酸等证，在原病式则皆指为热，谓肝热则口酸，心热则口苦……绝无虚寒之病矣，岂不谬哉。凡以思虑、劳倦、色欲过度者，多有口苦舌燥，饮食无味之症。此其咎不在心脾，则在肝肾心脾虚，则肝胆邪溢而为苦；肝肾阴虚，真阴不足而为燥。"指出口苦可因热，亦可因虚寒而作，非必胆也。

少阳病之口苦，可因胆热而作，亦可因胆虚而发。所以，少阳病提纲证之口苦，皆以胆热解释，有失片面。

（2）咽干：虚实寒热皆有，非必胆热。从略

（3）目眩：虚实寒热皆有，非必胆热。从略

所以，口苦、咽干、目眩，非必胆热所独有。临床就不能见此证辄清胆热，尚须辨证论治。

再者，既为提纲证，则凡少阳病此三症皆应见之，但事实上并非如此。临床应用小柴胡汤，可三症皆见，亦可仅见二症、一症，或三症皆无。即使三症皆见，亦未必是小柴胡汤证，亦可因其他病位之寒热虚实而作。只能说少阳病多见此症，而非绝对。

2. 少阳病主症

《伤寒论》第96条列出了少阳病本证的主症为："往来寒热，胸胁苦满，默默不欲饮食，心烦喜呕。"

（1）往来寒热：伤寒三阳病证，热型各不同，太阳病为寒热并作，阳明病为但热不寒，少阳病为往来寒热。所以，往来寒热为少阳病具特征性之热型。

为什么出现往来寒热？仲景于第97条中云："正邪分争，往来寒热。"正与邪争则热，正与邪分则寒。

正气为何与邪有分有争？这取决于正气的强弱。正气强，与邪相争而热；正气虚，不能胜邪，战之馁怯而退，邪气胜则寒。待正气蓄而强，复出与邪争，则又热；战而不胜，再退则再寒，于是寒热往来反复出现。一日可数次，乃至一二十次。

少阳病之寒热往来特点是先寒后热，不同于内伤杂病中先热后寒者。内伤

杂病中，由于正气虚弱，阳气浮动而阵烘热，热后汗出而身冷。阴虚者，阴不制阳而阳易动，当烦劳、情绪波动、或昼夜阳升之时，阳气浮动而烘热，如火热烘烤状，周身燥热，伴面赤、心烦。热后汗出，阳随汗泄，周身又觉飒冷，一日可数作。气虚者，烦劳则气浮，气浮而热，热则汗出，汗则阳气衰而寒，张锡纯所云之大气下陷病者，即见寒热往来一症。血虚者，气无依恋而且易动，气动则热，继之而汗、而寒。阳虚者，虚阳亦可升动，当烦劳、焦虑时，亦可扰动浮阳而见热、汗、寒。张锡纯论肝虚而脱者，亦有寒热往来一症。

其他如疟之寒热往来，热入血室之寒热如疟，湿热蕴阻之寒热往来，肝胆郁热之寒热往来，邪伏募原之寒热往来，奔豚之寒热往来，均可视为少阳病之变证，皆可依小柴胡汤法治之。至于《伤寒论》小汗法之寒热如疟，是寒热并作，一阵寒热，一阵缓解，交替出现，其状如疟，乃太阳表证，而非少阳证。

（2）胸胁苦满：胸胁苦满一症，有多种描述，如胸胁满、胸胁苦满、胸胁逆满、胸中窒、胸中痛、胁痛、胁下满痛，胁下满、胁下硬满、胁下支满等，原因颇多。

《内经》中关于胸胁胀痛有很多论述，如：《灵枢·五邪》："邪在肝，则两胁中痛。"

《素问·缪刺论》："邪客于足少阳之络，令人胁痛不得息。"

《素问·气交变大论》："岁火太过，炎暑流行……甚则胸中痛，胁支满胁痛。""岁火不及，寒乃大行……民病胸中痛，胁支满，两胁痛。""岁金太过，燥气流行……民病两胁下，少腹痛。"

《素问·举痛论》："寒气客于厥阴之脉……故胁肋与少腹相引而痛。"

《素问·脏气法时论》："肝病者，两胁下痛引少腹，令人善怒。""心病者，胸中痛，胁支满，胁下痛"。

《素问·热论》："伤寒……三日，少阳受之。少阳主胆，其脉循胁终于耳，故胸胁痛而耳聋。"

《灵枢·胀论》："胆胀者，胁下痛胀，口中苦，善太息。"

《素问·刺热篇》："肝病热者……胁满痛。""热病先胸胁痛，手足躁。""热病先眩冒而热，胸胁满。"

《灵枢·经脉》："胆足少阳之脉……是动则病口苦，善太息，心胁痛不能转侧。"

《素问·缪刺论》："邪客足少阳之络，令人胁痛不得息，咳而汗出。"

《素问·厥论》："少阳之厥，则暴聋颊肿而热，胁痛。"

《素问·至真要大论》："厥阴之胜……胃脘当心而痛，上支两胁……少腹痛。"

《素问·六元正纪大论》："木郁之发……民病胃脘当心而痛，上支两胁。"

《素问·气穴论》："背与心相控而痛……背胸邪系阴阳左右，如此其病前后痛涩，胸胁痛而不得息，不得卧。"等。

《伤寒论》第37条：少阳枢机不利而胸满胁痛。第152条：水停胸胁而"胁下痛"。第160条：阳虚水泛"胁下痛"。第98条：脾虚湿阻"胁下满痛"。第140条：太阳误下邪陷"脉弦者，必两胁拘急"。第167条："病胁下素有痞，连在脐傍痛引少腹，入阴筋者，此名脏结，死。"《金匮要略·腹满寒疝宿食病脉证并治》，寒实内结"胁下偏痛"，"胁痛里急"，"胁下拘急而痛"。阳虚寒逆之"两胠疼痛"。《金匮要略·五脏风寒积聚病脉证并治》，谷气壅塞之"胁下痛"。《金匮要略·痰饮咳嗽病脉证并治》之留饮"胁下痛引缺盆"。《金匮要略·妇人杂病脉证并治》，热入血室"胸胁满如结胸状"，积冷结气之"两胁疼痛"。

总之，胸胁胀满疼痛之原因颇多，病因有寒热虚实之殊，病位有五脏之异，而非少阳病所特有。

（3）"心烦喜呕，默默不欲饮食"。其原因亦颇多，更非少阳病所独有。

通过分析，上述诸症，皆非少阳病所独有，这就出现了一系列问题，即少阳病如何把握，小柴胡汤如何运用，"但见一证便是"如何理解等。

3. "但见一证便是"问题

所谓"但见一证便是，不必悉具"，一般都理解为见少阳病提纲三症及小柴胡汤证四主症，共七症，见其一即可用小柴胡汤。这种理解是片面的。上述已对小柴胡汤诸症进行了分析，可见这些症状可因多种原因而引起，非独小柴胡汤证所专有。因此，但见一证即用小柴胡汤，显然是片面的。

另外，"但见一证便是，不必悉具"，对原文的解读也是断章取义。《伤寒论》第101条云："伤寒中风，有柴胡证，但是一证便是，不必悉具。"前提是有伤寒中风之太阳表证。太阳表邪是否传入少阳成小柴胡汤证，据何而断呢？若具小柴胡汤证七症之一，即可断为已入少阳，成小柴胡汤证，可予小柴胡汤治之；若未见，则未入少阳，小柴胡汤不可予。此与《伤寒论》第4条、5条的主旨是相衔接的。

《伤寒论》第5条云："伤寒二三日，阳明、少阳证不见者，为不传也。"伤寒二三日，按伤寒的自然传变规律，二日当传阳明，三日当传少阳。可是临床实际中传还是没传？要根据具体情况具体分析。若阳明、少阳证已见，则知已传阳明、少阳；若阳明、少阳证不见，则虽已二三日，亦未传阳明、少阳。

《伤寒论》第4条："伤寒一日，太阳受之，脉若静者，为不传。颇欲吐，若躁烦，脉数急者，为传也。"太阳病可内传阳明、少阳，脉数急为热盛，热盛则传。本为太阳病，脉已数急，且又见躁烦，是传入阳明；若见颇欲吐，是传入少阳。此处即明确指出，欲吐，是少阳病主症之一，但见一证，即可判为已传少阳，不必悉具。第5条是以阴性的症状及脉来判断是否传变，第4条是以阳性脉症来判断是否传变，从正反两个方面，对传变问题详加论证，务在谨守病机，这就是"但见一证便是"的含义。

许多医家对第101条的理解，抛开了"伤寒中风"这一始发病，单摘一句"但见一证便是"，认为一证是指口苦，或指寒热往来，或指心烦喜呕，或指胸胁苦满，莫衷一是。其错，皆在断章取义。

小柴胡汤应用甚广，典型的小柴胡汤证，使用小柴胡汤容易掌握；若不典型的小柴胡汤证，则未必能准确把握。

（四）小柴胡汤或然证分析

小柴胡汤的或然证，见于第96条小柴胡汤项下。曰："若胸中烦而不呕者，去半夏、人参，加瓜蒌实一枚。若渴，去半夏，加人参，合前成四两半，瓜蒌根四两。若腹中痛者，去黄芩，加芍药三两。若胁下痞鞕，去大枣，加牡蛎四两。若心下悸，小便不利者，去黄芩，加茯苓四两。若不渴，外有微热者，去人参，加桂枝三两，温覆微汗愈。若咳者，去人参、大枣、生姜，加五味子半升，干姜二两。"共提出了七项或然证。这些加减症虽多，亦非全部，仅举例而已。分析这些或然证，可了解少阳证传变的变化及治疗的相应变化，可举一反三，给人以启迪，示人以规矩。

小柴胡汤证何以加减症颇多？原因有二：

一是少阳病包括胆与三焦。胆主春生之气，主升发、疏泄，且内藏精汁，主决断。各脏腑功能皆仰赖此春生之气，方能气机调畅，生机勃发，故曰："凡十一脏，取决于胆也。"因而在病理情况下，胆病可影响各脏腑而出现众多病变。三焦，为水道，原气之别使，气化之总司，历五脏六腑，功能重要，且联系广泛，故病变时，病症纷纭。

二是少阳病的性质是半阴半阳、半虚半实，界于阴阳之间，为阴阳出入之枢，出则三阳，入则三阴，可热化，亦可寒化，故或然证多端。

1."若胸中烦而不呕者，去半夏、人参，加瓜蒌实一枚。"

胸中烦，多因于热，然邪扰或阳虚者亦有之。去半夏、人参者，知中气尚强，脾不受邪，胃气未逆，故不呕。以瓜蒌实治其心烦，因瓜蒌甘寒，清化热痰，宽胸散结，知此心烦乃因痰热而作。胸中之热何来？因邪犯少阳，少阳郁结化热。此热乃郁热，郁热不得外达，必上攻、下迫、内窜，出现诸多病变。此胸中烦，亦因少阳郁火上迫，且烁液成痰，痰热内扰而烦，故以瓜蒌清涤之。

这一或然证提示，中气实，少阳不传三阴。少阳热化，则可上攻、下迫、内窜。胸中烦，仅是少阳郁火诸多症状之一，举例而已，其他诸症，当触类旁通。

2. "若渴，去半夏，加人参，合前成四两半，瓜蒌根四两。"

渴，原因甚多，津液亏，阳虚不能气化，邪气阻遏津液不布，皆可渴。少阳病致渴的原因有三：一为少阳郁结，三焦为不通，津液不能上承；二为少阳热盛，津液被耗；三为中气虚馁，生化不足，及脾虚不运。从用药分析，去半夏之燥，知非水饮所阻；加人参益气生津，在于健脾以化生、转输，补少阳病之半阴、半虚；加瓜蒌根以清热生津，泻少阳病之半阳、半实。推而广之，津亏或不布，可口渴，亦可诸孔窍干，或筋脉失润而拘挛或脏腑失濡而见广泛病变，肺津亏则干咳或喘，胃津亏则干呕不食，大肠失润则便艰等，皆可举一反三。

3. "若腹中痛者，去黄芩，加芍药三两。"

腹痛原因颇多，寒热虚实皆可腹痛。少阳病致腹痛，原因有三：一是太阴脾虚而腹痛；二是少阳热传阳明而腹痛；三是少阳木郁，木陷土中而腹痛。依所用药物来看，去黄芩之苦寒，加芍药之酸收，乃治土虚木陷之腹痛，芍药味酸入肝，补肝之体，泻肝之用。痛泻要方治腹痛下利用芍药，即寓此义。

4. "若胁下痞鞕，去大枣，加牡蛎四两。"

胁下乃少阳之分野。痞鞕者，痞塞不通且鞕结，乃气血痰瘀热凝聚而痞鞕。牡蛎软坚，以柴胡引之，能去胁下之鞕。

5. "若心下悸，小便不利者，去黄芩，加茯苓四两。"

心下悸，小便不利，有多种原因。少阳病而兼此症者，一由胆郁疏泄不及而小便不利，胆火上犯而心悸；一可因三焦不通，水饮内蓄而小便不利，水饮上凌而心下悸。从所用药物来看，去黄芩，知非少阳郁火致悸；加茯苓，健脾利水，安神，当属饮泛所致，故心下悸且小便不利。由此可知，少阳病可夹饮，而饮凌于肺则咳喘，上干于颠而晕眩，饮干于心而悸、心神不安，饮注胃肠而下利、不食、脘腹满等诸症丛生，不一而足，皆可触类旁通。

6. "若不渴，外有微热者，去人参，加桂枝三两，温覆微汗愈。"

在少阳病的基础上，点出"不渴"这一阴性症状，何意？少阳热化可外传阳明，阳明热盛则伤津，口渴，正如第97条所云："服柴胡汤已，渴者属阳明。"阳明热淫于外则身当热。点出口不渴，说明少阳病未传阳明，则此身热亦非阳明外淫所致。何以身热？从加桂枝，且温覆取微汗来看，当属太阳表邪，类于柴胡桂枝汤法。可是，少阳病本有寒热往来之热，今又加一身微热，二者皆是有热，如何能区分开此热为少阳，彼热为太阳？第146条用柴胡桂枝汤，指明其表证为"发热微恶寒，支节烦疼。"可是少阳病发热亦有恶寒，亦可因经络不通而肢节痛。仔细琢磨起来，从文字表面分析好说，但临床实际却难以区分。究竟该如何分清少阳与太阳之热？少阳之往来寒热，是先寒后热，寒与热；是分别而作，且寒热阵作，寒热之后有间歇，间歇期，则无寒亦无热。而太阳之热，是寒热并作，且寒热持续无间歇，表邪不去，寒热不止。那么，寒热不止时，又显不出少阳病的寒热往来，当然，我所说的"热"，不是指体温高低，而是中医的热象。

这个表热是哪里来的？一是太少合病，一是太少并病，或始为太阳，传入少阳；或始为少阳，传于太阳，或少阳正气复，邪气外达而外出太阳。由此可见，少阳病位于阴阳交界之处，外出三阳，内入三阴。外出太阳，此条可证。

7."若咳者，去人参、大枣、生姜，加五味子半升，干姜二两。"

咳的原因甚多，外感内伤、五脏六腑，皆能令人咳。少阳病致咳，可因少阳之热犯肺；亦可三焦不利，水饮犯肺而咳。去人参、大枣、生姜者，非因脾虚所致。加干姜者，温散饮邪，五味子敛肺气，亦泻木亢，故此咳当为饮邪上犯所致。

从仲景所列举的小柴胡汤或然证来看，说明小柴胡证属半虚半实、半阴半阳，可寒化、热化，寒化则入三阴，热化则外出三阳。深入了解小柴胡汤证的实质，利于我们临床正确运用小柴胡，并扩而充之，守绳墨而废绳墨，随心所欲，不逾矩。

（五）不典型小柴胡汤证的分析

具有少阳提纲三症，又有少阳病的四大主症者，可称为典型的少阳本证，即小柴胡汤证。相关条文包括96、97、101、148诸条，前已论及，不赘。对不典型的小柴胡汤证，仲景举出14条。通过对不典型少阳证的分析，对我们正确使用小柴胡汤，并扩展其使用空间，将有很大裨益。

（1）第37条："太阳病，十日以去，脉浮细而嗜卧者，外已解也。设胸满胁痛者，与小柴胡汤。脉但浮者，与麻黄汤。"

太阳病，十多日，太阳之表已解，脉浮细嗜卧，乃邪去正未复。

"设胸满胁痛者，与小柴胡汤。"本条，仲景突出点出了"胸满胁痛"作为使用小柴胡汤的指征，这与"但见一证便是"的精神一致。这里引出了两个问题。

一是太阳病已解，遗有胸满胁痛，便用小柴胡，那么少阳病七症中的其他六症是否并见？从条文中可知，其他六症未必皆见。

二是在伤寒中风基础上，但见胸满胁痛是否就可用小柴胡汤？亦未必，前已述及，胸满胁痛原因颇多，即使是在伤寒中风基础上见此证，尚有水饮、结胸、脏结、寒逆、积冷结气，热入血室等，皆可见此证，并非概用小柴胡汤。那么，何种情况下可用小柴胡汤？余以为当在伤寒中风基础上，见胸满胁痛，脉见弦者，方可用小柴胡汤。

（2）第99条："伤寒四五日，身热恶风，颈项强，胁下满，手足温而渴者，小柴胡汤主之。"

伤寒四五日，当传太阴、少阴，但阴寒之症未见，知未传阴经。身热恶风、颈项强，为太阳证；胁下满，为少阳证；手足温而渴，为阳明证，故为三阳合病。

三阳合病，何以独取少阳？太阳当汗，阳明当清下，皆非少阳证所宜。少阳主枢，枢机舒转，邪可外达而解。小柴胡汤之柴胡，《本经》谓其治"寒热邪气"，治少阳邪气，未尝不治在表之邪气。试观近之柴胡注射液，治外感发热疗效肯定，即非特指少阳发热。黄芩，《本经》谓其治诸热。清胆热，亦未尝不清阳明之热。所以，三阳合病，主以小柴胡汤，既解少阳之邪，亦兼太阳、阳明之邪，三阳相兼。

第219条："三阳合病，腹满身重，难以转侧，口不仁，面垢，谵语遗尿，发汗则谵语，下之则额上生汗，手足逆冷，若自汗出者，白虎汤主之。"此亦三阳合病，何以不用小柴胡汤而用白虎清解阳明？此证颇似暑入阳明，阳明热外淫则兼表，内淫则兼少阳，故云三阳合病，实为阳明独盛，故以白虎清之。阳明热清，太少亦平。

（3）第100条："伤寒阳脉涩，阴脉弦，法当腹中急痛，先予小建中汤。不差者，小柴胡汤主之。"

"阳脉涩，阴脉弦"，阴阳有两种解释：一为寸为阳，尺为阴；一为浮为阳，沉为阴。涩乃气血虚，气虚不能鼓荡，血虚不能充盈，故而脉涩。气主煦之，血主濡之，经脉失于气血之温煦濡养而拘急，故痛。此外，阴阳之意以浮阳沉阴，莫如寸阳尺阴为胜。

为何先予小建中汤，不瘥者，再予小柴胡汤？这有两种可能：一是试验性治疗，一是分步治疗。因阳涩阴弦且腹痛，可因气血虚，经脉拘急而腹痛；亦可因气血虚而脉涩，少阳郁结而脉弦，木克土而腹痛。若为前者，则以小建中培中调阴阳，桂枝甘草加姜枣、饴糖以化阳培中，温煦经脉；倍芍药合甘草，酸甘化阴以柔经脉，腹痛自消。《金匮要略·血痹虚劳病脉证并治》篇，小建中汤治虚劳里急腹中痛，与本条同。然予小建中汤腹痛不瘥，说明辨治有误，故改从少阳治之，此即试验性治疗。试验性治疗在《伤寒论》中不乏其例，如第209条，小承气汤试燥屎法，即为试验性治疗。

另一种可能是分步治疗，因知肝传脾，当先实脾，所以先予小建中汤培中，后以小柴胡汤解木之郁结，分步治疗法。此法，在《伤寒论》中亦屡见不鲜，如先表后里，或先里后表诸法，皆是。

从本条用小柴胡汤来看，少阳之提纲证及小柴胡汤证四大主症皆未提，只有脉与腹痛，可见用小柴胡汤，非必诸证皆见。

当然，小柴胡汤可用于外感，亦可用于内伤。若内伤杂病中用小柴胡汤，未必往来寒热等症必具，但此开首即明言为伤寒，显属外感范畴，亦未必少阳病七症必具，此条竟少阳病七症中，一症皆无，亦用之，看来重点在于脉象。

阳涩阴弦，乃气血虚，少阳郁结，正与第97条所揭示的血弱气尽，少阳郁结之半阴半阳、半虚半实之病机相吻合，由此可见，弦脉是少阳病的主脉。

（4）第104条："伤寒十三日不解，胸胁满而呕，日晡所发潮热，已而微利，此本柴胡证，下之以不得利，今反利者，知医以丸药下之，此非其治也，潮热者，实也。先宜服小柴胡汤以解外，后以柴胡加芒硝汤主之。"

外感病，当日传一经，七日愈，故第8条云，太阳病七日以上自愈。若传经尽不愈，当再传经，十二日愈，故第10条云："风家，表解而不了了者，十二日愈。"此条两度传经尽仍不解，故云"伤寒十三日不解"。

伤寒不解，"胸胁满而呕"，邪在少阳，"日晡所发潮热"，邪在阳明，呈少阳阳明证。

"已而微利"，"已"作何解？当作已经、已然解。意为因其日晡潮热，有阳明热证，已然微下。"利"作下法解。谓已经予轻微泻下。

"此本柴胡证"，言该证虽为少阳阳明，但以少阳病为主。少阳禁下，故"下之以不得利"，本不利，"今反利者，知医丸药下之"。古以丸药下者，多含巴豆。少阳禁下，下之"非其治也"。"潮热者，实也"。潮热，为阳明胃家实的热型；实也，指胃家实，有燥屎。

少阳阳明，且已潮热，何不以大柴胡汤治之？因此证本柴胡证，已有半阴、半虚的一面，且又以丸药下之，复伤脾胃，反下利，乃虚其虚也，故非其治。丸药下之，一误；设再予大柴胡汤下方，则二误，故未予大柴胡汤，更未予承气汤，反予小柴胡汤，何也？虽有潮热，胃家实，但以小柴胡汤证为主。小柴胡汤，可清少阳之热，亦兼清阳明之热，葛根芩连汤即用黄芩。且，小柴胡汤后，"上焦得通，津液得下，胃气因和，身濈然汗出而解"，这是服小柴胡汤后，少阳郁结解，三焦通畅，肺得肃降，胃气和降，津液得以敷布，正汗濈然而出。津液布，汗可出，必胃气和，便亦通，阳明之实随之而解。所以，用小柴胡以解外邪，而不用大柴胡通下。设予小柴胡后，阳明之实未靖，再予小柴胡加芒硝，微下之，亦不用大柴胡汤之硝黄枳之重下，免伤胃气。

本条启示，伤寒传变日数，乃指一般程序而言，非必一日一经，要在辨证论治。虽已十二日，若柴胡证仍在者，仍以小柴胡主之，日数可不拘泥。

少阳阳明，若少阳阳明皆重者，予大柴胡汤双解之；若以少阳证为主而兼阳明者，予小柴胡汤；解少阳之结，亦可兼和胃气，不可骤用峻泻伤胃。纵使服小柴胡汤后，阳明胃实未已，亦宜小柴胡加芒硝汤微下之，不可遽予峻下伤胃。体现处处顾护胃气的精神。

（5）第144条："妇人中风七八日，续得寒热，发作有时，经水适断者，此为热入血室，其血必结，故使如疟状，发作有时，小柴胡汤主之。"

疟之寒热，先寒后热，发有定时；热入血室者，亦寒热发作有时，此少阳病特征性热型，故诊为少阳证，予小柴胡汤主之。

经水适断，少阳之邪乘血室空虚而入，热与血结，成热入血室证。

143、144、145三条皆论热入血室，综合来看，热入血室证有四个诊断要点：

一为经水适来适断。

二为感受外邪，热陷血室，血热相结。

三为出现少阳病的寒热如疟，胸胁苦满，如结胸状。

四为出现谵语，如见鬼状的神志症状。

少腹急结、鞕痛否？仲景未言，可见血结未甚，故而少腹症状并不突出。仍予小柴胡汤，且未加活血之品，亦证明血结未甚。若血结较重，亦可加活血之品，因仲景是以小柴胡汤主之。"主之"，为主矣，言外之意，可随症加减。所以，陶隐庵以小柴胡去参枣加生地黄、桃仁、楂肉、牡丹皮或犀角等。叶天士对血结重者，用小柴胡去甘药，加延胡、归尾、桃仁。夹寒者加肉桂心，气滞者加香附、陈皮、枳壳等，皆小柴胡汤随症加减之例。

少阳病热陷血室，血结未甚者，用小柴胡汤有逆流挽舟之意，提取下陷之热邪从外而解。

本条诊为小柴胡汤证，并未提口苦、咽干、目眩及心烦喜呕，默默不欲饮食，可见这些症状非必皆见。

（6）第149条："伤寒五六日，呕而发热者，柴胡汤证具。而以他药下之，柴胡证仍在者，复与柴胡汤。此虽已下之，不为逆，必蒸蒸而振，却发热汗出而解。若心下满而鞕痛者，此为结胸也，大陷胸汤主之。但满而不痛者，此为痞，柴胡不中与之，宜半夏泻心汤。"

本条提出少阳病误下之变。

伤寒五六日，本当传于厥少二经，然仍呕而发热，邪尚在少阳，故云柴胡汤证具。第379条亦云："呕而发热者，小柴胡汤主之。"

是否见呕而发热二症，即可断为小柴胡证？未必。凡胃热、伤暑、湿热壅胃、胃中郁火、食积化热、热伤胃阴等，皆呕而发热，非皆小柴胡汤所宜。当呕而发热，且脉弦者，方可断为少阳病。那么，少阳七症中的其他症必见否？未必。

"呕而发热"，此热，亦非必往来寒热，乃但热不寒，属阳明热型。此热，可因少阳热化而传入阳明，故但热不寒。虽传阳明，未成热结，无须下之。黄芩清热，半夏、生姜降逆止呕，柴胡生姜散邪除热，参草枣培中扶正，切合病机。由此看来，小柴胡汤证的热型，非必寒热往来，但热不寒者亦可。

少阳病误下后，柴胡证仍在者，复与柴胡汤。若下后心下满而鞕痛者，热与水结于胸脘，必以大陷胸逐其水热互结，小柴胡汤不中与也。若下后热乘虚而陷，成寒热错杂之痞证，当予半夏泻心汤主之。

何以成痞？卦云：阴阳相交谓之泰，阴阳不交谓之否。少阳病，本已太阴脾虚，误下之脾益伤。脾斡旋一身之气机，使阴升阳降，水火既济。脾虚，斡旋失司，阳不降，积于上而为热；阴不升，积于下而为寒，于是阴阳不交，寒热错杂，中焦痞塞。病位在土，已不在木，故予半夏泻心汤，而小柴胡汤不中与也。

半夏泻心汤与小柴胡汤，方证虽异，然机理相通。半夏泻心汤因脾虚热陷，阴阳升降不利，形成寒热错杂。小柴胡汤乃脾虚，热结少阳，阴阳出入乖戾，形成半阴半阳。二方组成颇似，因皆有脾虚，故皆用参草以益气扶正；皆有热，故用芩，或芩连；皆阴阳不调，故用半夏交通阴阳；半夏泻心以干姜易生姜，去柴胡，脾寒重于少阳病。

此条四点启示：

一为少阳病误下可三变：柴胡证仍在者，复与柴胡汤；实者，热陷水结，成结胸；虚者热陷成痞。

二为少阳病内传三阴，当先传脾，此即"邪高痛下"。

三为判断少阳病尚在否？可以呕而发热为指征，然必脉弦，他症非必具。

四为少病热型，非必往来寒热，但热不寒者有之。

（7）第220条："阳明病，发潮热，大便溏，小便自可，胸胁满不去者，与小柴胡汤。"

按：本条伤寒医家多以少阳阳明并病解。"胸胁满不去"，乃少阳未解。"不去"，从语气来分析，本为少阳病，已传阳明，然少阳之邪未尽，胸胁满未除，故云少阳阳明。

我认为此条不是少阳阳明并病，而是少阳病似阳明而非阳明，提出相互鉴别。

潮热、小便自可，是阳明病胃家实的表现，当大便鞕或热结旁流，此大便溏，知非胃家实。如第 191 条"固瘕，必大便初鞕后溏。所以然者，以胃中冷，水谷不别也"；《金匮要略》："大肠有寒者，多鹜溏。"可见，便溏是虚寒的表现，而非阳明胃家实。

"与小柴胡汤"，从语意来看，不同于"小柴胡汤主之"。"主之"者，是以小柴胡汤为主，当尚有为辅者，可有加减。而"与"者，可径予小柴胡汤，而无须加减。从"与小柴胡汤"语气中，可悟出此条乃纯少阳病小柴胡汤证，非少阳阳明，亦不须在用小柴胡汤时尚须加减兼顾阳明证。

小柴胡汤证亦可潮热吗？可。《苏沈良方》把小柴胡汤在《伤寒论》中所治的发热，总结为四种热型，即：一为身热；二为往来寒热；三为潮热；四为瘥后发热。所以，不典型的小柴胡汤证，亦可见潮热。

（8）第 231 条："阳明中风，脉弦浮大而短气，腹都满，胁下及心痛，久按之气不通，鼻干不得汗，嗜卧，一身及目悉黄，小便难，有潮热，时时哕，耳前后肿，刺之小差，外不解，病过十日，脉续浮者，与小柴胡汤。"

此为三阳合病，浮为太阳，大为阳明，弦为少阳。

"表未解，鼻干，不得汗"，指太阳表证未解。

"胁下及心痛，久按之气不通，耳前后肿"，乃少阳郁热。

"短气，腹都满，嗜卧，一身及目悉黄，小便难，有潮热，时时哕"，为阳明胃热夹太阴脾湿，熏蒸发黄。

三阳合病，枢机不利，三焦不通，因而湿热内蕴。所以治疗从疏解少阳为主，调畅气机，通利三焦。当与第 99 条之分析互参。

（9）第 229 条："阳明病，发潮热，大便溏，小便自可，胸胁满不去者，与小柴胡汤。"

与小柴胡汤者，必少阳病未解。何以知之？胸胁满不去。这里没有再提小柴胡证的其他指征，唯独指出胸胁满一症。看来，胸胁满是少阳病最具特征性的指征。但仅据胸胁满就可遽断少阳病吗？尚不可。前已述及外感病胸胁满者，原因颇多，非必少阳病所独有。当见脉弦，又见胸胁满，方可诊为少阳病，予小柴胡汤。

潮热乃阳明热型，少阳未解当寒热往来，能两种热型并存吗？不可能，潮热是但热不寒，热如潮，日晡甚；而寒热往来是先寒后热，既寒既热，所以两种热型不能并见。此条，仲景明确指出是潮热，与小柴胡汤，可见发热、潮热、但热不寒者，亦为不典型少阳病的几种热型，非必寒热往来。

（10）第 230 条："阳明病，胁下鞕满，不大便，而呕，舌上白苔者，可与小柴胡汤。上焦得通，津液得下，胃气因和，身濈然汗出而解。"

首曰阳明病，何以为据？胁下鞕满而呕，皆少阳之征；不大便，少阳枢机不利；舌苔白者，更非阳明热征。无一症属阳明热盛之征，反曰阳明病，何也？因其呕且不大便，似阳明而非阳明，实乃少阳阳微结所致，故予小柴胡汤。

少阳病本禁汗，何以又汗出而解？此与"温病忌汗，又最喜汗解"同理。所禁者，乃辛温发汗；所喜者，乃阴阳调和，表解里和之正汗也。

阴阳和可正汗出，阴阳和亦可大便通，故此条之大便不通，待三焦通，津液得下，胃气因和，大肠腑气得行、津液得润，自然大便得解，非阳明热结之必予攻下方可。

本条所示之小柴胡汤的指征有四，即胁下鞕满、不大便、呕、苔白，少阳七症的余症皆未提，然必兼脉弦方可确诊。

不大便者临床常见，有的十余日一解，腹无所苦，饮食照进，此类便秘，枢机不利是一重要原因，此亦为治便秘开一门径。

（11）第266条："本太阳不解，转入少阳者，胁下鞕满，干呕不能食，往来寒热，尚未吐下，脉沉紧者，与小柴胡汤。"

此条虽未言胸满、心烦，他症皆备，是比较典型的小柴胡证。其脉沉紧，有类于弦，皆阳微结，收引凝泣之象。

（12）第379条："呕而发热者，小柴胡汤主之。"

呕，皆胃气上逆所致，寒热虚实，脏腑相干，皆可致呕，非为少阳所独有。发热，外感内伤皆可见，亦非少阳所独有。呕而发热用小柴胡汤者，以方测证，当为少阳病。少阳病的其他见证，或为仲景省略，或为只要见呕与发热，即可用小柴胡，其他症可有可无。

我认为，纵使少阳证的其他症皆无，仅呕而发热，在使用小柴胡汤时，还应见脉弦，否则还不可贸然用之。

（13）第394条："伤寒差以后，更发热，小柴胡汤主之。脉浮者，以汗解之；脉沉实者，以下解之。"

伤寒差后更发热，可见于下列四种情况：

一为差后，复感外邪，外邪可在太阳、阳明或少阳。

二为差后余邪未尽而复燃。

三为正虚而生虚热。包括阴阳气血虚衰，阳气浮动而为热。

四为差后劳复、食复。食复者，食积化热，或食积与余邪相结。劳复者，包括劳心者耗伤阴血，劳力耗气，房劳耗精。

所以差后发热，原因有多种，病机不同。本条提出三种：脉浮者，邪犯肌表，汗而解散之；脉沉实者，里之邪实，以下解之；主以小柴胡汤者，当为邪郁少阳。

伤寒差后，当有正虚未复，复感于邪。小柴胡汤扶正祛邪，差后热者正相宜。邪在少阳，固可予小柴胡汤。若正虚而邪在表者，亦可予小柴胡汤，扶正祛邪。邪在表，固当汗解，然小柴胡汤亦可汗解，如第101条与第149条："复与柴胡汤，必蒸蒸而振，却发热汗出而解。"第230条"身濈然汗出而解"。当然，这个汗出，不是发汗法，而是阴阳调和自然汗出之正汗。

本条启示：正虚而兼外感发热，皆可宗小柴胡汤法，扶正祛邪。

本条用小柴胡汤的指征，一是伤寒差后正虚；一是邪气因入。此与第97条之"血弱气尽，邪气因入"精神一致，至于少阳病七症，几乎一项也没有，但由于病机相同，故仍可予小柴胡汤。

（14）《金匮要略·黄疸病脉证并治》："诸黄，腹痛而呕者，宜柴胡汤。"

腹痛而呕，病在少阳。小柴胡疏解少阳郁结，使木升发而不下陷土中，呕痛可除；三焦畅，水道通，湿可去，黄可消。

此腹痛而呕，必兼脉弦，方可诊为少阳郁结，予小柴胡汤。

（15）《金匮要略·妇人产后病脉证治》："产妇郁冒，其脉微弱，呕不能食，大便反坚，但头汗出。所以然者，血虚而厥，厥而必冒。冒家欲解，必大汗出。以血虚下厥，孤阳上出，故头汗出。所以产妇喜汗出者，亡阴血虚，阳气独盛，故当汗出，阴阳乃复。大便坚，呕不能食，小柴胡汤主之。"

郁冒，指昏冒，神志不清。《素问·至真要大论》："郁冒不知人者，寒热之气乱于上也。"此条言产后血虚，孤阳上出，气乱于上而郁冒，此与少阳病之"血弱气尽"相合。呕不能食，大便反坚，此少阳郁结使然。既有血虚而厥之半阴、半虚，又有邪气因入，少阳郁结之半阳半实，与少阳病之病机吻合，故予小柴胡汤扶正祛邪，疏解少阳。

少阳病七症虽无郁冒，然与目眩理出一辙，故小柴胡可治郁冒。郁冒予小柴胡汤者，脉当兼弦。

通过上述对非典型小柴胡汤证的分析，可得出如下结论：

（1）小柴胡汤证，非必七症皆具。七症中，最具特征意义的症状，依次排序为脉弦，胸胁苦满，往来寒热，呕吐，不欲饮食。

（2）热型非必寒热往来，亦可见发热、潮热。

（3）小柴胡汤证若兼表热，或三阳合病，以少阳证为主者，可予小柴胡汤统治。

（4）其脉当弦，或兼细、沉、紧。因少阳病性质半阴半阳、半虚半实，故其弦必不劲，当弦而按之减。

（六）小柴胡汤类方

因柴胡芒硝汤前已论及，不赘。故此项下只论大柴胡汤、柴胡桂枝汤、柴胡桂枝干姜汤、柴胡加龙骨牡蛎汤等共四方。

少阳处于阴阳交界之处，外出为三阳，内入为三阴；因而少阳病的变证、兼证颇多；且少阳误治，亦促其传变，所以少阳病之主方小柴胡汤之变化及类方亦多。后世更仿小柴胡汤，演变出众多方剂。

1. 柴胡桂枝汤

第146条："伤寒六七日，发热微恶寒，支节烦疼，微呕，心下支结，外证未去者，柴胡桂枝汤主之。"

桂枝一两半（去皮），芍药一两半，黄芩一两半，人参一两半，甘草一两（炙），半夏二两半（洗），大枣六枚（擘），生姜一两半（切），柴胡四两。

上九味，以水七升，煮取三升，去滓，温服一升。本云，人参汤，作如桂枝法，加半夏、柴胡、黄芩，复如柴胡法，今用人参半剂。

按：此少阳病兼太阳表证证治。

伤寒六七日，"发热微恶寒，支节烦疼"，此外证未去；"微呕，心下支结"，内传少阳，呈太少并病。外则桂枝汤主之，内则小柴胡汤主之，各取其半，合之曰柴胡桂枝汤。

少阳病，外证未解，用柴胡桂枝汤。若把少阳病"半在里半在外也"之外，解为太阳证，岂不直接用小柴胡汤即可，何必还加桂枝汤？可见少阳病的外证，非指太阳表证，而是指少阳郁结。其里，乃指太阴脾虚。所以"本云，人参汤"，人参汤即理中汤，温中健脾，即针对少阳病半虚半阴的一面，扶正以祛邪。然毕竟有少阳郁结及太阳表虚的一面，纯予人参汤，有失偏颇，故又云："作如桂枝法。"桂枝法乃辛甘化阳，酸甘化阴，乃阴阳双补之剂，桂枝生姜，辛以散邪，宜于正虚，阴阳不足者；若兼外邪，亦有扶正祛邪之功。发汗太过，表未解而气阴虚者，桂枝汤加参、芍、姜，一变而为桂枝新加汤，更增其扶正之力。本条云，"今用人参作半剂"，即桂枝汤加人参，其治法，与桂枝新加汤如出一辙，故曰"作如桂枝法"，这里强调的是法，重在扶正以祛邪。又云"加半夏、柴胡、黄芩"，成小柴胡，扶正兼解少阳郁结，故"复如柴胡法。"

本云以下的这一段话，再次印证了小柴胡汤有太阴脾虚、在里之半阴半虚的一面。本为太少并病，予柴胡桂枝汤太少病解即可。而本云下的一段话，却从人参汤谈起，强调了少阳病脾胃虚寒的本质；然脾虚寒，又兼太阳之表，故在人参汤的基础上加减，曰作如桂枝法；又因邪传少阳，故加柴、芩、夏，"复如柴胡法"，这与小柴胡证"血弱气尽"之本质是一致的。

2. 大柴胡汤

第103条："太阳病，过经十余日，反二三下之，后四五日，柴胡证仍在者，先予小柴胡汤。呕不止，心下急，郁郁微烦者，为未解也，与大柴胡汤，下之则愈。"

第 136 条："伤寒十余日，热结在里，复往来寒热者，与大柴胡汤。"

第 165 条："伤寒发热，汗出不解，心中痞鞕，呕吐而下利者，大柴胡汤主之。"

《金匮要略·腹满寒疝宿食病脉证治》："按之心下满痛者，此为实也，当下之，宜大柴胡汤。"

大柴胡汤：柴胡半斤，黄芩三两，芍药三两，半夏半升（洗），生姜五两（切），枳实四枚（炙），大枣十二枚（擘）。

上七味，以水一斗二升，煮取六升，去滓，再煎，温服一升，日三服。一方，加大黄二两。若不加，恐不为大柴胡汤。

按：大柴胡汤是由小柴胡汤去人参、甘草，加大黄、枳实、芍药而成。少阳病本证，其本质为半阴半阳、半虚半实，其传变有热化、寒化两途。因而，少阳病误下，可有多种转归：误下后，柴胡证仍在或成大结胸证或成心下痞证或成正虚而惊悸证，或成大柴胡汤证等。误下后究竟变为何证？原则为"观其脉证，随证治之"。大柴胡已去参草，说明少阳病已然热化，呈少阳郁热之实证、热证，且传入阳明，已无少阳病半虚半阴的一面。柴芩，清解少阳郁热；枳实、大黄，寓小承气汤意，泻阳明之实热；半夏、生姜，且生姜用量增大，和胃止呕。何以加芍药？芍药酸寒，酸入肝，益肝体，泻肝用。少阳已然热化，木用已亢，故加芍药以平肝胆气逆，且能缓急止痛。大柴胡汤与小柴胡汤，已有本质上的区别。

何以区分大小柴胡汤证？主要见于以下四点：

（1）阳明腑实证重：小柴胡证仅胸胁苦满，心下支结，呕吐不食；大柴胡证为热结在里，心中痞鞕、心下满痛，呕不止，下利或便鞕，腹证为重。

（2）热型：小柴胡证为往来寒热，阳明热结著者，但热不寒，或潮热。

（3）舌征：小柴胡证尚苔白，而大柴胡证当舌红、苔黄。

（4）脉征：小柴胡证脉弦，或弦而减；大柴胡主下当脉沉弦实。

3.柴胡桂枝干姜汤

第 147 条："伤寒五六日，已发汗而复下之，胸胁满微结，小便不利，渴而不呕，但头汗出，往来寒热，心烦者，此为未解也，柴胡桂枝干姜汤主之。"

柴胡半斤，桂枝三两（去皮），干姜二两，瓜蒌根四两，黄芩三两，牡蛎二两，甘草二两（炙）。

上七味，以水一斗二升，煮取六升，去滓，再煎取三升，温服一升，日三服。初服微烦，复服汗出便愈。

《金匮要略·疟病脉证并治》附方：柴胡桂姜汤，治疟寒多微有热，或但寒不热。服一剂如神。

按：此方治少阳病兼气化失常证。

伤寒五六日未解，汗之津液外泄，阳气随之；下之，津液下泄，阳气亦陷，致津气两伤，邪陷少阳。少阳郁结而胸胁满微结，往来寒热，头汗出，心烦；三焦气化不利而渴，小便不利。

为何渴而不呕？第97条云："渴者属阳明。"本条亦渴，是否属阳明？非也，此渴乃汗下，津伤而渴，非阳明热盛伤津而渴。二者如何区分？邪传阳明者，胃热盛，当呕，或呕不止，如第103条之大柴胡证，即"呕不止"。本条虽渴，然无呕，知非邪传阳明。所以，特别点出不呕这一阴性症状，具有鉴别意义。

方中柴芩，和解少阳之郁结；瓜蒌根甘寒，清热生津止渴；牡蛎咸寒，清热益阴，且软坚散结。加桂枝者，一可通阳化气，使三焦气化得行；一者，解太阳之邪。少阳忌汗，太阳当汗，加桂枝以使汗出者，必太阳表邪未尽，故加桂枝以取汗。加干姜者，温太阴之脾寒。因少阳病本兼太阴脾虚，复又汗下，伤及脾阳，故加干姜以温之。

大柴胡汤为少阳兼阳明胃热；此为少阳兼太阴脾寒，两相对照。

4. 柴胡加龙骨牡蛎汤

第107条："伤寒八九日，下之，胸满烦惊，小便不利，谵语，一身尽重，不可转侧者，柴胡加龙骨牡蛎汤主之。"

柴胡四两、龙骨、黄芩、生姜（切）、铅丹、人参、桂枝、茯苓各一两半，半夏二合半（洗），大黄二两，牡蛎一两半（熬），大枣六枚（擘）。

上十二味，以水八升，煮取四升，内大黄，切如棋子，更煮一两沸，去滓，温服一升。本云柴胡汤，今加龙骨等。

按：此伤寒误下，邪入少阳，郁热扰心者。

伤寒八九日，误下正伤邪陷。邪陷少阳，枢机不利而胸满，三焦郁结而小便不利。胆火扰心而烦惊、谵语。阳主动，阳气旺，则身轻健矫捷；阳气内郁，阳不能实四肢，则一身尽重，不可转侧。枢机不利，予小柴胡汤和解少阳，通利三焦；大黄导郁热下行；龙牡、铅丹重镇安神祛惊；桂枝、茯苓通阳气化以利水道，茯苓亦兼安心神。

结　语

通过上述对少阳病小柴胡汤本质及应用的讨论，可得出如下结论：

（1）少阳病本证，即小柴胡汤证，其性质为半阴半阳，或半虚半实证。

（2）少阳病，位居阴阳交界之处，有寒化热化两途，阳气转盛则热化，外传三阳；阳气转衰则寒化，内传三阴，因而兼证甚多，变化繁杂。

（3）典型小柴胡汤证，为少阳病提纲三症，加小柴胡汤证四大主症，共七症。七症具备者，固易诊断，而不典型的小柴胡汤证，能正确诊断却非易事。

（4）七症中，其诊断价值权重，依次为：脉弦，胸胁苦满，往来寒热，口苦，心烦喜呕，目眩，默默不欲饮食，咽干。

（5）我诊断小柴胡汤证的依据有两点：

一为脉弦，弦可见沉、拘紧、数，按之减。少阳气郁而弦，气郁而沉，少阳火郁而数，血弱气尽而按之减。我把此种脉象，作为小柴胡汤证的典型脉象。

二为七症中，但见一证，又见弦脉，即可诊为少阳病，予小柴胡汤主之。无论外感内伤，皆如此，其他症可见可不见。

三、栀子豉汤

（一）组成

栀子十四个（擘），香豉四合（绵裹）。

上二味，以水四升，先煮栀子，得二升半，内豉，煮取一升半，去渣，分为二服，温进一服，得吐者，止后服。

（二）方义

栀子豉汤，为辛开苦降之祖方。栀子苦寒，泻心肺三焦之火，性寒而宣，使三焦郁火得以透解。豆豉苦辛寒，辛以宣透解郁，解表除烦，发汗解肌。二药相伍，既清且透，与火郁治则吻合。

（三）主治

仲景列出了栀子豉汤的主症可归纳为三组：

一组：气机郁结症状，包括胸中窒，心中结痛，腹满，按之心下濡，客气动膈，若呕。

二组：神志症状，包括心烦懊㤹，烦躁不得眠，剧则反复颠倒，心愦愦反谵语，怵惕。

三组：火热症状，包括烦热，身热不去，饥不能食，头汗出。

栀子豉汤的病机是热郁胸膈，气机郁结，则见胸中窒，心中结痛；波及胃脘则腹满、客气动膈；胃气上逆则若呕。郁热内扰则烦热，身热不去；热能消谷而善饥，热壅于胃而不能食，郁热蒸迫于上而头汗出。

热郁胸膈者，胸膈属上焦，心肺同居上焦。肺主气属卫，心主血属营，因而上焦包括卫气营血四个传变阶段。热郁胸膈，气机郁滞，热不得透达于外而解，上攻则头汗出，下迫则热波及于胃，内窜则入心营。心肺互为近邻，郁热不达，最易逼热入营，而现心烦懊㤹不得眠，反复颠倒，心中愦愦、怵惕、谵语，亦可神昏、狂躁、动风动血。此时治疗，关键在于宣畅气机，透热外达。即使已然逼热乍入心营，则"入营犹可透热转气"。若过用寒凉清热，反冰伏气机，使热邪更加内陷。我院刘保和老师曾讲述一病例：一小儿高热神昏，前医迭进安宫、紫雪不效，天津某名医予栀子豉汤加枳实，竟一剂而苏。此案进一步印证了"祛其壅塞，属布气机"理论的正确。

（四）加减变化

栀子甘草豉汤治汗吐下后，热郁胸膈而少气者，予栀子豉汤加炙甘草二两，以益气和中。若气虚较重者，当亦可加人参。

栀子生姜豉汤，治汗吐下后，热入胸膈而呕者，加生姜五两，以降逆止呕，亦助其透散。

栀子厚朴汤，治热郁胸膈兼腹满者，去豆豉加厚朴四两，炙去皮。枳实四枚，水浸，炙令黄。

以上三方皆"得吐者，止后服"。吐之开达上焦气机，亦为郁热外达之出路。

枳实栀子豉汤，治大病差后劳复者，用栀子十四个，擘，枳实三枚，炙。香豉一升，绵裹。覆令微似汗，开通玄府，令热外达。若有宿食者内大黄如博棋子大五六枚，通下之，令热从下出，亦是郁热外出之通道。既吐、且汗、且下，郁热外达的三条通路齐开，利于透达而出。

吾临床应用栀子豉汤，一般都与升降散合用，透达郁热的功效更佳。用于外感发热、脉沉而躁数者，症见身热、恶寒、胸闷、咽痛、头痛、身痛等。亦用于心烦失眠及心血管病见胸痛胸闷者；亦用于肝郁热烦躁易怒、狂躁、胸胁胀痛者；亦用于胃中郁火而胃痛、吞酸、恶心、呕吐，牙痛龈肿，口秽者；亦治郁火上冲而目痛、头痛、痤疮等。若欲令其汗出，则2～3小时服一煎，温覆、啜粥，令正汗出。吾将连服、温覆、啜粥称为辅汗三法。汗之，令玄府开，热得透达。

四、四逆散

（一）组成

《伤寒论》原文："少阴病，四逆，其人或咳，或悸，或小便不利，或腹中痛，或泄利下重者，四逆散主之。"

甘草（炙），枳实（破，水渍，炙干），柴胡，芍药。

上四味，各十分，捣筛，白饮和服方寸匕，日三服。咳者，加五味子、干姜各五分，并主下利；悸者，加桂枝五分；小便不利者，加茯苓五分；腹中痛

064

者，加附子一枚，炮令坼。泄利下重者，先以水五升，煮薤白三升去滓，以散三方寸匕入汤中，煮取一升半，分温再服。

（二）方义

人贵气血流通，一有郁滞，则百病生焉，故有百病皆生于郁。郁皆肝木之病也，《医贯》以木郁则火郁，火郁则土郁，土郁则金郁，金郁则水郁，予逍遥散一方治其木郁，五郁皆愈。而四逆散乃治木郁之祖方也。

此方治气机不畅，阳气郁遏不得外达四末而肢厥。厥者，阴阳之气不能顺接也。其或然之症，皆因气滞阳郁，枢机不利，升降失司使然，故皆予四逆散疏肝解郁为主。

方中柴胡和解枢机，升透郁阳，枳实行气破滞，与柴胡相伍，一升一降。芍药配甘草，补肝体，泻肝用，缓肝急。四药相合，疏达木郁，调畅枢机。

肢厥有寒厥、热厥、水厥、气厥、血虚阳弱、寒热错杂、痰厥、蛔厥等。四逆散乃气滞阳郁而厥，自与少阴阳衰阴盛之厥有别。经文虽云"少阴病，四逆"，可有两解：一是作为少阴寒厥的鉴别条文来解，症似而本异；二是从少阴为阴经之枢来解，肾为水火之脏，阴阳升降之枢，肝疏不利，升降失司，致阳郁不能达于四末而厥。

四逆散乃疏解肝郁之祖方，后世诸多疏肝解郁方，皆宗此化裁而来。如《局方》之逍遥散，《校注妇人良方》之丹栀逍遥散，张景岳之柴胡疏肝散，王肯堂之清肝解郁汤，《症因脉治》之柴胡清肝散等。其中最值得一提的是钱乙治疗肝经郁火的泻青丸。方中龙胆草、栀子清泻肝火，大黄导郁火下泄，羌防升透郁热，芎归养肝体而益肝用，与火郁之清透大法切合。

（三）使用指征

我判断肝经郁火的主要指征为脉弦数。弦主郁，数主热。若郁遏重者，脉可沉弦数。若兼有胸胁胀痛，或胃脘胀痛嗳气等，则判断更加肯定。

五、补中益气汤

关于补中益气汤的应用，后世发生了演变，现多用于三种情况：一是虚人外感，用以扶正祛邪；二是用于因气虚而长期、反复发热者，用以甘温除热；三是用于治疗脾虚中气不足的内伤杂证，如倦怠、乏力、头昏、头沉、胸闷气短、脘腹胀满、食谷不香、自汗畏风、易致外感、九窍不利、便溏白带、脉弱舌淡等。而东垣创立此方时，是用以治疗疫病流行的。李杲所处的年代，正值宋金元战乱，饥荒连年，疫病流行，东垣于《内外伤辨惑论》云："都人不受病者万无一二，既病而死者，继踵而不绝。都门十有二所，每日各门所送多者二千，少者不下一千，似此者几三月。"且大梁、东平、太原、凤翔病伤而死，无不然也。可见疫病流行，夭枉之惨烈。惜医者不识，误作外伤风寒表实之证治之，医杀之耳。东垣指出此"皆由中气不足，乃能生发耳"，创补中益气汤治之。因一般之脾虚中气不足之证，不属郁热范畴，故不论之，本文重点讨论补中益气汤甘温除大热的机理和临床应用。

（一）组成

黄芪（病甚劳役，热甚者一钱）、甘草（炙）以上各五分，人参（去芦，三分，有嗽去之，以上三味，除湿热、烦热之圣药也）、当归身（二分，酒焙干或日干，以和血脉）、橘皮（不去白，二分或三分，以导气，又能益元气，得诸甘药乃可，若独用为泻脾胃）、升麻（二分或三分，引胃气上腾而复其本位，便是行春升之令）、柴胡（二分或三分，引清气行少阳之气上升）、白术（三分，除胃中热利腰脊间血）。

上件药㕮咀，都作一服，水二盏，煎后一盏，量气弱、气盛，临病斟酌水盏大小，去渣，食远稍热服。如伤之重者，不过二服而愈。若病日久者，以权主加减法治之。

（二）方义

气虚发热的病机，关键在于脾虚不能制下焦之火，导致阴火上冲。所以治此阴火，法当健脾升清。方以黄芪、人参、白术、甘草健脾益气，补肺固表，升阳举陷，培土以制阴火。当归和血，陈皮理气防滞。脾以升为健，用升麻、柴胡者，升举脾之清阳。脾气复而阴火自敛。

（三）气虚发热的临床特点和使用指征

气虚发热，具有以下特点：

第一，发热病程可长可短，长者可数月、数年。

第二，间断发热，每隔数日或数月发热一次，每次发作可持续三五日或七八日。体温一般在38℃以下，亦有高达39℃以上者。亦有仅是自觉发热症状，体温不高。

第三，每次发作，一般都有明显诱因，或烦劳，或外感。经云："阳气者，烦劳则张。"劳，包括劳心、劳力、房劳；烦，指情绪波动，或休息不好，易于发作，至于外感因素，另论。

第四，一日之中，多于晨起日升至午前为著，因阳气虚，不能固于其位而易升浮，上午正当阳升之时，故阳易升浮而热著。

第五，伴有气虚的症状，如倦怠肢困，精神不振，心慌气短，自汗畏风等。所畏之风，非室外旷野之风，乃畏户牖缝隙之风。

第六，脉虚，这是判断气虚发热的关键指征。所谓脉虚则正虚，然正虚又有阴阳气血之分。一般而言，阴虚脉细数，且伴虚热之征；阳虚者脉微细，伴寒象；血虚者，一般都兼有气虚、阳虚，伴不华、不荣之象，脉多细无力；气虚者脉虚，伴气虚之见症。

气虚之脉，主要特征是脉沉取无力。其无力的程度，有轻重之别，轻者吾称之为脉减或逊，明显者称沉取无力。其脉位可浮可沉，因气虚无力鼓荡血脉，故脉可沉，虚的程度较轻者，脉亦可不沉。若脉浮而按之无力者，乃气虚而浮动之象，此时于益气升阳方中，加收敛之品，防其脱越，常于方中加白芍，重者加山茱萸、五味子。至于脉见弦、滑、数者，只要沉取无力，皆以虚看。脉的分部，若寸部无力，乃清气不升；关脉无力，乃肝脾虚；尺部无力，属肾气虚，或肾阳虚，再结合其他三诊来断。

脾虚则百病由生，而补中益气汤乃健脾益气之代表方，故应用甚广。此处所言，仅限于甘温除大热者。

（四）关于气虚发热与外感发热的讨论

东垣将内伤发热与外感表证发热截然分开，并著《内外伤辨惑论》详辨之。

若典型的外感发热，属实证；典型的内伤发热属虚证，当然不能混淆。但虚人外感而热，与纯为气虚发热者，就难以区分。我们常见体虚而外感发热者，予补中益气汤加苏叶或荆芥、生姜治之，其效颇彰。正虚或占八九，表邪或占一二，这种虚人外感发热能与气虚发热截然区分吗？表证的特点之一是恶风寒，但气虚发热者亦恶风寒，所以东垣于《内外伤辨惑论·辨外感八风之邪》篇中曰："或有饮食劳役所伤之重者，二三日间特与外伤者相似。"仅从症状而言，东垣用了一个"特"字，强调二者特别相似。既然特相似，就难以截然区分。

从发病时间上，外感发热与内伤发热有别。内伤发热可反复发作或十天半月，或一二月发热一次；而外感发热，则感邪即热，无反复发作史。但是正虚之人易于外感，或一二月感冒发热一次，这与气虚的反复发热也难区分。

东垣描述的气虚发热证象白虎，见"气高而喘，身热而烦，其脉洪大而头痛，或渴不止，皮肤不任风寒而生寒热"，东垣所治者为疫病，现在临床像这样典型的少，而以长期反复低热者多。

气虚发热的临床表现，虽与外感发热多有相似之处，鉴别的关键在脉，脉可数，亦可浮大洪数，但按之无力者，必属正虚。正如东垣于《内外伤辨惑论·暑伤胃气论》中所云："证象白虎，惟脉不长实为辨耳，误服白虎汤必死。"但是气虚外感发热者，亦可见浮大数虚之脉。所以从临床症状、发热时间及脉象三个方面，都难于将二者截然区分，治法方药上也无根本差异。东垣所创的补中益气汤，是纯为脾虚而阴火上冲者，并无外邪。方中主要由两部分药物组成，一组是参芪术草，健脾益气；一组是升麻、柴胡，升发脾之清阳，因脾以升为健，故用之。然升柴皆辛味升浮之品，既可升发脾之清阳，又兼有疏达外邪之功，纯为脾虚者可用，若气虚兼有外邪者亦可用。若外邪比重多点，则在升柴的基础上，量加荆芥、苏叶、防风、羌活、生姜一二味即可。通过以上论述，可得出一个结论，就是纯虚的脾虚阴火上冲与虚人外感，在有无外邪的问题上，是难以像《内外伤辨惑论》那样截然区分的。这样，也就扩大了补中益气汤的应用范围，纯虚者可用，正虚外感者亦可用。

关于脉虚大浮数者，已有气浮于外的表现，要防其脱越，此时再单纯用补中益气汤就非所宜，当在补中益气的基础上加收敛之品，如白芍、五味子、山茱萸等，或加龙牡以潜镇，防止正气之脱越。

六、升阳散火汤

（一）组成

升麻、葛根、独活、羌活、白芍药、人参以上各五钱，炙甘草、柴胡以上各二钱，防风二钱五分，生甘草二钱。

上咬咀，如麻豆大，每服称五钱，水二盏，煎至一盏，去渣，大温服，无时，忌寒凉之物。

（二）功用

原文："治男子妇女四肢发困热，肌热，筋骨闷热，表热如火燎于肌肤，扪之烙手。夫四肢属脾，脾者土也，热伏地中，此病多因血虚而得之也。又有胃虚，过食冷物，郁遏阳气于脾土之中，并宜服之。"《脾胃论》中亦载此方，唯柴胡八钱。文中多"发困"及"火郁则发之"，其他大同小异。

分析：据原文描述，只有两个症状：一是热，四肢、肌、筋骨皆热。且这种热不仅是自我感觉发热，而且客观可诊得，扪之烙手；一是困，《内外伤辨惑论》言肢困，《脾胃论》言发困。若肢困，一般指四肢酸沉重、无力；若发困，一般指全身症状而言，出现困乏、倦怠，身重无力，头沉嗜睡状。

病机：造成热、困这两组症状的原因，东垣提出了两条：一是"此病系因血虚而得之"，另一原因是"或胃虚，过食冷物，抑遏阳气于脾土"。

血虚能发热吗？可以，血能恋气，或曰血能守气。血虚，则气失依恋，则气浮荡。气属阳，气浮荡则热。

血为什么虚？缘于脾胃虚，生化不足，致血虚。若果为血虚而热困，法当益气养血，如八珍、归脾、人参养荣、黄芪建中之类，何以大量用风药，且血虚气浮，再用大量风药，不虑其气升浮无而脱吗？我觉得以血虚立论，与方义不合。揣度东垣为什么提出血虚问题，概因血不内守方致气浮，意在解释身热的问题。但血虚之因，主要因脾虚生化不足所致，东垣用本方，健脾升清化湿，还是着眼于脾虚，故用之。

为什么困？"阳气者，精则养神"。阳气旺，人即敏捷矫健，精力旺盛。阳不升，则人精神委顿，倦怠乏力；脾主四肢，清阳实四肢，若清阳不达，则四肢困乏无力。阳气不能升达的原因有两类，一是邪阻，清阳不得升达；一是正虚，清阳无力升达，二者一虚一实，以脉沉取有力无力别之。除清阳之外，血虚亦可造成肢困。经云"足受血而能步，掌受血而能握，指受血而能摄"，且血为气之母，血虚则气不足，亦可肢困。血虚多因生化不足，所以东垣虽言血虚，实则仍着眼于脾虚，故于该方用数味风药以升清健脾。

原因二是"胃虚，过食冷物，抑遏阳气于脾土。火郁则发之。"胃虚，是指平素脾胃虚，又过食生冷，抑遏脾胃阳气，所以称为郁火。郁火外淫肌肤、筋骨、四肢则热，清阳不达而困。

据上分析，升阳散火汤证的机理就比较明确了，就是脾胃虚，寒湿郁遏脾胃之阳，形成火郁证。至于血虚，亦是脾胃虚，生化不足所致。既然病机为脾胃虚、寒遏阳郁，那么治法就应健脾升清散寒，故方用人参、甘草健脾；升、柴、葛、二活、防风升清化湿散寒，透达郁火；白芍和阴，生甘草和中泻火。脾以升当健，升清的目的，亦着眼于健脾。

问曰：升阳散火汤证有无表邪？有无恶风寒？从东垣所述，并无恶风寒及表邪，前已引述，东垣于《内外伤辨惑论·辨外感八风之邪》中云："或有饮食劳役所伤之重者，三二日间，特与外伤者相似。"据此推知，该证当亦有恶风寒的表现。当然，火郁阳不外达，可以恶风寒；邪客肌表者亦可恶风寒。那么，此证究竟敢有无表邪？前已分析，尚不能截然区分。对典型的表实证恶风寒，与脾虚外失卫护的恶寒自然易于区分，但对虚实相兼者，脾虚无表邪者，此方风药可升清、化浊、透散郁火；若正虚兼有表邪者，诸风药就可疏散表邪，相兼而治。此方亦可用。

尽人皆知，人参败毒散治虚人感冒，方用柴胡、甘草、羌活、独活、人参、茯苓、生姜、川芎、桔梗、前胡、枳壳、生姜、薄荷，皆升散之品，既可升清解郁，又可疏散外邪。此方与升阳散火汤并无多大差异，此可用以治虚人外感，彼也照样可以。

再如火郁汤（《兰室秘藏》），方由升麻、葛根、柴胡、防风、白芍、甘草组成。治五心烦热，是火郁于地中，四肢者，脾土也，心火下陷于脾土之中，郁而不得伸，故经云："火郁则发之。"这与东垣的饮食劳倦伤脾始为热中的解释相同。这个热中是心火下陷土中，还是下焦阴火上冲犯脾，东垣两种解释都有。心火通常指心经实火，若果是脾虚而心经实热下陷，治当健脾升清伍以清热泻火，东垣之升阳益胃汤即此证之代表方剂。而东垣所说的"心火独盛"，又指阴火，乃"脾胃气虚，则下流于肾，阴火得以乘其土位"。若果为阴火乘土而热中，当培土以制阴火，代表方为补中益气汤。从火郁汤组成来看，升葛柴防四味升散之药，伍以芍药、甘草和其营，亦防其升散伤阴，方中并无参芪苓术等健脾益气之药，可见脾虚不著，宜于"过食生冷，抑遏脾胃阳气"，阳郁而为热者。故用四味风药，散寒化湿升发清阳。升麻葛根汤、九味羌活汤、神术散等与火郁汤类同，彼治外感时疫，火郁汤当亦可予之；反过来火郁汤用于寒湿郁遏脾阳，而神术散、九味羌活汤、升麻葛根汤等亦可用之。此类方剂并无严格界限。若囿于东垣所说的内伤外感不可混同之说，则有读死书之嫌了。

七、乌梅丸

（一）对乌梅丸的理解

这是一首阳虚而火郁的方子，于《伤寒论》《金匮要略》中凡二见。

《伤寒论》第338条："伤寒，脉微而厥，至七八日肤冷，其人躁，无暂安时者，此为脏厥，非蛔厥也。蛔厥者，其人当吐蛔。令病者静，而复时烦者，此为脏寒。蛔上扰入其膈，故烦，须臾复止；得食而呕又烦者，蛔闻食臭出，其人常自吐蛔。蛔厥者，乌梅丸主之。又主久利。"

《金匮要略·跌蹶手指臂肿转筋阴狐疝蛔虫病脉证治》："蛔厥者，当吐蛔，令病者静而复时烦，此为脏寒，蛔上入其膈，故烦，须臾复止，得食而呕，又烦者，蛔闻食臭出，其人常自吐蛔。蛔厥者，乌梅丸主之。"

乌梅丸组成、制法及服法：乌梅三百枚，细辛六两，干姜十两，黄连十六两，当归四两，附子六两（炮，去皮），蜀椒四两（出汗），桂枝六两（去皮），人参六两，黄柏六两。

上十味，异捣筛，合治之，以苦酒渍乌梅一夜，去核，蒸之五斗米下，饭熟捣成泥，和药令相得，内臼中，与蜜杵二千下，丸如梧桐子大。先食饮服十丸，日三服，稍加至二十丸。禁生冷、滑物、臭食等。

从上述经文中，可提出一系列问题。

1. 脏厥与蛔厥的关系

传统观点认为，脏厥与蛔厥是病机不同的两个并立的病名。脏厥是独阴无阳的脏寒证，而蛔厥是寒热错杂证。其理由是脏厥的临床表现为"脉微而厥，至七八日肤冷，其人躁无暂安时者，此为脏厥。"此显系但寒无热之阳衰证。

蛔厥是寒热错杂证，理由是蛔厥者烦，烦从火、从热，故蛔厥属寒热错杂证。乌梅丸是寒热并用之方，故乌梅丸治蛔厥，而不治脏厥。所以后世将乌梅丸局限于治蛔厥及久利，而把"乌梅丸为厥阴篇之主方"这一重要论断湮没了。

我认为脏厥与蛔厥，虽病名不同，然病机一也。脏厥是独阴无阳，本质为脏寒无疑；蛔厥，仲景亦言"此为脏寒"。二者既然皆为脏寒，病机是相同的，也就没有本质的差别。脏厥言其病名，脏寒乃其病机。脏厥与蛔厥的不同，就在于是否吐蛔。在脏寒的基础上，有吐蛔一症者，曰蛔厥；无吐蛔者，曰脏厥。

2. 寒热错杂形成的机理

肝为刚脏，内寄相火，心包亦有相火。相火者，辅君火以行事，随君火以游行全身。当肝寒时，阳气馁弱，肝失升发、舒达之性，则肝气郁。当然，这种肝郁，是因阳气馁弱而郁，自不同于情志不遂而肝气郁结者，此为实，彼为虚。既然阳气虚馁而肝郁，则肝中相火也不能随君游行于周身，亦为郁，相火郁则化热。这就是在阳气虚馁的脏寒基础上，又有相火内郁化热，因而形成了寒热错杂征，正如尤在泾所云："积阴之下，必有伏阳。"治疗这种寒热错杂证，因其前提是厥阴脏寒，所以乌梅丸中以五味热药温肝阳，人参益肝气，乌梅、当归补肝体；连柏清其相火内郁之热，形成补肝且调理寒热之方。

蛔厥可在脏寒的基础上形成寒热错杂征，脏厥就不能在脏寒的基础上形成寒热错杂证吗？当然亦可，故亦应以乌梅丸主之。

前云脏寒是独阴无阳证，不应有热。独阴无阳，是言厥阴脏寒的病机。厥阴之脏寒，自不同于少阴之脏寒。肾为人身阳气之根，而其他脏腑的阳气，乃阳气之枝杈。若独阴无阳，必肾阳已亡，根本已离，此为亡阳证，当用四逆汤回阳。若肾阳未亡，仅某一脏腑的阳气衰，犹枝杈阳衰，根本未竭，未至亡阳。所以肝的脏寒，与肾亡阳的脏寒是不同的，不应混淆。既然阳未亡，则馁弱之阳必郁而化热，同样形成寒热错杂。所以，蛔厥有寒热错杂，而脏厥同样寒热错杂。故二者本质相同，皆当以乌梅丸主之。据此可知，乌梅丸不仅治吐蛔之蛔厥，亦治脏厥，故称乌梅丸为厥阴病之主方。

厥阴病，为何易出现阳气馁弱之脏寒证？这是由厥阴的生理特点所决定的。肝主春，肝为阴尽阳生之脏，寒乍尽，阳始生，犹春之寒乍尽，阳始萌，阳气虽萌而未盛，乃少阳、弱阳。若春寒料峭，则春之阳气被戕而不升，生机萧索；若人将养失宜，或寒凉克伐，或药物损伤，皆可戕伤肝始萌之阳而形成肝寒。肝寒，则相火内郁，于是形成寒热错杂。

3. 厥阴篇的实质

俗皆谓厥阴篇驳杂，实则井然有序。厥阴病的本质是肝阳虚，导致寒热错杂。肝中之阳，乃春生少阳之气，始萌未盛，故易受戕伐而肝阳馁弱，形成脏寒。然又内寄相火，相火郁而化热，于是形成寒热错杂之证。

厥阴篇提纲证，即明确指出厥阴病寒热错杂的本质。曰"厥阴之为病，消渴，气上撞心，心中疼热，饥而不欲食，食则吐蛔，下之利不止。"此提纲证，即是寒热错杂。消渴、气上撞心、心中疼热三症，乃相火内郁而上冲所致；饥而不欲食，食则吐蛔，下之利不止，则为脏寒之征，此即寒热错杂。既为寒热错杂，则有寒化与热化两途，所以，厥阴篇中通篇皆是围绕寒热进退之演变而展开阐述。如何判断其寒热进退？仲景提出四点主要指征：

一是厥热之胜复，厥阴篇从第326～381条，共56条。第326～329条论厥阴提纲证及欲愈的脉、时、证。第330～357条以手足厥几日及热几日，判断寒热之进退、转化。若但厥不热，则为独阴绝阳之死证。若但热不厥，乃病从热化。其中，瓜蒂散、茯苓甘草汤、麻黄升麻汤等，乃厥阴篇肢厥之鉴别条文。

二是下利，第358～375条为以下利为指征，判断厥阴病之寒热胜复。热化者便脓血，主以白头翁汤；热入阳明下利谵语者，大承气汤；寒化者，阳虚下利清谷，主以通脉四逆汤。

三是呕哕，第376～381条以呕哕判断寒热之进退。第359条为寒热错杂之呕，主以干姜黄芩黄连人参汤。寒化而呕者四逆汤、吴茱萸汤；阳复而脏病移腑者，小柴胡汤主之。

四是以脉之阴阳，判断寒热之进退，散见于全篇。

其他如咽痛、饮食、烦躁、汗出等，亦皆用以判断寒热之进退。

由此可见，厥阴篇的实质是在脏寒的基础上，形成寒热错杂证。既然寒热错杂，就有寒化热化两途，因而厥阴病全篇，皆是以不同指征，从不同角度，判断寒热之进退，井然有序。

4. 乌梅丸的方义

俗皆以乌梅丸仅治蛔厥，所以在解释乌梅丸方义时，皆奔蛔虫而来，曰蛔"得酸而安，得辛则伏，得苦而下。"此解失去了乌梅丸的真谛。

厥阴篇的本质是因肝阳虚而形成寒热错杂证，治之亦应在温肝的基础上调其寒热，寒热并用，燮理阴阳。所以乌梅丸中以附子、干姜、川椒、桂枝、细辛五味热药以温阳，益肝之用；人参益肝气，乌梅、当归补肝之体；连柏泻其相火内郁之热，遂形成在补肝为主的基础上寒热并调之方。

乌梅丸实由数方组成。蜀椒、干姜、人参乃大建中之主药，大建中脏之阳；附子、干姜，乃四逆汤之主药，功能回阳救逆；肝肾乃相生关系，子寒未有母不寒者，故方含四逆，亦虚则补其母；当归、桂枝、细辛，含当归四逆汤主药，因肝阳虚，阳运痹阻而肢厥，以当归四逆汤；芩连参姜附，寓泻心之意，调其寒热复中州斡旋之功，升降之职。乌梅丸集数方之功毕于一身，具多种功效，共襄扶阳调寒热，使阴阳臻于和平，故应用广泛。若囿于驱蛔、下利，乃小视其用耳。

因厥阴病的实质是寒热错杂，其演变有寒化热化两途，所以厥阴全篇都是讨论寒热转化问题。寒热错杂者，有寒热多少之别，故有乌梅丸、麻黄升麻汤、干姜黄芩黄连人参汤；寒化者，有轻重之殊，方有当归四逆汤、吴茱萸汤、四逆汤等；热化有白虎、承气、白头翁汤，栀子豉汤等。

（二）乌梅丸的应用

厥阴病的实质是肝阳馁弱，形成寒热错杂之证，肝阳馁弱，则肝用不及，失其升发、疏泄、调达之性，因而产生广泛的病证。

肝的疏泄功能，主要体现在下列几个方面：

（1）人的生长壮老已整个生命过程，皆赖肝之春生少阳之气的升发疏泄。犹自然界，只有春之阳气升发，才有夏长、秋收、冬藏。无此阳，则生机萧索，生命过程必将停止、终结。

（2）调畅全身之气机，升降出入，无器不有，升降息，则气立孤绝；出入废，则神机化灭。周身气机之调畅，皆赖肝之升发疏泄。百病皆生于郁，实由肝郁而发。肝阳虚，肝即郁，木郁而导致五郁。当然，五郁有虚实之分。

（3）人身血的运行，津液的输布代谢，精的排泄，月经来潮，浊物排泄等，皆赖肝的升发疏泄。

（4）木能疏土，促进脾胃的运化功能、促进胆汁的生成与排泄。

（5）调畅情志。肝藏魂，肝主谋虑，胆主决断，肝与人之情志紧密相关。

（6）肝藏血，调节周身之血量及血的循行。

（7）肝与胆相表里，肝主筋、爪，开窍于目，在液为泪。

（8）肝经所循行及络属各部位的病变。

（9）奇经八脉皆附隶肝肾，故奇经病多与肝相关。

（10）肝为罢极之本。

肝具广泛功能，故肝失舒启、敷和之性，则必然影响上述各项功能，产生广泛病变。而厥阴篇中只限于肝阳馁弱而产生的寒热错杂之病变，实为肝病的一小部分，并非肝病之全部。如肝热生风，内窜心包，下汲肾水，入营入血及真阴耗竭等，皆未论及。温病补其不足，实为仲景之功臣。凡肝阳馁弱寒热错杂而产生的上述各项功能失常，皆可用乌梅丸为主治之，因而大大扩展了乌梅丸的应用范围。

（三）乌梅丸的使用指征

1.脉弦按之减，此即肝馁弱之脉。弦脉亦可兼濡、缓、滑、数、细等，只要弦而按之无力，统为肝之阳气馁弱之脉。

2.症见由肝阳虚所引发的症状，只要有一二症即可。

两条具备，即可用乌梅丸加减治之。

八、半夏泻心汤

（一）组成

原文："伤寒五六日，呕而发热者，柴胡汤证具，而以他药下之，柴胡证仍在者，复与柴胡汤。此虽已下之，不为逆，必蒸蒸而振，却发热汗出而解。若心下满而鞕痛者，此为结胸也，大陷胸汤主之。但满而不痛者，此为痞，柴胡不中与之，宜半夏泻心汤。""呕而肠鸣，心下痞者，半夏泻心汤主之。"

半夏半升（洗）、黄芩、干姜、人参、炙甘草各三两，黄连一两，大枣十二枚（擘）。

上七味，以水一斗，煮取六升，去渣，再煎取三升，温服一升，日三服。

（二）方义

何谓痞？心下满按之濡者为痞。痞即否，否塞不通也。何以为否？卦云，阴阳相交谓之泰，阴阳不交为之否，人身亦然。"地气上为云，天气下为雨"，阴阳相交，则风调雨顺。四时有序，万物竞荣。人身亦阴升阳降，水火既济。人身之阴阳何以能升降？赖脾之斡旋也，倘脾虚不能斡旋，则阴阳不能相交，痞由是而生。寒热何来？阳不降，积于上而为热；阴不升，积于下而为寒，寒热由兹而生，遂形成脾虚而寒热错杂之证。

痞之所生，关键在于脾虚不能斡旋，故以人参健脾为君，半夏交通阴阳为臣，芩、连、干姜调其寒热为佐，炙甘草培中且调和诸药为使。脾健则升降之职复，寒热除而痞自消。

阳不降，积而为热，此热亦为郁热。此热，虽亦因脾虚而生，然不同于东垣所言之脾虚阴火上冲之热，此为实热、郁热，故以芩连苦寒降泄，伍以辛开；而阴火上冲者乃阴火、虚火，当甘温以制之。

半夏泻心汤乃辛开苦降之剂，郁热的治则当清透，半夏、干姜皆辛，辛以开郁，透达郁热；芩连苦寒降泄，遂为辛开苦降之剂，用之于郁热，辛开苦降，恰合清透之旨。

（三）使用指征

关于半夏泻心汤，我临床前 20 年也照猫画虎地懵着用，虽亦有取效者，但心中始终不明白。仲景所给出的症状就是一个心下痞，于《金匮要略》中又补充了呕而肠鸣二症。心下痞，就是患者叙述的胃脘胀满的感觉。心下胀满，原因颇多，脾胃的寒热虚实、木克土、火不生土、胃津不足、脾阴虚、食积、生冷等，都可导致胃脘胀满，并非半夏泻心汤皆宜。那么如何把握该方的应用呢？吾之管见于下：

第一，其病病因为脾虚湿热蕴阻。脾虚则升降失司，湿热内蕴，阻遏气机而痞满、疼痛，胃气上逆则呕吐不食，湿热下流则肠鸣下利，清阳不能实四肢则肢沉酸困。

第二，湿为阴邪，予干姜温化之；热为阳邪，予芩连清泄之，此即辛开苦降分消之意。如此理解，就可把半夏泻心汤用活了。脾虚重者，增添健脾之比重；湿浊重者，加大温化的分量；热邪重者，益其苦泻之权重；有兼夹者，则相兼而治，如此就把该方盘活了。脾虚重者增炙甘草，加大健脾之力，称甘草泻心汤。《金匮要略》用此方治狐惑者，亦因湿热蚀于上下使然，故亦治之。兼水气者加生姜，增其散饮之力，称生姜泻心汤。甘草、生姜二泻心汤，可看成仲景对半夏泻心汤灵活加减变化的举例而已。

第三，其脉当濡数，濡主湿、主脾虚，数主热。其舌苔当黄腻，症见疼痛、呕恶不食、肠鸣下利者，即可用此方治之。小柴胡汤、半夏泻心汤、乌梅丸三方，看似并无关联，风马牛不相及，若从气机的升降出入角度来分析，其理是相通的。

小柴胡其本为气尽血弱，有半阴半虚的一面；又有邪气因入，结于胁下，半阳半实的一面。半虚乃胆虚，至少阳枢机不利，经脉不畅，而有胸胁苦满之症；邪正相持，互有进退而有往来寒热之象；热结少阳，郁热上犯而有口苦、咽干、目眩、心烦，干于胃则喜呕，默默不欲饮食。方以参草枣益其虚，柴芩生姜清透少阳郁结之热，半夏交通阴阳。

肝胆一脏一腑，互为表里，同主春生阳气之升发，肝为阴尽阳生之脏，又内寄相火，若肝阳虚，则失其升发疏泄调达之性，相火亦郁而为热，遂成寒热错杂之证。乌梅丸，以姜附桂辛椒、五味热药温肝，人参益肝气，乌梅当归补肝体益肝用，此皆针对肝虚的治本之品，而连柏泻其伏郁之相火。

半夏泻心汤乃因脾虚升降失司，阴阳不能相交而成寒热错杂之证。方以人参补脾益气治其本，黄连、干姜调其寒热，半夏交通阴阳，诚如《医门棒喝》所云："能知泻心汤之妙，即可悟乌梅丸之理。"

升降出入无器不有，一有升降出入乖戾，则阳郁不达而为热，遂成火郁。

三方虽因胆、脾、肝之病位不同，然升降出入失常则一，故方虽异，而理相通。

九、连苏饮

（一）组成

薛生白《湿热病篇》第17条原文："湿热证，呕恶不止，昼夜不差，欲死者，肺胃不和，胃热移肺，肺不受邪也，宜用川连三四分，苏叶二三分，两味煎汤，呷下即止。"

该方原无方名，为便于引述，吾称之为连苏饮。

（二）方义

薛氏在自注中云："肺胃不和，最易致呕，盖胃热移肺，肺不受邪，还归于胃。必用川连以清湿热，苏叶以通肺胃，投之立愈者，以肺胃之气，非苏叶不能通也。分数轻者，以轻剂恰治上焦之病耳。"

薛氏提出湿热证呕吐的病机为"肺胃不和，胃热移肺，肺不受邪，还归于胃"，于是造成剧烈呕吐。如何理解这一病机，是彻底明了连苏饮方义的关键。

首先要了解薛氏湿热证的辨证论治体系。薛氏于《湿热病篇·第一条自注》中提出了湿热证的辨证论治体系，该体系为正局与变局。

正局，是指湿热相合者，其病位以"阳明太阴经者居多。中气实则病在阳明，中气虚则病在太阴"。其发病原因是内外合邪，表里同病。薛氏云："太阴内伤，湿饮停聚，客邪再至，内外相引，故病湿热。此皆先有内伤，再感客邪。"

正局的临床特征为："湿热证，始恶寒，后但热不寒，汗出，胸痞，舌白，口渴不引饮。"薛氏将此称为"湿热证之提纲也"在二经之里者，因湿热阻遏气机则胸痞；津液不能敷布而口渴不引饮；在二经之表者，始恶寒，后但热不寒，汗出，"故胸痞为湿热必有之证，四肢倦怠、肌肉烦痛，亦必并见"。

所谓二经之表者，"乃太阴阳明之表，而非太阳之表。太阴之表四肢也；阳明之表肌肉也，胸中也"。关于脾主四肢，胃主肌肉，经典已明示，凡学中医者人皆知之。可是胸中为阳明之表，则鲜为人知。

叶氏《温热论》对湿热郁遏中脘者曰："虽有脘中痞闷，宜从开泄，宣通气滞，以达归于肺。"为什么中焦之湿浊要达归于肺呢。

《伤寒论》第243条："食谷欲呕，属阳明也，吴茱萸汤主之。得汤反剧者，属上焦也。"呕本胃气上逆，乃阳明之病，得汤反剧，何以归属上焦？上焦虽心肺所居，呕乃气逆，而主气者肺也，所以，上焦实指肺而言也。仲景也提出胃与肺的关系问题。

《灵枢·口问》："谷入于胃，胃气上注于肺。"《灵枢·五癃津液别》："饮入于胃……上归于肺。"

从《内经》《伤寒》到温病，皆提到胃与肺的关系。水谷入胃，其精皆上传于肺，制节令行；邪犯肺者，亦下传中焦。胃中热结者，当下之而解；胃中无形热郁者，当假道于肺透散而解，故胸为胃之表。肺气不宣，胃中之邪不得假道于肺而解，必返还于胃，胃气逆而上，故呕恶不止。欲透胃中郁热，必苏叶辛香以宣通肺气，黄连以清降，遂成辛开苦降之剂，与火郁当清透之大法吻合。

（三）临床应用

我在学习《湿热病篇》该条时，薛氏云"呷下即止""投之立愈"，颇引人瞩目。当时并无职称及荣誉称号评审，故无为晋职而作之嫌；且薛氏已名声雀噪，亦无哗众取宠之需，如此盛赞连苏饮之疗效，实乃垂教后世的经验之谈。

俗皆知"诸逆冲上，皆属于火"，治呕多以苦降之剂以泻火，或加重镇以降逆，鲜知"宣通气滞，达归于肺者"，薛氏之胸为胃之表，以宣通肺气透邪外达而治呕，不仅开治呕之另一法门，且理论上亦有创见。

此方另一特点是用量特小，一剂药才5～7分，这在中医方剂中是绝无仅有的。王孟英云："此方药止二味，分不及钱，不但上焦宜小剂，而轻药竟可以愈重病，所谓轻可去实也。"

自我临床20年后，粗懂了"火郁发之"之理后，亦用连苏饮治火郁呕吐，其疗效突兀，诚如斯言。湿热蕴遏于胃而呕吐者可用，若纯为火热郁胃者，亦可用之。开始时依法煎汤频呷，后改为散剂冲服代茶饮。因味苦又改用轧细装胶囊，皆效。因我是国家药审委员，略知新药开发的要求，故与药理、制剂专家及我的研究生合作，将此方开发为中药新药，称"连苏止呕胶囊"。吾之博士研究生张再康，曾以此药治癌症化疗呕吐，皆有著效。

十、防风通圣散（《黄帝素问宣明论方》）

（一）组成

防风	荆芥	连翘	麻黄
薄荷	川芎	当归	白芍（炒）
白术	山栀	大黄（酒蒸）	芒硝（后下，各五钱）
石膏	黄芩	桔梗各一两	甘草二两

滑石三两

如末，每服二钱，水一大盏，生姜三片，煎至六分，温服。

（二）方解

本方为解表、清热、攻下三者并用之方，主治风寒外束，实热内结，表里三焦俱实者，见憎寒壮热，胸腹胀满疼痛、大便秘结等。麻黄、防风、荆芥、薄荷，皆辛散之品，以逐表邪；大黄、芒硝、石膏、黄芩、栀子、滑石清泄三焦实热；芎归芍养血活血，白术燥湿，甘草调和诸药。清透并举，故亦治火郁之常用方，临床运用时，可据具体情况，加减变通。

论温病发展史，皆云唐宋以前皆遵仲景之麻桂剂无效，云"古方今病不相能也"，是河间创辛凉之法治温病，开温病治疗之先河，故有后世"伤寒宗仲景，热病崇河间"之说。其实仲景亦多清透并举，表里双解之方，如葛根芩连汤、麻杏石甘汤、大柴胡汤、大青龙汤、越婢汤等皆是。唐宋以前的大夫治温病，舍仲景清透、双解之法不用，偏用麻桂剂予之，那不能怨仲景，只能怪那些大夫没学好《伤寒论》。写温病学发展史者，也不必抑仲景而抬河间，说什么古方今病不相能，是河间开辛凉治温之先何云云。

（三）使用指征

俗云："有病无病，防风通圣。"言该方应用极广，吾亦屡用之，其应用指征，主要掌握三点：一是表证：见恶风寒、头痛身痛等；二是里实热证，见烦躁、胸腹热、口秽、便结、溲赤等；三是脉沉数实，舌红苔黄。其中脉为主，其他可见一二症即可。

火郁案例举隅

火郁为病甚广，外感内伤、内外儿妇各科，尽皆有之，兹大致分类列举之。

一、发热案

外感六淫皆可发热。中医所说的发热，乃一组特异症状及体征，体温可高可不高。此外所举火郁诸例，皆体温高者。

例1：太阳伤寒

杨某，男，21岁，学生。2007年3月12日初诊：发热4天，体温38.5℃，恶寒、无汗，头身痛，食差，便可。脉紧数。舌稍红，苔薄白。

证属：寒邪束表。

法宜：发汗散寒。

方宗：麻黄汤。

麻黄9g　　　　桂枝9g　　　　杏仁10g　　　　炙甘草6g

生姜6片

2剂，水煎，3小时服1煎，温覆取汗，得畅汗停后服。隔日告曰，服1煎，即得汗而解，余药未服。

按：太阳表实证，何以亦列入郁热范畴？因寒邪袭表，表气闭郁则恶寒、身痛；行于肌表之卫阳被郁遏，阳郁则热，遂发热、恶寒、头身痛。阳气既则化热，此热即属郁热，故太阳伤寒证亦属郁热范围。笔者屡用麻黄汤发汗治表寒者，其效颇捷，主要掌握发热、恶寒、无汗、脉紧。寒束于表而脉紧者，多沉而不浮。寒主收引敛泣，气血痹阻，故而脉沉。正如《四诊抉微》所云："表寒重者，阳气不能外达，脉必先见沉紧。""岂有寒闭腠理，营卫两郁，脉有不见沉者乎。"故知，沉亦主表。脉紧数者，数脉从紧，不以热看。因寒闭阳郁而脉数，紧去数自已，故不加寒药清热。太阳主一身之表，为诸经之藩篱，卫护于外。风寒外袭，太阳首当其冲，营卫两郁，太阳经气不利，卫阳不能温煦而恶寒、无汗、头身痛；阳郁化热而发热；肺气被束则胸满而喘；胃气逆而呕逆。以麻黄汤发汗解表散寒，寒去则腠理开，漐漐而汗，诸症随之而解。

麻黄汤何以能发汗散寒解表，亦必"阳加于阴"始能汗，同样，如前汗出机理一节所云，是一个涉及全身脏腑器官经络的复杂过程，是阳气与津液通过纹理网络系统宣发敷布于周身的过程。麻黄发越阳气，桂枝通阳，杏仁利肺气，甘草和中。肺气利，则三焦通，原气方能布于周身；膀胱气化行，经脉通，方能"水精四布，五经并行，合于四时五脏阴阳，揆度以为常"，此时方能"阳加于阴"，腠理开，阳施阴布，汗液出，寒邪散，病乃痊愈。所以，麻黄汤之发汗，同样是一调节全身阴阳升降出入的复杂过程。其他汗法，概莫例外。阴阳和，病自愈。

例 2：表闭热郁（干燥综合征）

郭某，男，56 岁。2002 年 11 月 4 日初诊：3 年前因下肢重度湿疹曾输大量激素（药名不详），渐至全身干燥无汗，虽盛暑及发热时，亦无一丝汗出，燥热殊甚，心中烦乱、急躁、面赤，阵发心速，口、咽、鼻、目皆干，咳嗽痰黏难咳，身重乏力，下肢冷，吞咽难，便可，曾多处求医未效，所处中药皆为清热养阴之品，计 200 余剂。血沉 97mm/h，免疫球蛋白 33g/L，北京协和医院诊为干燥综合征、肺纤维化。予泼尼松 12 片 / 日，定期复查减量。

此次因外感高热不退，邀会诊。诊：恶寒无汗，发热 39.3℃～40.5℃，已八日，头身痛，身沉重乏力，烦躁殊甚，清窍皆干，心率 110 次 / 分。

脉紧而躁数，舌绛干无苔，面赤。

证属：寒束热郁，阴分已伤。

法宜：散寒清热，兼以养阴。

方宗：大青龙汤。

麻黄 12g	桂枝 9g	炙甘草 9g	杏仁 10g
石膏 30g	知母 6g	生地黄 18g	生姜 6 片
大枣 6 枚			

3 剂，水煎，4 小时服 1 煎。

2002 年 11 月 6 日二诊：上药连服 3 煎，只在胸背部见汗，余处无汗，4 年多来首次见汗，欢喜异常。恶寒已解，体温降至 38.3℃，心中躁烦明显减轻。清窍干燥如故，心率 97 次 / 分。脉弦数，舌绛红而干。因其汗出不彻，继予上方改知母 8g、加玄参 18g。

2002 年 11 月 8 日三审：上方连服 3 剂，胸背汗较多，腹部亦见汗，头及四肢皆无汗。恶寒，身痛除，体温降至 37.4℃，心中躁烦减轻，背、胸汗较多，他处仍无，干燥如故。脉滑数而盛。舌绛干。

证属：气血两燔，阴分已伤。

法宜：清气凉血，佐以活血养阴。

方宗：清瘟败毒饮加减。

生石膏 30g	知母 7g	甘草 7g	赤芍 12g
牡丹皮 12g	青蒿 18g	生地黄 15g	玄参 15g
紫草 30g	连翘 15g	水牛角 30g	羚羊角 4g

2003 年 10 月 30 日，迭经 1 年的断续治疗，基本守上方，曾因阳亢加炙鳖甲、生牡蛎；因痰黏难咳，加海浮石、川贝、竹沥水等，共服 150 余剂。血沉降至 24mm/h，免疫球蛋白 23g/L，心率在 70 ～ 80 次 / 分之间。泼尼松减至 10mg/ 日。汗出较多，躯干可湿衣衫，面部及上肢有汗，耳后头部及下肢无汗，干燥现象明显减轻，仅口鼻尚觉微干。心中躁烦及头面热已除。

2003 年 11 月 17 日，噩耗传来，因高热往院。可能是对于患者的关照，用了许多进口的昂贵抗生素，导致二重感染、心衰，住院五日而亡。

按：长年无汗，腠理闭塞，适逢外感，恶寒无汗，发热身重且脉紧，属于寒闭肌表，故予大青龙开其腠理，散其外寒；脉又躁数，心中躁烦，乃热郁于里，故予石膏、知母清之；舌干绛无苔，长期热郁，阴分已伤，故加生地黄，凉血养阴，乃表里双解之剂。

表解之后，脉滑数而盛且舌干绛，故诊为气血两燔、瘀热互结、阴分已伤，转用清瘟败毒饮，清气、凉血、化瘀。因舌干绛，恐方中苦寒之品伤阴，故去之，加青蒿透阴分之热。迭服 150 余剂，诸症方渐减轻，但下肢及后头部始终无汗。

此病吾所见不多，但都有长期服养阴生津之剂而不效的病史。依我管见，有的属阳虚津液不布；有的属瘀血阻塞，三焦不通；有的属瘀热内蕴，煎烁阴液，非必津液不足，故而养阴生津而不效，当辨清干燥之病机，因证施治方效。此例虽确诊为干燥综合征，但从中医辨证角度来看，脉紧而躁数，即属于寒束热郁，至于散寒解表发汗，清透郁热，不必为西医诊断所囿；亦不要蹈干燥即津液不足的僵死套路，一切皆须辨，皆须观其脉证，知犯何逆，随证治之。

例 3：外感发热

马某，男，5 岁。1995 年 1 月 28 日傍晚诊：上午开始发热，傍晚发热至 39.5℃，须臾再测，升至 39.7℃，手足凉、无汗、头痛、恶心、流涕、舌略红苔白，脉沉而躁数。两代单传，举家惊慌，急欲住院，又届春节，亦颇踌躇。余告勿虞，不必住院，及时服药即可。因其脉虽沉数而躁，但躁急未甚，中有和缓之象，料不至有大变。

证属：风温袭肺。

法宜：宣肺透热。

方宗：新加升降散。

僵蚕 8g   蝉蜕 3g   姜黄 5g   大黄 4g

淡豆豉 10g   焦栀子 6g   连翘 12g   薄荷 5g

竹叶 4g

2 剂，嘱 4 小时服一煎，温覆，避风寒。

翌晨再诊，前半夜服两煎后已通身见汗，身热渐降，肢端转温。后半夜汗出不断，今晨身热已退，脉亦趋静，已思食。因脉未全静，余热未靖，嘱把所剩一剂服完。次日已外出玩耍，一如往昔。

按：判断外感发热的病势、转归，主要有两项指征，一是测汗，一是测脉。测脉法，《内经》《伤寒论》论述甚多，以脉贵和缓，"脉若静者为不传"。测汗法为叶天士所创，首载于《吴医汇讲·温证论治》，曰"救阴不在补血，而在养津与测汗。"后该篇收入《温热经纬》中，王孟英据种福堂本改为"救阴不在血，而在津与汗"。将"测"字删除，不仅湮没了叶氏测汗法这一重要学术思想，而且使原文晦涩难明。

汗有正汗与邪汗之分，据以测病之汗，是指正汗。所谓正汗，标准有四：微微汗出、遍身皆见、持续不断、随汗出而热减脉静，四者相关，缺一不可，此即正汗；所谓邪汗，恰与正汗相对，大汗或无汗、仅头部汗出而非遍身皆见，阵汗而非持续不断、汗出热不衰脉不静，或汗止又作寒热。测汗法，理论肇源于《伤寒论》。太阳中风本自汗出，然于桂枝汤将息法中，五次以汗出作为判断病情转归的唯一指征，曰不汗，后服小促其间；不汗昼夜服之；又不汗乃服到二三剂云云。孜孜以求者，正汗也，只要此正汗出，标志营卫已然调和，纵有发热、头痛等症，必将随之而解，已不足虑。此即以汗测证，亦即测汗法。

测汗法广泛适用于外感热病的各个阶段。邪入气分时，热与糟粕相结，阻于肠腑，气机不通，可灼热无汗或仅手足濈然汗出。通下之后，热结一开，气机畅达，阳可布，津可敷，反可见遍体津津汗出，此即正汗。孰能谓大承气汤为发汗剂？此为里解表和、阳施阴布的结果，诚不汗而汗者也。甚至气分无形热盛之白虎汤证，虽有大汗出，此乃邪热炽盛迫津外泄之邪汗，予辛凉重剂之白虎汤后邪热渐衰而大汗渐敛，转而可见遍体持续微汗，此即正汗。营血证时，热闭更深，热灼阴伤，见灼热无汗，透其营热或凉血散血，滋其阴液，亦可转遍身津津汗出。正如章虚谷所云："测汗者，测之以审津液之存亡，气机之通塞也。"

例 4：刚痉（高热惊厥）

孙某，男，2.5 岁。1978 年 3 月 5 日诊：昨因玩耍汗出感受风寒，于晨即恶寒发热，喷嚏流涕，体温 39.8℃，灼热无汗，头痛烦躁，手足发凉，突然目睛上吊，口噤手紧，抽搐约 3 分钟。今晨来诊。见面色滞，舌苔白，脉弦紧数，诊为刚痉。予荆防败毒散加僵蚕 2 剂，3 小时服 1 煎。翌日晨，周身汗出热退，抽搐未作。

按：痉证的基本病理改变是筋脉拘急。正如《内经》所云："筋脉相引而急，病名曰瘈。"尤在泾云："痉者强也，其病在筋。"吴鞠通于《温病条辨·解儿难》论痉篇中更明确指出："痉者，筋病也。知痉之为筋病，思过半矣。"真是一语破的。抓住痉为筋之病这一本质，就掌握了理解痉证的关键。痉证勿论寒热虚实，轻重缓急，各种不同原因所诱发，皆因筋脉拘挛所致。没有筋的拘挛牵引，就不会发生痉病。

筋脉的柔和，须阳气的温煦，阴血的濡润，二者缺一不可。造成阳气不得温、阴血不得濡的原因，不外虚实两大类。实者，或为六淫、痰湿气血阻于经脉，或因惊吓、恚怒、忧思、虫积、食滞等扰乱气机，使阳气不布、阴血不敷，筋脉失养而拘急为痉；虚者，可因正气素虚，或邪气所耗，或汗、吐、下、失血，或因误治伤阴亡阳，使阴阳气血虚弱，无力温煦濡养筋脉，致筋急而痉。

治痉之法，要在祛除致痉之因，此"治病必求其本"之谓。诚如吴鞠通所言："只治致痉之因，而痉自止，不必沾沾但于痉中求之。若执痉以求痉，吾不知痉为何物。"

此案之痉，乃汗出腠理开疏，风寒袭于肌表，致腠理闭郁，邪壅经络，阴阳气血不能畅达，致筋失温煦濡养而痉。治当宣散表邪，祛其壅塞，气血通达，其痉自止。方用荆防败毒散而未用葛根汤者，二者机理相通，唯败毒散较和缓些，少些偏弊，于稚嫩之体更相宜。

例 5：热极生风

周某，男，1 岁。1964 年 5 月 12 日诊：一周前发热出疹，疹没已三日，身热不退，体温 39℃～40℃，甚至更高，昨日抽搐 3 次，予抗生素、镇静剂、输液、降温等未效，昨夜今晨又抽搐四次，乃邀会诊。诊见灼热无汗，头项后屈，哭闹烦躁，时目睛上吊，口紧，舌红苔黄少津，脉数疾。

诊为热极生风，津液已伤，予泻青丸加减。

| 龙胆草 2g | 栀子 4.5g | 川芎 1.5g | 生地黄 7g |
| 僵蚕 6g | 钩藤 6g | 全蝎 3 个 | |

次日仍抽，上方改栀子 6g，加生石膏 12g，羚羊角 1.5g（先煎）。1 剂减，2 剂止。后予养阴清热、平肝息风之剂调理而愈。

按：以其脉数疾、舌红、身灼热，断为热极生风。肝主风，故此风乃肝热不得透达，成肝经郁热化风。故予泻青丸清透肝经郁热，热清则风息。转以养阴清热，因热盛阴伤，热退后阴伤显露。

例6：喘（腺病毒肺炎）

董某，女，10个月。1965年4月1日会诊。患腺病毒肺炎，高热7日不退，现体温39.7℃。咳喘痰鸣，呼吸气憋，烦躁惊怵，腹微胀满，便稀而黏，日五六行。脉浮数有力，舌红苔薄少津，唇干暗紫。

属浊邪闭肺，肺热下移大肠。予升降散合葛根芩连汤加味：

僵蚕 6g	蝉蜕 2g	姜黄 3g	川大黄 2g
葛根 4g	黄芩 3g	黄连 3g	连翘 7g
杏仁 2g	桔梗 3g	羚羊角 1g	

2剂，不拘次数频服。

4月2日二诊：药已服尽，昨夜身见微汗，今晨体温38.4℃，咳喘稍平。原方加芦根10g，再进两剂。

4月3日三诊，遍身汗出，手足皆见。身热37.3℃，呼吸已不憋气，咳喘大减，尚有痰声，思食，喜睡。脉虽尚数已见缓，舌红苔少。拟养阴清热以善后。

芦根 10g	前胡 4g	冬瓜仁 10g	石斛 6g
炙杷叶 4g	瓜蒌皮 5g	石膏 5g	杏仁 3g
麦冬 4g	竹叶 3g		

3剂，药尽而愈。

按：腺病毒肺炎，属中医学"咳喘""肺胀"范畴，虚实寒热皆有之。此例为温邪闭肺，表气不通，咳喘无汗；肺热下移大肠而作利。前云郁热之脉当沉而躁数，本案脉浮数有力，何以亦入于火郁之中？概郁重者，脉当沉而躁数。然热郁而伸时，脉可渐浮起，此时脉虽已浮，亦里热外淫，已有外达之势，但其本仍是郁热在里，故咳喘气憋，仍当清透。故方取辛凉宣达肺郁，苦寒清泄里热。俟遍身汗出，则邪热透达，里解一和。

腺病毒肺炎，主要藏结在于肺闭。多伴高热、咳喘、痉厥、肺实变、或并心衰、胸腔积液、心包积液等。其病机，乃虚实寒热，表里阴阳皆有，不可概以温病论之。

例7：麻疹肺炎

司马某，女，1.3岁。1964年4月7日诊。发热已6日，颈项及耳后疹密而紫黯，身躯疹稀少。咳喘气粗，烦热渴饮，下痢赤白，日十余行。脉数大，舌红苔黄腻。

此热毒夹滞壅结于内，疹出不透。急当清泄热毒，畅达气机，佐以消导，予增损双解散加减。

僵蚕 7g	蝉蜕 3g	姜黄 4g	酒大黄 3g
桔梗 4g	防风 3g	薄荷 3g	茅根 6g
黄芩 4.5g	黄连 4.5g	栀子 4g	石膏 8g
紫草 10g	槟榔 4.5g		

1剂，疹即出透，喘、痢、热皆减。

按：《医宗金鉴》云："疹宜发表透为先，最忌寒凉毒内含。"麻疹贵在出齐，疹色红活，使郁伏于内之疹毒尽达于表而解。若过用寒凉，必冰伏气机，表气郁遏，疹不能达。即或疹乍出，过寒亦使疹没，疹毒转而内攻，喘闷痉厥，变证丛生。然热毒盛者，又当断然清透，不可因循跼躅。此例于甫露即暗紫，热毒内盛明矣。郁热上攻于肺而作喘，夹滞下迫大肠而为痢。热毒壅遏，气机不畅，疹不能透发。予双解散，内清外透，使热分消，加紫草以活血散瘀。毒热得透，疹即出齐，喘利顿减。

例8：大头瘟

王某，女，22岁。2004年9月10日初诊，头面及颈皆红肿热痛痒，目肿难睁，恶寒发热，体温38.7℃，咽痛，扁桃体肿大，口干，不欲食，臂起红疹，痒，便稀，日二三次。脉沉弦数。舌红苔白。

证属：少阳郁火。

法宜：宣透郁火。

方宗：普济消毒饮主之。

黄芩 9g	黄连 8g	牛蒡子 9g	桔梗 9g
板蓝根 12g	升麻 6g	柴胡 8g	马勃 4g
连翘 15g	僵蚕 12g	蝉蜕 6g	姜黄 8g
川大黄 3g	荆芥 5g		

4剂，水煎服，1日3服。

2004年9月13日：药后肿消，寒热除，咽尚痛。脉转弦软，舌嫩红。

上方加党参10g，黄芪10g，生地黄12g，麦冬10g。

4剂，水煎服。

按：此案头面皆红肿，寒热，状似大头瘟，脉沉弦数，故诊为少阳郁火上攻。"火郁发之"，故予清透少阳经之郁火，火散而症除。邪退而脉软、舌嫩红，乃气阴已伤，故加益气阴之品，继清余热，防炉烟虽熄，灰中有火而复热。

例9：发颐神昏

刘某，男，11岁。1993年5月12日诊：5日前患腮腺炎，右颊部肿大，高热不退，已住院 3 日，体温仍 40.5℃。昨晚出现惊搐、谵语、神识昏昧。其父母与余相识，异常焦急，恳请往院诊视。碍于情急，姑以探视身份赴院诊治。脉沉数躁急，舌暗红苔薄黄而干。大便二日未解，睾丸无肿大。

证属：热郁痉厥。

法宜：清透郁热。

方宗：新加升降散加减。

僵蚕 9g	蝉蜕 3g	姜黄 5g	大黄 4g
淡豆豉 10g	焦栀子 7g	黄芩 8g	连翘 12g
薄荷 5g	马勃 1.5g	板蓝根 10g	青蒿 12g

2 剂，神清热退，颐肿渐消。

按：此为热郁少阳，少阳郁火循经上行而发颐。少阳枢机不利，郁热不得透达，逼热内陷心营而见谵语、悸搐、神识昏昧。经云"火郁发之"，王冰以汗训发，过于褊狭。发乃使郁火得以透发而解之意。景岳喻为开窗揭被，赵绍琴老师喻为吃热面，须抖搂开热才可散。火郁的治则，赵绍琴老师总括为"祛其壅塞，展布气机"，使气机畅达，热自易透达于外而解。

如何"祛其壅塞，展布气机"？视其阻遏气机之邪不同，部位之异，程度之别而祛之。寒邪者当辛温散之，湿邪者当化之，气滞者当疏之，热结者当下之，瘀血者当活血祛瘀。邪去气机畅达，郁火自易透于外而解。

透邪固为其要，然既有火热内郁，亦当清之，故余治郁火，概括为"清透"二字。透者，即祛其壅塞，展布气机，清者即清泄郁伏之火热。郁火之清，不同火热燔灼者，不能过于寒凉，以防冰伏气机，使郁热更加遏伏，必以透为先，佐以清之。

此案是少阳郁火，内逼入心。法以透散少阳郁火为主，热得透达，神自清。王孟英曰："凡视温证，必察胸脘，如拒按者，必先开泄。""虽舌绛神昏，但胸下拒按，即不可率投凉润，必参以辛开之品，始有效也。"柳宝诒亦云："凡遇此等重症，第一为热邪寻出路。"邪虽入营，以其郁热未解，不可率用凉开，亦必求其透转，疏瀹气机，透发郁火。

例 10：阳明腑实

张某，男，53 岁，干部。1977 年 4 月 22 日诊：高热 40℃，入院后又持续 10 天。曾做了各种检查，未明确诊断，仍是高热待查，用过多种高级抗生素，热依然不退，请余会诊。灼热无汗，头痛肢凉，口舌干燥，腹胀满疼痛拒按，大便已 7 日未解，舌红苔燥黄，脉沉实数。

此典型的阳明腑实，予调胃承气汤加味。

| 生大黄 12g | 芒硝 30g | 玄参 30g | 生甘草 6g |

2 剂, 6 小时服一煎。

下午开始服药, 仅服 1 剂便解, 初为便硬, 后为溏便, 共便 3 次。腹胀痛顿轻, 周身微微汗出, 身热渐降。至夜半体温已降至正常, 翌晨病若失。嘱余剂停服, 糜粥调养, 勿油腻厚味, 恐食复。

按: 阳明热结, 身热燔灼, 必逐其热结。腑气通, 气机畅, 津液乃布, 反见津津汗出, 此乃正汗, 标志里解表和, 故身热渐退。承气汤原非汗剂, 然服之反汗出津津, 乃不汗而汗者, 属广义汗法。热退之后, 疲乏无力, 乃壮火食气所致。此时切忌厚味滋补, 恐为食复。

例 11: 邪伏募原

曹某, 女, 22 岁, 学生。2001 年 8 月 17 日上午诊: 高热 40℃, 持续不退已 9 日, 血象偏低, 已排除伤寒病、肺部感染、泌尿系感染、肝胆疾病, 未能明确诊断, 仍是高热待查。已用多种抗生素, 包括进口昂贵抗生素, 均未控制发热, 诊时见高热、阵汗出, 汗后恶寒发热, 头身痛, 恶心不食, 日下利二三次, 脉濡数, 苔厚腻微黄。

此湿热遏伏募原, 予达原饮治之。

川厚朴 9g	常山 6g	草果 8g	焦槟榔 10g
青蒿 15g	青皮 10g	黄芩 9g	知母 6g
石菖蒲 9g	藿香 12g		

2 剂, 水煎服, 嘱 8 小时服 1 煎。

8 月 18 日上午二诊: 服完 1 剂即遍身汗出, 一夜持续未断。今晨药已服完, 体温已然正常, 舌苔未净, 继予六和定中加消导之品用之而愈。

按: 达原饮出自吴又可《温疫论》, 秦伯未老师增补的汪昂《汤头歌诀正续集》与吴氏之达原饮有出入, 余临床所用者为秦伯未老师增辑之达原饮。

邪伏募原, 表里阻隔, 高热恶寒, 汗出, 头身痛等, 非一般芳香化湿所能胜任。达原饮中常山、草果、厚朴、槟榔等, 溃其募原伏邪, 石菖蒲、青皮开痰下气, 黄芩、知母和阴清热, 甘草和之。对于湿热蕴阻高热不退者, 达原饮疗效非常显著, 常可 1 ～ 2 剂即退热。该方较之藿香正气、三仁汤、六合定中等方雄烈。

余掌握此方的应用指征有二: 一是脉濡数, 或濡滑数大, 必见濡象。濡即软也, 主湿, 非浮而柔细之濡; 二是苔厚腻而黄, 或厚如积粉。见此二征, 不论高热多少度, 恶寒多重, 头身痛多剧, 或吐泻腹胀等症, 皆以达原饮加减治之, 每获卓效。此案住院 8 日, 已耗资 6000 元未果, 而服 2 剂达原饮, 尚不足

10 元，病家深感中医之卓效，西医大夫亦争相传抄。

例 12：湿热遏伏募原

王某，女，67 岁。2002 年 9 月 4 日初诊：发热寒战，体温在 40.8 ～ 42℃ 之间，已 3 个月。寒战时，虽盖三床被仍恶寒。住院经服药、输液未效。头昏沉，胸脘痞闷，恶心不食，尿频急，腰痛，便日二三次，不稀。

血压 140 ～ 200/90 ～ 100mmHg。尿蛋白（+++）。

住院考虑肾病，拒绝肾穿出院。

脉沉数有力，寸旺。舌红苔黄腻。

证属：湿热遏伏募原。

法宜：溃其伏邪，开达募原。

方宗：达原饮主之。

川朴 9g	常山 7g	草果 8g	槟榔 10g
青蒿 30g	菖蒲 9g	青皮 9g	知母 7g
黄芩 12g	藿香 12g		

3 剂，水煎服。1 日 3 服。

2002 年 9 月 7 日：药后汗出，近虽未热，但脉仍沉伏而数，舌苔仍黄厚。湿热遏伏未解，恐其复热，上方 4 剂，继服。

2002 年 9 月 11 日：未发热。

脉沉数，两寸浮大，大于关尺三倍，舌红苔黄厚，面潮红。

尿蛋白（++），血压 140/90mmHg。

证属：湿遏热伏，郁热上冲。

上方加大黄 5g，栀子 12g，石膏 30g。

2002 年 9 月 2 日：上方加减，共服 15 剂。未再热，已无何不适。

尿蛋白（±），血压 140/90mmHg。

脉沉滑数。舌可，中尚有黄腻苔。

仍予清利湿热。

宗：甘露消毒丹加减。

茵陈 18g	白蔻仁 6g	藿香 12g	滑石 15g
川木通 7g	菖蒲 9g	连翘 12g	白茅根 15g
金钱草 15g	益母草 15g	苍术 9g	黄柏 6g
栀子 10g			

上方共服 14 剂，未再热，停药。

按：湿热相搏，"身热不扬"，此话多解为身热不高，此乃衍文敷义。湿热相搏者，照样可高热，而且可高热稽留，此案即是。身热不扬，当作热象不甚张扬解。如热盛当脉数、烦躁、口渴引饮，面赤、便干、溲赤等；而湿热相搏者，相对脉缓，表情呆滞，渴不喜饮，面垢、便溏、溲浊等，此即身热不扬。因热为阳邪，而湿为阴邪，湿热搏结，互相掣碍，又相互为疟，湿遏热伏，热蒸湿横，难解难分。

此案寒热，乃湿热搏结，阻隔募原，表里不通，经久不愈。募原外近肌肉，内近胃腑。必溃其募原之伏邪，使表里通达，热透乃愈。而溃其伏邪者，非达原之燥烈莫属。三仁汤等方，虽亦清化湿热，但力薄难溃募原伏邪。吴鞠通谓达原饮过于燥烈，实未识此方之妙。

服达原饮后，湿热挫，伏热得透，勃然上冲，致阳脉浮大，甚于关尺三倍，呈关格之势。阳虽大，按之有力，非阳上脱，故不足虑。乃湿缚乍松，湿热虽稍挫，仍然遏邪，伏热不得外达而上冲。法当清其上冲之热，折其势，予原方加石膏、栀子清泄，加大黄泄热下行。三诊热退，寸脉平，然湿热未靖，继予甘露清毒丹清利湿热。

例 13：邪伏募原

贾某，男，71 岁。2003 年 3 月 5 日初诊：发热已 14 个月，体温波动在 38.5～40℃之间，十几日发作 1 次。先寒战，继而发热，发热可持续数小时，热后汗出热渐退，热高时服退热药，每次发作可持续 2～5 日。热时头痛身痛，胸脘满闷，不欲食，恶心未呕，口干饮少，无力，大便可，溲频数。先后住院 6 次，做过很多检查，未能确诊，都是高热待查。

脉滑大有力。舌淡嫩暗，苔厚腻微黄。面色萎黄，即刻体温 39.2℃。

证属：湿热阻遏募原。

法宜：化湿清热，开达募原。

方宗：达原饮主之。

厚朴 10g	常山 8g	草果 8g	槟榔 10g
菖蒲 9g	黄芩 9g	知母 7g	青皮 10g
柴胡 12g	半夏 12g	党参 12g	苍术 12g
青蒿 18g			

3 剂，水煎服，1 日 3 次。

2003 年 3 月 8 日：药后未热，小腹有向内抽紧的感觉，但不难受。

脉滑濡稍大。舌质如上，苔退大半。

虑其久病，正气已虚，不耐寒凉，故上方去黄芩、知母。四剂，每日一剂。

2003 年 3 月 15 日：昨又发热 38.2℃，未恶寒，服感冒胶囊两粒，汗多不止，热退。不欲食，无力，便干结。

脉濡滑。舌淡暗，苔白，厚苔已退。面萎黄。

以其脉濡、舌淡、色萎黄，服感冒胶囊后汗出不止，乃湿热退，阳气不足之象显露，方改益气温阳化湿。

黄芪 12g	党参 12g	白术 10g	柴胡 8g
升麻 5g	当归 15g	陈皮 9g	半夏 10g
黄芩 8g	炮附子 12g	干姜 6g	

4剂，水煎服。

2003年3月19日，热退。昨日呕吐4次，为黏涎夹食。现头晕、心烦、无力、胸脘满，得嗳则舒，便已下。

脉濡滑。舌淡嫩稍暗，苔白润。

证属：饮蓄于胃。

法当：温阳化饮。

方宗：苓桂术甘合附子理中汤。

桂枝 12g	茯苓 15g	白术 12g	干姜 7g
炮附子 12g	红参 12g	半夏 12g	陈皮 8g

2003年4月9日：上方共服21剂。断续尚有发热，一般在38℃以下，发热时间较短，约半日自行缓解。精神、体力较前增，胸脘已不闷，仍不欲食，频欲便。素咳多痰，自服药后已差。

脉弦数而虚。舌淡红，苔少。唇淡，面黄。

继予上方加升麻 6g，黄芪 12g，肉桂 6g。

2003年5月8日：上方共服28剂。已半月未热，症除，精力已复，食增。脉缓滑，面已不晦。

嘱服人参养荣丸1个月，善后。

按：湿热遏伏募原，发热年余未愈，可谓病势缠绵。初诊，脉滑大有力，乃邪盛之脉。脉实证实，故予达原饮开达募原，以祛邪为主，虑其久病正虚，加党参以兼顾正气。二诊，湿热见退，随之虚象显露，小腹抽紧，乃寒之收引所致。本当转而温补，又恐"炉烟虽熄，灰中有火也"，故仍予达原饮去黄芩、知母。三诊改益气温阳化湿。四诊呕吐痰涎，乃素有痰饮改从温阳化饮。

湿热已去，何以仍断续发热？此正虚，乃阳气易动而热。同为热，初诊脉实，为邪盛而热，祛邪退热；邪退仍断续发热，因脉已虚，乃正虚发热，故温补之。不可囿于效不更方，当谨守病机。

例 14：气分郁热

郭某，女，56 岁。2005 年 8 月 28 日初诊：昨日中午发热，即刻体温 39℃，已不恶风寒，头痛，口鼻如喷火，咽痛，咳痰，流清涕，自汗，便干。

脉弦滑数且大，舌红，苔黄厚而糙。

证属：气分暑热，气机失疏。

法当：清泄气分暑热，透邪外达。

方宗：白虎汤合升降散。

僵蚕 12g	蝉蜕 5g	姜黄 9g	川大黄 5g
石膏 30g	知母 8g	甘草 6g	

3 剂，水煎服，1 日 3 服，两日服尽。

此人系本校职工，相邻而居，知药尽而愈。

按：时值 8 月，暑热较盛。暑热伤气，故初起迅即但热不寒，呈气分热盛状，脉滑数而大，乃邪盛病进，热邪正炽。热淫肌肤而身热，热迫津泄而自汗，热逼于上而头痛、咽痛、口鼻喷火，热迫于下而便结，故以白虎清透气分之热。白虎乃辛凉重剂，辛能行、能散，能解郁，故吴鞠通谓"白虎达热出表"，实亦含透热外达之意。

脉弦者，弦主郁，气机尚欠疏达。气机不畅，热无以透。白虎虽有透邪之意，但毕竟长于清热，透达力弱，故增升降散，助白虎透热之力。且升降散中有大黄，逐热下趋，给邪以出路。二方相合，既清、且透、且下，务使热邪透达而解，药尽而愈。

例 15：阳明热盛，肾水不足

周某，女，24 岁，学生。2004 年 1 月 2 日初诊：发热四日，始恶寒，半日后即但热不寒，头痛烦躁，口渴自汗，恶心不食，经未行，便尚可，输液三日仍发热，即刻体温 39.1℃。

脉洪数尺细。舌红而干，无苔。

证属：阳明热盛，肾水已亏。

法宜：清阳明，滋肾水。

方宗玉女煎主之。

生石膏 40g	知母 7g	生甘草 8g	粳米一把
生地黄 18g	麦冬 15g		

两剂，1 日 3 服。

药后热退，欣喜来告。

按：发热始恶寒，邪尚在表；化热入里，则但热不寒，脉洪数，乃阳明经热之脉，主以白虎汤。时值隆冬，本应用寒远寒，但有是证亦用是药，有故无殒，仍重用石膏40g。尺减，舌干红，水已亏，故加冬地，金水相生，此方即玉女煎去牛膝。

例16：金水交困

某，女，65岁。2005年4月22日初诊：发热已年余，体温在37.2℃～38.5℃之间，喘而多痰，胸胁觉热，热则胸部多汗，心中慌乱，寐少，日行三四小时，便干。

脉左弦细数，右脉寸细关旺而虚，尺弦细。舌红绛无苔。

证属：金水交困，肝木失柔，反侮肺金。

法宜：金水相生，柔肝敛肝。

处方：

麦冬12g	炙百合15g	干地黄12g	沙参15g
白芍15g	山茱萸15g	牡丹皮10g	乌梅7g
炙鳖甲18g	败龟甲18g	生牡蛎18g	五味子5g

6剂，水煎服。1日3服。

2004年5月18日：上方加减，共服25剂，热退，喘减，痰少，胸胁未热，寐好转，便已不干。

脉尚细数，舌嫩绛苔少。

上方加炒枣仁30g，地骨皮15g，阿胶15g。

7剂，水煎服。未再来诊。

按：发热经年，阴分已伤，寸尺细数，乃金水交困；关弦浮旺而虚者，乃水亏肝阴虚，肝阳亢。阴亏阳旺则热，木亢反侮肺金则喘。多痰者，津化为痰，正水反亏，故阴亏多痰并见。肺为水之上源，肾为水之下源，金水交困，故上下同滋。水亏肝旺，滋水敛肝，故加三甲、乌梅、五味、白芍、山茱萸，滋肝、敛肝、平肝。症虽减，本未复，恐日后再发。

滋肝敛肝，似与透达郁热不符，何以亦称郁热？此乃正虚邪陷阴分，欲使深陷之热能透达而解，必持正以祛邪，故亦属郁热。

例17：阴虚发热

李某，女，37岁，西医大夫。2001年8月25日就诊：体温38℃左右，持续不退已月余，曾用西药无效，前来求治。

体温早上37.3℃，下午38℃左右已月余，伴有五心烦热，由胸至咽喉发热，口腔舌热难忍，舌伸出口外方觉好受，鼻腔热，自觉呼出之气也是很热，周身肌肤也觉灼热，睡眠欠佳，纳呆，二便正常，舌红少苔，脉细数。

证属：阴虚发热。

法宜：滋阴清热。

方用秦艽鳖甲散加减。

秦艽 10g	地骨皮 15g	柴胡 8g	青蒿 30g
当归 10g	石斛 15g	麦冬 10g	生牡蛎 30g
牡丹皮 15g	乌梅 10g	知母 8g	鳖甲 15g（先煎）

2 剂。

9月1日二诊：药后睡眠好转，纳增，便溏，他症如前，舌红，苔薄白，脉细数。上方加生龙牡各30g，4剂。

9月5日三诊：药后腹泻日3次，口舌鼻咽喉热以及肌肤热均减，但五心仍烦热，舌红减，舌苔薄白，脉细数，体温已降至37.4℃左右。

秦艽 10g	鳖甲 20g	地骨皮 20g	柴胡 8g
青蒿 30g	牡丹皮 10g	山药 15g	生牡蛎 30g

3 剂。

9月10日四诊：五心烦热及周身各处之热均明显减轻，大便正常，舌尖红，苔薄白，脉细无力，上方再进7剂。

9月22日五诊：症状均已消失，体温恢复正常已7天。

按：该患为阴虚内热，虚火上炎则咽鼻口舌发热；虚热蒸于外，则肌肤热，体温升高；热扰心神则睡眠欠佳，阴虚内热则五心烦热，舌红少苔，脉细数。治用青蒿鳖甲散治之，方中秦艽辛散苦泻，散风除湿，去骨蒸劳热；地骨皮清热凉血，散表邪清里热，去汗除蒸；秦艽、地骨皮合用，能散内热而除蒸；青蒿苦寒清热，芳香透散，可使阴分伏热由阴分透出阳分，《本草图经》曰："青蒿治骨蒸劳热为最。"

柴胡透表泻热，可解肌热而升阳；牡丹皮清热凉血，除蒸退热，《本草纲目》说牡丹皮"治血中伏火，除烦热"；麦冬、生地黄养阴，清心除烦；石斛生津养阴，除虚热；知母滋阴降火，当归和血；鳖甲与生牡蛎，育阴潜阳，治阴虚发热，骨蒸劳热，潜降上炎之火，而疗口舌咽鼻之热，牡蛎并能安神；乌梅味酸，能生津，引诸药入骨，涩肠止泻。全方共奏滋阴退热，除蒸之功。服药过程中，出现腹泻症状，系因当归、知母、麦冬等均有润肠通便之功，虽有乌梅止泻，但力薄难当，故下方去掉这些药，而加山药，因山药甘平且有涩性，能补气养阴，健脾止泻，药后大便即正常。

例18：阴虚发热

广某，男，22岁。1981年4月3日初诊：两年前患支气管肺炎，住院治愈。

出院后经常感冒发热，体温在 38℃～39℃，干咳少痰，痰不易出，易汗出。查肺正常，血象不高，结核试验阴性，服消炎药无效，服解热镇痛药体温可暂降，旋又升高，精力不济，食欲不振。

脉弦细，两寸虚大，舌红少苔。

证属：肺阴虚。

法宜：养阴润肺。

方宗：百合地黄汤主之。

炙百合 20g　　干地黄 15g　　沙参 15g

1981 年 5 月 12 日：上方共服 27 剂，未再发热，咳止汗敛，精力转旺。脉平。

按：脉细乃阴虚，寸虚大乃阳浮于上。肺合皮毛，肺气虚，可腠理不固而易感外邪；肺阴虚者，亦可腠理不固而外邪易入。养肺阴，使阴阳调和，腠理自固。此人为部队休干所卫生员，彼此谂熟，于转业前辞行，云一年多再未发热。

例 19：阴虚外感

高某，男，9 岁。2005 年 12 月 24 日初诊：夙有喘疾，昨发热 38.8℃，不恶寒，嚏、涕、喘、头痛，遇光脑门痛。

脉浮弦细数且劲，按之减。舌红少苔。

证属：阴虚阳亢。

法宜：滋阴潜阳。

方宗：加减葳蕤汤主之。

葳蕤 12g	白薇 7g	桔梗 6g	豆豉 10g
青蒿 12g	麦冬 9g	沙参 12g	干地黄 10g
桑白皮 9g	地骨皮 10g	桑叶 7g	天花粉 10g
生牡蛎 15g	炙鳖甲 15g	败龟甲 15g	

4 剂，水煎服。1 日 3 服。

2005 年 12 月 28 日：药后第二日热退，头痛止，喘平。脉弦虚，尺不足。因夙有喘疾，屡作，故补脾肾以固其本，防喘再作。

败龟甲 40g	蛤蚧 2 对	熟地黄 40g	山茱萸 40g
山药 40g	党参 30g	云苓 30g	炙黄芪 30g
白芍 40g	五味子 15g	款冬 30g	紫菀 30g
炙百合 40g	麦冬 30g		

一料，收膏。早晚各一匙。

按：脉弦细数且劲，细数乃阴虚；弦且劲，乃阴虚肝风萌动。外感初起即见此脉，料其平素乃阴虚阳亢之体。

时逢隆冬，外感本应由风寒所客，然发热不恶寒，知非表寒证。外邪侵袭，随人而异，素体阴虚阳亢，即使感受风寒，亦随阴虚阳亢而化。中医的病因，是推断性的，是"审证求因"，是根据临床表现而推断病因。"证"又何来？证主要据脉而定。《伤寒论》各篇皆云"辨某某病脉证并治"，一病分若干证，而每证的确定，依脉而断。此案脉弦细数且劲，故诊为阴虚肝风萌动。阴虚阳亢而热，喘亦因阳亢上迫于肺而作。治当滋阴潜阳，因无合适成方，所以取加减葳蕤汤加减，方中合沙参麦冬饮、百合地黄汤养阴退热，三甲平肝潜阳，桑皮、地骨皮取泻白散意，降肺气亦佐金平木。

例20：热陷阴分

王某，女，35岁。2006年7月4日初诊：断续发热已3年，体温在37.5℃～39.5℃，间隔四五日或八九日即热，以日暮为著。热时不恶寒，持续三五日，服药、输液后缓解。曾多方检查，无明确诊断。心烦、寐差、乏力、口臭、乳癖、多唾、肢麻痛、牙龈肿，食、便可。

脉弦细数，舌红绛少苔。

证属：热入阴分。

法宜：透达阴分伏邪。

方宗：秦艽鳖甲散主之。

青蒿 18g	鳖甲 30g	地骨皮 15g	银柴胡 10g
知母 6g	牡丹皮 12g	秦艽 10g	青皮 9g
海藻 15g	玄参 15g		

2006年7月25日：上方共服21剂，一直未再热，精力较前好。肢尚麻，脉弦，舌红润。上方加海风藤18g，鸡血藤18g。

14剂，水煎服。

按：以其脉细数，舌红绛少苔，且发热日暮为著，故断为热伏阴分。伏热内扰而心烦寐不安，上灼而龈肿、口秽，阴虚失濡肢麻痛。予秦艽鳖甲散，透散伏郁阴分之邪；加青皮、海藻疏肝软坚，兼顾乳癖。二诊因肢仍麻，加藤类以通经脉。连服21剂，阴分伏邪透散，未再热，脉已起，舌亦转红润。病有转机，再予14剂以固疗效。

例21：气虚相火旺

刘某，男，51岁，2009年11月30日就诊：患者发热10天，体温37.9℃～39℃，不觉恶寒。咳嗽，后半夜较重，痰鸣，不欲食，恶心，无汗，便可。舌稍暗晦，苔白，脉浮弦数，沉取阳脉无力，尺弦细数。

证属：阳气虚，肾水亏。

方宗：理阴煎和补中益气汤加减。

熟地黄 40g	当归 12g	炮姜 7g	生晒参 12g
黄芪 12g	白术 12g	升麻 6g	柴胡 9g
知母 6g			

5剂，水煎服，1日，3服。

2009年12月4日二诊：患者白天发热，体温39℃左右，最高达39.7℃，夜间不热，恶寒不著，无汗，仍咳嗽痰多，头晕，近两日加重，恶心，无食欲，每日能睡三四个小时，脉舌同上。仍宗前法。

方宗：理阴煎和补中益气汤加减。

熟地黄 40g	山茱萸 30g	当归 12g	干姜 7g
肉桂 5g	炙甘草 9g	黄芪 12g	红参 10g
白术 10g	升麻 7g	柴胡 9g	葶苈子 12g
泽泻 15g			

5剂，水煎服，1日3服。

2009年12月8日三诊：患者汗出发热减轻，体温37.4℃，咳嗽加重，咳剧时出汗，痰多，头晕，咳不成寐，便稀日两次，脉浮取弦数，沉取阳无力，促数急，舌晦。上方加茯苓15g、半夏12g、前胡12g。7剂，水煎服，1日2服。

2009年12月14日四诊：患者目前体温36.8℃，无力，须搀扶而行，不欲食，咳嗽，痰多，有汗，舌嫩红少苔，润。脉弱无力，左尺弦细数无力，右尺已平。

证属：阳气虚馁，肾水未复。

法宜：益气温阳，佐以益阴。

熟地黄 28g	山茱萸 12g	当归 12g	干姜 8g
红参 15g	炮附子 15g（先煎）	炙甘草 9g	

7剂，水煎服，1日2服。

2009年12月21日五诊：患者未再出现发热，咳嗽减轻，食增，大小便正常，舌同上，脉阳弱，尺尚细数。

证属：阳气虚馁，阴水未复。

上方加五味子7g，龟甲25g（先煎）。

7剂，水煎服，1日2服。

2009年12月28日六诊：患者未热，咳轻，痰少，食增，精力增，头晕紧，他尚可。舌嫩绛，苔白少剥，脉阳弦细无力，尺弦细。

熟地黄 28g	山茱萸 12g	当归 12g	干姜 8g
红参 15g	炮附子 15g (先煎)	炙甘草 9g	炙黄芪 12g
茯苓 15g	五味子 7g		

14 剂，水煎服，1 日 2 服，进一步调理而愈。

按：患者素体虚弱，有慢性咳嗽咳痰史数年。此次无明显诱因出现高热、咳嗽等不适，诊其脉，寸关无力，尺弦细数。无力为虚，阳脉无力为阳虚中气不足之象；尺以候肾，弦细数为肾阴不足之征。高热不退，温补阴分，滋阴托邪，用大量熟地黄治之，确为景岳一大创新。一般而言，高热不退，外邪未解之时，孰敢大剂熟地黄，不虑其滋阴恋邪乎？临床固然不乏阴虚外感者，可养阴散邪。但此方不仅重用熟地黄，且无散邪之品。阴虚外感者，可养阴散邪，谁用温补阴分？用大量熟地黄的同时，加温燥之当归，辛热之干姜、肉桂，此方迥异于一般滋阴解表方。如一般皆以《通俗伤寒论》之加减葳蕤汤为阴虚外感之代表方，养阴药仅葳蕤二三钱，谁用熟地黄至一二两，所以此方确卓尔不群。有补精血以振奋阳气，祛邪外出之作用。

《景岳全书·杂症谟·非风》谓"夫人生于阳而根于阴，根本衰则人必病，根本败则人必危，所谓根本者真阴也。"《传忠录·治形论》又曰："善治病者，可不先治其形，以为兴复之基乎？虽治形之法非只一端，形以阴言，实惟精血二字足以尽之，所以欲去外邪，非从精血不能利而达，欲固中气非从精血不能蓄而强……脾为五脏之本，肾为五脏之后源，不从精血，何以支之灌溉。"此方和补中益气汤加减，补益先天及后天，达到温补阴分，振奋阳气，以祛邪外出作用。

例 22：气虚风袭、相火内动

张某，男，22 岁，学生。2005 年 5 月 20 日初诊：昨日发热，体温 37.5℃，恶风自汗，头晕，不欲食，便干，小便正常。

脉寸弱，关数软，尺盛。舌略红绛少苔。

证属：上焦气虚，腠理不固，风入化热、相火妄动。

法宜：益气固表，滋阴泻相火。

方宗：黄芪桂枝五物汤合知柏地黄丸主之。

黄芪 15g	桂枝 10g	白芍 10g	炙甘草 7g
大枣 6 枚	生姜 5 片	知母 6g	黄柏 6g
熟地黄 12g	山茱萸 12g	牡丹皮 12g	山药 12g
茯苓 12g	泽泻 10g	五味子 5g	生龙骨 18g
生牡蛎 18g			

4剂，水煎服。1日3服。

2005年5月23日二诊：药后发热，恶风解，尚头晕，胸闷，无力。

脉阳弱阴旺，乃气虚未复，相火未敛

嘱：补中益气丸、知柏地黄丸，早晚各一丸，连服两周。

按：外感初起以相火旺者少见，此例即尺旺相火动。缘于平素肾水亏，又兼风邪内入，扰动相火而作。

寸为阳位，寸弱乃上焦气虚，致腠理不固，风邪易入。治当益气升阳，调和营卫，固其腠理，故予黄芪桂枝五物汤主之。

阴虚，相火易动者，本应滋水泄相火，使水中之火敛潜；然上焦气虚，又当益气升提。下焦潜降，上焦升提，并用之，确实互碍。本不当同用，但二者病机又确实共存，无奈之际，不得不共用。为防相火升腾，故予方中加五味以敛，加龙牡以潜。此种病机，在诊治其他病时，亦曾遇到数次，不得不升潜并用，此亦为偶之剂也。

例23：气虚发热

韩某，女，31岁，棉纺厂工人。1994年12月2日初诊：反复发热已3年余，近1个月来又发热，身热不恶寒，体温持续37.1℃～37.8℃，上午较重，劳则热张，伴有头晕、心悸、气短、胃脘向腔内抽痛，心空有饥饿感，疲乏无力，动则汗出，纳少便溏，面色萎黄，语言低微，唇舌淡红，苔薄白，脉无力。

证属：气虚发热。

法宜：甘温除热法。

方宗：补中益气汤加减。

炙黄芪15g	党参15g	白术10g	陈皮8g
升麻6g	当归身12g	柴胡8g	葛根15g
甘草6g			

3剂。

1994年12月19日二诊：药后未见变化，昨日有一阵心慌，气短，有气接不上之感，大汗出，欲虚脱状，卧床休息片刻，方觉好转，舌淡，苔薄白，脉无力，上方加山茱萸20g，7剂。

1995年1月15日三诊：药后头晕、心悸、气短均减，胃脘病愈。纳增，二便正常。体温在37.1℃～37.3℃，面色转红润，舌正常，苔薄白，脉无力。上方再进7剂。

1995年1月24日四诊：稍感头晕气短，体温仍在37.1℃～37.3℃，其他尚好，舌正常，苔薄白，脉较前有力。月经12月28日来潮，量少色淡，无块，十余日方净，本月 20 日又来潮，色淡量很少，现仍未净。证为气虚统摄无力，以致月经提前，经期延长，上方加仙鹤草 15g、荆芥炭 10g、阿胶 15g（烊化），5 剂。

1995 年 2 月 4 日五诊：上药服 3 剂血即止。身已不热，体温 36.7℃左右，舌正常。

按：纳少便溏，胃脘向内抽痛，并有饥饿感，为脾虚之证，脾为气血生化之源，脾虚气亏，不能充养头脑则头晕，气虚则气短乏力，面色萎黄，语言低微；气血不足则心悸，唇舌淡，脉无力，总之一派气虚之象。气衰则阴火旺，故身热体温升高。《脾胃论》曰："脾胃气衰，元气不足，而心火独盛，心火者，阴火也。起瘀下焦。"《兰室秘藏》曰："有所劳倦，形气衰少，谷气不盛，上焦不行，下脘不通，而胃气热，热气蒸胸中，故内热。"

劳倦伤脾，以致气虚发热。《内经》曰："劳者温之。""损者益之。"盖甘温能除大热，故用补中益气汤，以补气泻阴火、除大热。方中芪、参、术、草甘温补气除热，甘草泻心火，升麻、柴胡、葛根升提清阳之气，当归和血，陈皮理气散滞，助阳气上升。病中出现虚脱之象，类于战汗之状，加山茱萸以收敛元气，后因气虚不能统血，而出现月经频至且不断，故加止血药。

例 24：气虚发热

白某，女，34 岁。1981 年 5 月 12 日初诊：于 1979 年 6 月做人工流产，时胎已 6 个月。人流后患肺炎，高热不退。愈后身体遂弱。每于紧张或劳累时，阵畏寒烘热，自汗，体温在 38.5℃左右，或 10 天，或半月发作 1 次。自以为感冒，常自服感冒药。休息两天渐缓解。平素头昏，心慌气短，倦怠乏力，易饥，食后亦觉饥，白带较多，大便多干。

脉左弦细无力，关浮弦而虚；右脉细弱，寸脉略弦。舌淡红，苔白。

证属：气虚发热。

法宜：甘温除热，佐以敛肝。

方以：补中益气汤主之。

党参 9g	黄芪 10g	茯苓 10g	白术 9g
当归 10g	升麻 5g	柴胡 6g	炙甘草 6g
陈皮 5g	大枣 6 枚	山茱萸 12g	生牡蛎 15g

1981 年 6 月 11 日：上方加减，共服 26 剂，劳累后未再发热，精神、体力渐增，头昏、气短、心慌、易饥除，脉转弦缓、便亦不干。

嘱继服人参养荣丸一月，日 2 丸。

按：以补中益气汤为代表方剂的甘温除热法，乃东垣对中医的一大发展。

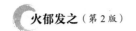

后世广为应用，且疗效确切。

东垣关于气虚发热的机理阐述，于《脾胃论》中曰："若饮食失节，寒温不适，则脾胃乃伤。喜怒忧恐，损耗元气，既脾胃气衰，元气不足，而心火独盛。心火者，阴火也，起于下焦，其系系于心。心不主令，相火代之。相火，下焦包络之火，元气之贼也。火与元气不两立，一胜则一负。脾胃气虚，则下流于肾，阴火得以乘其土位。故脾证始得，则气高而喘，身热而烦，其脉洪大而头痛，或渴不止，其皮肤不任风寒，而生寒热。"这段话颇为费解，以致后世众说纷纭。

这段话，主要讲的是元气虚导致阴火问题。首先要明确阴火的含义、概念。"元气不足，心火独盛。心火者，阴火也"，可见心火独盛，不足指君火，也不是指心经实热、实火，而是阴火。这个心火独盛，显然不能用寒凉之品清心热、泻心火。阴火，是起于下焦的相火。肝肾、心包皆有相火。"君火以明，相火以位"，相火辅君火行事，潜而不露。待元气衰，"心不主令"时，"相火代之"。此即君火不明，相火不能安于其位，于是相火飞腾而暴疟，焚屋燎原，此即阴火。

这个阴火是怎么来的呢？是由于饮食失节，寒温不适，喜怒忧恐，戕伤脾胃，损耗元气。脾胃气虚，则阴浊内生，下流于肾。阴霾秽浊伤于肾中元气，相火不藏，飞腾暴疟，此即起于下焦之阴火。元气愈虚，阴火愈盛，故曰"火与元气不两立"。若元气复，乾坤朗，离照当空，阴霾自散，阴火自然潜敛。肾脉与心相连，相火腾起，上达于心，心不受邪，心之包络代之，因而心包络之相火亦起。此即东垣所云"心火独盛"，"心不主令，相火代之"，心火，实指相火、阴火。

由上述分析可知，东垣所说的阴火，就是指脾胃伤，元气虚，君火不明，相火代之而起的阴火，亦即虚火。这种虚火，不可直折，不可火灭，必甘温扶脾胃、益元气，阴火自敛，相火自潜。

经云："阳气者，烦劳则张。"阳气本当卫外而为固，阳气虚则不能固于其位，烦劳扰动虚阳，虚阳升腾而为热。这就是本案每遇烦劳而发热的道理。

这种阴火，其临床表现颇似外感热盛。《内外伤辨惑论》云："始得之则气高而喘，身热而烦，其脉洪大而头痛，或渴不止，皮肤不任风寒而生寒热。"临床须与外感热盛相鉴别。

气虚发热的特点：

（1）热呈烘热，骤然而起，不伴恶寒，但不任风寒。热而汗出，汗后畏寒。

（2）这种热，可仅是自觉症状，体温不高；也有的体温高，可达39℃以上。

（3）这种热反复发作，每遇烦劳则热。可持续数月或数年。

（4）此热于晨起及上午明显，此时乃阳升虚阳易动之时。

（5）伴头昏、气短、心悸、乏力倦怠、食欲不振，脉虚，舌淡嫩，面少华等气虚之象。这里关键是脉虚，脉可浮、数、大，但必按之虚。

阴虚、阳虚之发热，亦可呈烘热状，但与气虚有别。阴虚者，伴虚热之象；阳虚者，伴虚寒之象，此不详述。

本案以补中益气汤，补脾益气，甘温除热，加山茱萸者，因左关虚弦，伴肝阴不足而相火动，真气易泄，故加山茱萸以敛肝。

例 25：气虚外感

尹某，女，36 岁。1991 年 5 月 27 日初诊：7 年前绝育，未能复原，常感冒，咳嗽，烦劳汗出受风，发热 38.7℃，恶风，自汗，头昏沉，鼻塞，气短心慌，脘腹胀满不欲食，目蒙，白带多，便可。血压 90/60mmHg。

脉沉濡缓。舌淡苔白。

证属：中气不足，卫外不固，风袭肌表。

法宜：益气解表。

方宗：补中益气汤加味。

黄芪 12g	党参 10g	白术 9g	茯苓 12g
炙甘草 6g	当归 10g	陈皮 7g	半夏 9g
升麻 6g	柴胡 9g	葛根 12g	生姜 5 片

3 剂，水煎服。1 日 3 服。

1991 年 5 月 29 日诊：发热、恶风已除，尚感胸闷、气短。此胸阳不振。

加上方桂枝 12g，干姜 6g。

6 剂，水煎服。

按：虚人外感，这是外感中的一大类，包括阴阳气血之虚，病位包括心肝脾肺肾之虚，其中尚有兼受外邪，又夹气血痰瘀水湿等，确也纷纭繁杂。总的治疗原则是扶正祛邪，扶正与祛邪亦有轻重缓急之别。

判断正虚感邪，最关键在于脉沉取无力；略无力者，余称之为减。无论脉或浮或沉或数或迟，或弦或紧，只要沉取无力，皆以虚论。当然，虚中尚有阴阳气血之分，阳虚气虚者，脉沉无力，气虚见头昏心慌、气短无力等虚象；阳虚见虚寒之象；血虚者，脉细无力，除血虚不濡、不华之象外，多兼气虚之象；阴虚者，脉细数，见虚热之象，此乃大要。

本例虚人外感，脉症比较典型，不难分辨。发热恶风，自汗，头昏鼻塞，乃风邪外袭；心慌气短乏力，脘腹满不欲食，且脉沉濡缓、舌淡，乃脾虚中气不足，故以补中益气健脾益气，扶正祛邪。此法吾经常应用，疗效确切，毋庸置疑。

例26：少阴表证

付某，女，31岁。2002年7月24日初诊：发热已20余天，曾输液、消炎、抗病毒、服清热解毒之方，未效。伴恶寒，无汗，头身痛，乏力，纳呆。

脉沉细弦涩，左脉无力。舌可，面晦。即刻体温38.2℃。

证属：阳虚感寒。

法宜：温阳散寒。

方宗：麻黄附子细辛汤主之。

麻黄6g　　　　炮附子15g　　　细辛5g

2剂，水煎服。1日3服，得汗停后服。

2002年7月27日：服药一剂得汗，恶寒解，头身痛除。昨日午后体温37.1℃，身有微热感，他无不适。

脉舌如上，阳仍未复，予益气温阳。

黄芪12g　　　　党参12g　　　　白术9g　　　　茯苓12g

炙甘草7g　　　当归12g　　　　柴胡8g　　　　升麻5g

炮姜5g　　　　炮附子12g

4剂，水煎服。

药后热退，已无不适，脉尚弱，嘱服补中益气丸半月，以善其后。

按：阳虚之体，虽于暑天，因贪凉饮冷，亦可感寒。脉弦细涩无力，乃阴脉；寒热无汗，头身痛，仍寒邪闭郁，故予麻黄附子细辛汤，温阳散寒。二诊尚有微热者，非外感余热未尽，因脉仍弱，故此微热乃阳虚易动而热，故予温补。

例27：少阴表证

徐某，男，22岁，学生。2004年10月5日初诊：昨夜恶寒发热，体温39.4℃。头痛，身痛，呕吐，手足凉。夜间已发汗，恶风寒已解，仍发热，即刻体温38.7℃。

脉左沉细无力，右沉弦拘紧。舌可，苔白。

证属：少阴感寒。

法宜：温阳散寒。

方宗：麻黄附子细辛汤主之。

麻黄6g　　　　炮附子12g　　　细辛5g　　　　吴茱萸6g

生姜6片　　　炙甘草7g

2剂，水煎服。6小时服一煎。药后得微汗，病除。

按：脉沉细无力，乃少阴脉；且左肝右肺，左脉沉细无力，肝阳亦虚，故此证实为少阴厥阴两虚。右沉弦拘紧者，乃寒束之象。右脉主气、主肺，寒袭肌表，肺气不宣，故右脉拘紧。头痛，身痛、恶寒，手足凉，乃寒袭肌表，故此证诊为少阴表寒。方以麻黄附子细辛汤，温阳散寒；加吴茱萸、生姜以温肝散寒。

麻黄附子细辛汤，立方宗旨是温阳散寒，余常用于三种情况：

一是阳虚，寒束肌表者，此方温阳散寒。

二是阴寒，寒邪直中少阴，而不在表，见阴冷阴缩，小腹寒痛，四肢厥冷，头痛等。附子温阳；细辛启肾阳，散沉寒，且引麻黄直达于肾，散直入于肾经之寒达于肌表而解。

三是纯为阳虚阴寒凝滞者，麻黄附子细辛汤仍然可用，此时用麻黄，已非散客寒，而是发越阳气解寒凝，伍细辛之启肾阳，相辅为用，鼓舞阳气之升发布散。所以，纯阳虚者，此方亦可用，此时麻黄、细辛量宜小。

例 28：阳虚发热

房某，男，75 岁，易县。2001 年 3 月 28 日初诊：每日日晡畏寒发热，已半年，体温在 38℃～39.5℃波动，至后半夜热渐退。心慌气短、乏力，动辄甚，周身痒，手足麻，食可，便调。

脉细无力，舌淡苔根腻。面色晦。

证属：阳虚发热。

法宜：甘温除热，引火归原。

方宗：补中益气加味。

黄芪 10g	党参 10g	白术 9g	当归 9g
升麻 5g	柴胡 7g	陈皮 6g	云苓 12g
肉桂 6g	炮附子 12g	山茱萸 15g	

7 剂，水煎服。

2001 年 4 月 3 日：药后寒热已不著，他症状减未已。脉细无力，已见弦象。上方加桂枝 10g，白芍 10g，炙甘草 7g。

7 剂，水煎服。未再来诊。

按：日晡潮热，可见于阳明腑实、阴虚内热、湿热蕴蒸、或瘀血状若阴虚等，而阳虚发热见日晡潮热者鲜。

何以知为阳虚发热？因脉细无力，此少阴之脉，且舌淡，面晦，畏寒，知为阳虚发热。

阳虚发热，何以日晡而热？盖阳虚阴盛，格阳于外，日晡阴气渐盛，虚阳不能归其宅窟，故热。后半夜，子时以后，阳气渐升，阴寒渐退，浮游之虚阳可暂安其窟，故热渐退。

阳虚发热，法当引火归原，故予桂附温下元，壮命门火，据其宅窟以招之；补中益气，甘温除热，且补中健脾，培土以制水；佐山茱萸者，防浮阳暴越。

二诊脉见弦象，乃阳略复之兆。弦为春脉，故曰阳略复。弦为阳中之阴脉，阳虽见复，阴寒尚盛，故脉弦，见此脉，故知阳略复。阳复而寒热渐退。

身痒者，营卫虚，故加桂枝、芍药，益其营卫。

因住山区，家境不裕，未曾检查，也未再来诊。因阳虚日晡潮热者鲜，故录于兹。

例29：阳虚感寒

付某，女，21岁，学生。2003年12月29日初诊：素体虚弱，外感后，恶寒无汗，发热，体温37.9℃，周身痛，腰痛，足冷，胃中嘈杂胀满。

脉沉无力，寸独大，按之虚。舌淡灰。

证属：阳虚外感。

法宜：温阳散寒。

方宗：再造散主之。

黄芪 12g	党参 12g	炙甘草 6g	桂枝 9g
炮附子 15g	干姜 6g	羌活 6g	荆芥 5g
麻黄 3g	川芎 7g	白芍 12g	细辛 4g
大枣 6枚	肉桂 5g		

2剂，水煎服。日3服。

2003年12月30日：药后微汗，热已退。尚恶风，身酸楚，腰痛，足冷。服药后咽痛。

脉舌同上，继予引火归原。

黄芪 12g	党参 12g	白术 9g	炙甘草 6g
炮附子 12g	肉桂 5g	干姜 5g	半夏 10g
山茱萸 15g			

2剂，水煎服。

2006年5月22日：相隔2年多。外感4天，因才工作，不敢请假，自己吃了点成药，拖延至今。已但热不寒，且有微汗，尚头晕恶心，咽痛、身痛、懈怠无力、膝下冷。体温37.6℃。

脉沉弦细拘滞。舌淡胖，苔白润。

证属：阳虚寒凝。

法宜：温阳散寒。

方宗：桂枝加附子汤主之。

桂枝 10g　　　白芍 10g　　　炙甘草 7g　　　生姜 5 片

大枣 6 枚　　　炮附子 12g　　　党参 12g

2 剂，水煎服。1 日 3 服。

数日后双休日来告已愈。嘱，早服人参归脾丸，晚服金匮肾气丸，坚持服1 ～ 2 个月。

按：发热、恶寒、无汗、身痛、腰痛，当属太阳表实，予麻黄汤。然脉沉无力，寸独大按之虚，知为阳虚阴盛，虚阳升浮，又兼感外寒，故予再造散，益气温阳散寒。

脉沉无力乃阳气虚；寸脉虚大，乃阴寒内盛，虚阳浮越于上，法当温暖下元，引火归原，故方中加肉桂，与附子、干姜相伍，以使浮游之火下归宅窟。白芍之酸收，升散之中有收，防其阳越。

二诊服再造散后，热虽退，然增咽痛。此咽痛，非为热盛，乃虚阳所致。引火归原，虽可温暖下元，使浮游之火下归宅窟，但毕竟所用之药性皆辛热，温下之时，亦可格拒，反使阳浮，故而咽痛。仲景白通汤加人尿、猪胆汁反佐之，以防格拒。余遵仲景法，加山茱萸合白芍，酸收以敛浮阳，防其格拒。

阳旺阴弱之脉，可见于五种情况：

（1）阳浮大而虚，尺无力者，此为下焦阴寒，虚阳浮越于上，当引火归原，法如白通汤加人尿、猪胆汁。

（2）阳浮大而虚，尺细数者，此为阴虚不能制阳，阳浮于上，法宜滋阴潜阳，仿三甲复脉汤主之。

（3）阳脉数实，尺细数者，此心火旺而肾水亏，法当泻南补北，方宗黄连阿胶汤。

（4）阳脉洪大，尺细数者，此上焦气分热盛，下焦肾水不足，法宜滋下清上焦气分之热，方宗玉女煎主之。

（5）阳脉盛而尺弱无力者，此上热下寒，法当清上温下，方宗附子泻心汤法。

脉若难以遽断，当进而查舌，阳虚者，舌当淡胖；阴虚者，舌当红绛；再结合神色、症，不难分辨。

例 30：真热假寒

杨某，女，23 岁，社员。1987 年 7 月 23 日诊：时值暑伏，酷热难耐，余正袒胸读书，汗流浃背，突来一农妇，身着花布棉衣裤，头裹头巾，裤腿怕透风以绳系之，俨然一身冬装。诉产后患痢，周身寒彻肢冷，厚衣不解，虽汗出亦不敢减衣。腹满不食，恶心呕吐，溲涩少，便垢不爽。曾服多种抗生素，输液打针，中药曾予补益气血、健脾止泻、温补脾肾、温阳固涩等剂，终未见效，恙已一月半矣。

脉沉滑数，舌红苔黄厚腻，面垢。

证属：湿遏热伏。

法宜：化湿透热。

方宗：升降散合葛根芩连汤主之。

僵蚕 12g	蝉蜕 4g	姜黄 9g	大黄 4g
葛根 12g	黄芩 10g	黄连 10g	茵陈 15g
石菖蒲 8g	藿香 12g	苍术 12g	川厚朴 9g
半夏 9g			

7月27日二诊：服上药一剂即脱棉衣，又2剂腹胀、呕吐皆止。尚觉倦怠，纳谷不馨。予清化和胃之剂善后而愈。

按： 涩痢留邪，湿热蕴阻，阳气被遏而身寒肢冷。沉脉主气，气血被郁而脉沉，沉而有力。脉滑数为热郁，且苔黄腻舌红，据舌脉不难诊断为湿热蕴阻，阳遏不达之证。清化湿热，宣畅气机，透热外达，恶寒随之而解。

肢冷、腹冷，周身冷等，乃临床常见之症。阴盛或阳虚固可冷，然阳郁而冷者亦不少见。若脉沉而躁数舌红者，不论何处冷，甚至冷如冰，皆为阳郁所致，不可误用热药温阳。若脉虽沉数，然按之无力，当属虚寒。凡脉沉而无力者皆虚，且愈虚愈数，愈数愈虚，当予温补，不可误作火郁，犯虚虚实实诫。

例31：瘀久化热

徐某，男，35岁，汽车司机。肝炎病史12年，1976年底加重。常发热，体温38℃（±），反复鼻衄，恶心，食欲低下，腹胀，肝区疼痛，皮肤及巩膜黄染（++），胸部及颈部有多个痴蛛痣，腹水征（+），肝大肋下1.5cm，脾大2cm，中等硬，压痛，下肢凹陷性水肿（+）。诊为肝硬化腹水。

入院化院：谷丙转氨酶670U/L，麝浊16U，麝絮++++，硫酸锌浊32.4U。总蛋白6.6g/L，白蛋白与球蛋白比为2.7：3.9。

治疗：除保肝疗法外，并用能量合剂、激素、蛋白、血浆或全血等，利尿药用螺内脂（螺内酯）、氨苯蝶啶、呋塞米等。中药除健脾利水，清热解毒法外，曾用十枣散等峻下剂。经中西医结合治疗半年，病情日渐恶化，腹水进行性增加，腹围达110cm，横膈平第七胸椎，阴囊肿如孩头大。因腹压大而出现腹股沟斜疝，每日尿量200mL左右，卧床不能翻身。

化验：白蛋白 6g，白蛋白与球蛋白之比为 1.5：4.5，血小板 $220×10^9/L$。钡餐：食管中下段及胃底静脉曲张。于 1977 年 7 月 13 日邀中医会诊。

患者面色黯滞，身目皆黄，恶心呕吐，肌肤甲错，烦热无汗，渴喜冷饮，入夜尤甚，腹如鼓，脐突，囊肿大如孩头，舌绛苔少，脉弦数。予活血软坚法：

桃仁 9g	红花 9g	五灵脂 15g	赤芍 9g
丹参 15g	牡丹皮 12g	青蒿 12g	郁金 6g
生地黄 12g	银柴胡 6g	生牡蛎 30g	海藻 15g
玄参 12g			

服药 23 剂，腹围减至 84cm，24h 尿量增至 1800mL，改用养阴益气软坚法。10 月中旬，腹水消退后，右胸腔出现大量积液，为悬饮停留胸胁，改用泻肺化瘀法。至 11 月 14 日，胸水全部消失。1978 年 1 月，黄染消退，自觉症状消失，肝功能多次化验正常，钡餐未见食管及胃底静脉曲张，于 1978 年 3 月 12 日出院。又配活血软坚丸药一料继服。随访 2 年，情况良好，一直全日工作。

按：瘀阻化热，何以亦属郁热？因造成郁热的病因，有虚实两大类，邪遏阳气，蕴久化热者为实；正虚阳气升降出入失司，亦可郁而化热，成郁热。邪阻者，包括六淫、七情及内生五邪，瘀血乃其一也，故瘀久化热亦属郁热范畴。肝硬化腹水，当属鼓胀、癥瘕范畴，中医治疗当辨证论治。据余经治的此类患者，肝热炽盛者有之，脾虚水泛者有之，阳虚不能制水者有之，阴虚肿甚者有之，血瘀水停者亦有之。本案曾因水势泛滥而用十枣散逐水，初服 0.4g，魄门如烙，并未泻。再服加至 0.6g，1g，皆未泻水。后用活血软坚法而效。此法对缓解门脉高压，改善肝功能，确起到一定的积极作用。虽然患者血小板仅 $22×10^9/L$，但持续使用活血药，并未见促进出血倾向。只要属瘀血为患，用活血化瘀法，就不必顾忌出血，常可因瘀血去而血可循经，新血得生，出血者反倒可止，此亦通因通用。此案长期发热，亦为瘀久化热而发热，活血化瘀，热遂渐退。

例 32：瘀久化热伤阴

杜某，男，63 岁。2001 年 5 月 8 日初诊：数度患疟，巨脾。每日下午低热，伴恶寒，已半年余。气短难续，心慌无力，体位变动时尤甚。虚羸消瘦、食欲不振。

脉阳弦数，尺沉弦劲而细数。舌淡红，瘀斑。面色晦暗。

证属：瘀久化热伤阴，阳亢风动。

法宜：活血软坚，滋阴潜阳，平肝息风。

方宗：鳖甲煎丸加减。

炙鳖甲 30g	败龟甲 30g	生牡蛎 30g	夏枯草 15g
海藻 15g	牡丹皮 12g	银柴胡 9g	赤芍 12g
白芍 12g	黄芩 9g	干地黄 15g	山茱萸 15g
土鳖虫 12g	水蛭 10g	桃仁 12g	红花 12g
姜黄 10g	西洋参 15g		

7剂，水煎服。

2001年5月15日：脉弦稍数，寸偏旺，尺已不弦劲。舌已不淡，呈暗红，瘀斑。

近二日未寒热，他症亦减。继予上方加昆布15g。

2001年6月13日：上方共服28剂，一直未寒热，食增，心慌气短渐轻。以此方10剂，轧面服。

按：此为疟母。脉弦数，乃瘀血久化热；脉沉细劲数，乃肾水已亏，水亏不濡，肝亢化风，故脉弦劲。瘀血导致阴虚阳亢而午后发热，状若阴虚。活血化瘀治其本，养阴退蒸治其标，历月余而热除。由此可知，瘀血久亦可致热。

二、头痛案

郁火可上攻、下迫、内窜，攻于上则头痛。由于导致郁火的病因不同，病位相殊，兼夹有别，故而郁火头痛亦颇繁杂，治亦各异。

例33：头痛（结节性多动脉炎）

李某，男，47岁，医生。1978年8月23日诊：头痛一周，如电击样痛，疼痛时间短暂，瞬间即过，如击如割，痛时龇牙咧嘴，一日不断阵作。服止痛药，麦角胺等不能控制。头部起红疱，质硬，摸之成串，大如蚕豆或黄豆，抚之热，脉数舌质红。西医诊为结节性多动脉炎。

此火毒上攻，聚而成结。予黄连解毒汤泻火解毒。

| 黄芩 12g | 黄连 12g | 栀子 15g | 龙胆草 6g |
| 大黄 6g | 生甘草 7g | | |

3剂，水煎服。

8月26日诊：药后得泻，痛去大半，肿结已消大半，小的肿结已无，又服上方3剂，结消痛止而愈。

按：结节性多动脉炎乃结缔组织炎变，且可累及各个系统。中医依其疱块红肿热痛，且脉数舌红，断为火毒上攻。黄连解毒汤乃泻火重剂。火热去，则痛止结消而愈。

例 34：湿遏热伏

王某，男，65 岁。1996 年 5 月 20 日初诊：右头颊反复剧烈跳痛已 3 年，诊为三叉神经痛。40 天前患肺炎，住院治疗，基本痊愈，现仍咳嗽、多痰、胸闷，食欲不振。

脉沉滑数而躁，两寸弦。舌绛红，苔黄腻且厚。

证属：湿遏热伏，火郁化风。

法宜：化湿透热息风。

方宗：达原饮合升降散。

僵蚕 12g	蝉蜕 7g	姜黄 9g	川大黄 4g
栀子 9g	青蒿 15g	川朴 9g	草果 7g
常山 7g	槟榔 12g	菖蒲 9g	黄芩 9g
蜈蚣 6 条	全蝎 10g	水红花子 10g	杏仁 12g

1996 年 6 月 29 日：上方加减，共服 35 剂。痛止，咳痰胸闷已除。脉转濡滑。舌稍红，苔已薄微黄。

继予上方 10 剂，以固疗效。

按：脉沉乃气滞，滑数而躁乃火热郁伏，郁火化风上扰而两寸弦。气何以滞？苔黄腻，为湿热遏伏，致气滞火郁，热不得透达而上攻。达原饮溃其秽浊遏伏，升降散透达郁火，止痉散息风解痉。迭经月余治疗，湿蠲热透，痛止症除，脉亦转濡滑，余邪未靖，继予 10 剂，以固疗效。

郁火可兼湿、寒、瘀、虚等，必除其兼邪，火热势孤，其热易透达而解。

例 35：痰蕴热郁

赵某，男，14 岁。2003 年 3 月 1 日初诊：头痛已七八年，剧时恶心呕吐，不能上学。晨起咳痰多，便干。

脉弦滑数。

证属：痰热上扰。

法宜：泻热升清。

方宗：黄连温胆汤加味。

黄芩 7g	黄连 7g	龙胆草 4g	陈皮 8g
半夏 9g	茯苓 12g	胆星 6g	竹茹 6g
瓜蒌 15g	枳实 5g	天麻 10g	川芎 6g
蔓荆子 8g	苦丁茶 6g	僵蚕 10g	

上方加减，共服 21 剂，头痛、呕吐止。脉转濡滑，上方 7 剂，每日服一煎。服完停药。

按：痰热搏结，热郁伏不解，痰热上攻而头痛，痰热蕴胃而呕吐。其脉弦滑数，滑为痰，数为热，弦主郁主风，故以清热涤痰息风之剂，治之而症除。

热伏于内，可夹痰、夹湿、夹瘀等，相互搏结，热伏不去，必当兼治，邪祛热孤而易除，虽数年之疾可瘳。

例36：热盛阻遏清阳

杨某，男，42岁。2002年10月18日初诊：头痛20余年，反复发作，发作时痛欲撞墙，伴呕吐，目痛，寐差。现已发作半月，服药未效。

脉弦滑数稍大，两寸沉。舌尚可。

证属：热盛阻遏清阳。

法宜：清热升清。

方宗：泻青丸加减。

龙胆草6g	栀子12g	大黄5g	黄芩10g
黄连10g	川芎8g	防风8g	羌活8g
僵蚕12g	蔓荆子12g		

2002年10月29日：上方共服10剂，头痛止，他症亦除。脉滑已不大，两寸脉已起。

上方减量，继予7剂。

2002年12月16日：相隔一个半月，因寐差来诊，称其头痛未作。

脉弦滑，两寸无力。舌可。

证属：痰蕴于中，清阳不升。

方宗：升阳益胃汤加减。

党参10g	白术10g	黄芪10g	茯苓15g
半夏12g	当归12g	川芎7g	防风6g
羌活6g	柴胡7g	白芍10g	柏子仁15g
夜交藤18g	桂枝8g	炙甘草7g	

共服21剂，寐已可。

按：郁火上扰而头痛，寸脉当盛；若火郁化风上扰，寸当弦劲；但火郁而寸沉者亦有之。火热乃邪气，亦可蔽阻气机，清阳不得上达而寸沉，治当升散。此例一诊时，脉滑数且大，乃郁热盛，故以龙胆草、栀子、黄芩、黄连、大黄清泄之；寸沉，以羌活、防风、川芎、僵蚕、蔓荆升散之。

俗云："至巅之上，唯风可到。"所以治头痛、晕眩的头疾，多用风药，亦当具体分析，不可当成普遍原则而一概用之。头为诸阳之会，清净之府，靠清阳之气以充；脑为髓海，靠肾精以养。凡头部疾患，亦分虚实两大类，虚者，清阳不充，肾精不养，皆可致头疾；实者，邪气阻隔，清阳、肾精不能上奉，邪反窃踞清净之府，亦发头疾。而宜于风药治者，一为风寒湿邪蒙蔽于上者；一为清阳不得上达者，若阳亢化风上扰，或精血亏虚不能上奉者，则非风药所宜。

例 37：郁火化风

吕某，男，20 岁。2007 年 4 月 9 日初诊：左颊及眉棱骨阵剧痛，痛时不敢刷牙、吃饭。疼痛可持续 40 分钟，已 4 个月。发作逐渐频繁，一日可发作三五次。严重影响学习，已届高考，心中焦急。诊为三叉神经痛，服卡马西平，每服 3 片，日 3 次。

脉沉弦滑数，舌红少苔。

证属：郁火化风上攻。

法宜：清透郁热息风。

方宗：升降散主之。

僵蚕 12g	蝉蜕 7g	姜黄 9g	川大黄 4g
栀子 12g	连翘 15g	赤芍 12g	牡丹皮 12g
胆星 10g	蜈蚣 6 条	全蝎 9g	

2007 年 7 月 30 日：上方加减共服 98 剂，西药已停两月余，已月余未痛，他无不适。脉转缓滑，舌可。

继予 14 剂，以固疗效。

按：脉沉乃气郁，数乃热郁，滑者兼痰，弦者火郁化风，风火夹痰上攻而痛。方予升降散清透郁火，加蜈蚣、全蝎搜风剔络，幸能坚持，终得痊愈。

例 38：肝经瘀热，肝阳化风

付某，女，37 岁。2007 年 11 月 16 日初诊：于今年 4 月份被车撞后，一直头痛、头晕、呕吐，不能转头、低头，目不能上视、转目，转目则地亦转，视物模糊。

脉弦数，右寸弦劲，舌暗红，齿痕。

证属：肝经瘀热，肝阳化风。

法当：清肝活血，平肝息风。

方宗：泻青丸合血府逐瘀汤加味。

龙胆草 6g	栀子 10g	黄芩 10g	柴胡 8g
干地黄 12g	赤芍 12g	白芍 12g	桃仁 12g
红花 12g	牡丹皮 12g	地龙 15g	僵蚕 15g
全蝎 9g	蜈蚣 6 条	天麻 15g	生牡蛎 30g

4 剂，水煎服。

2007 年 11 月 20 日：药后头痛已轻，未恶心呕吐，目已可上视，视物已清。脉弦细数，右寸已平。

上方加当归 12g、山茱萸 15g、川牛膝 10g，3 剂，水煎服。

2007 年 11 月 23 日：上症已除，曾鼻衄一次。脉寸弦尺弱。改滋肝肾，平肝息风。

生龙骨 18g	生牡蛎 18g	炙鳖甲 18g	败龟甲 18g
白芍 15g	山茱萸 15g	五味子 6g	熟地黄 15g
川牛膝 10g	地龙 12g	全蝎 10g	蜈蚣 6 条
僵蚕 12g			

3 剂，水煎服。

按：外伤之后，损伤血络，瘀血留止，头痛晕，恶心呕吐，头不能摇，目不能转。脉弦数，乃肝热盛；右寸弦劲，乃肝风上扰；舌暗红，血瘀乃至，故诊为肝经瘀热，肝阳化风，予清肝活血，平肝息风。仅服 7 剂，诸症竟平，事出所料。三诊脉转寸弦尺弱，乃肾水亏于下，肝风扰于上，故改滋水涵木，平肝息风。此人乃福建人氏，在我校旁开一小饭馆，故常见。于 2008 年 2 月春节前夕相见，一切均好，劳作如常。惜未详查，不知伤于何处。

西医的检查，对中医认识疾病，判断预后，是很有帮助的。西医检查，实则中医的四诊延伸，现代科学成果，西医可用，中医亦可用，应多学些西医知识。我自诩为铁杆中医、纯中医，我从不排斥、拒绝西医知识，但我辨证论治时，严格遵从中医的辨证论治理论体系，绝不用西医理论来指导中医的辨证论治，毕竟中西医是不同理论体系。

例 39：郁火头痛

史某，女，62 岁，家属。患三叉神经痛 2 年余，右侧头痛如锥刺，痛不可忍。愈发愈剧愈频。服止痛药、麦角胺、普鲁卡因封闭等，初尚能缓，久之效微。脉沉弦细数，舌红苔薄黄。

此乃肝胆郁火上冲，予升降散加味。

证属：肝胆郁火上冲。

法宜：祛其壅塞，展布气机，清透郁火。

方宗：升降散加味。

| 僵蚕 7g | 蝉蜕 3g | 姜黄 6g | 大黄 3g |
| 苦丁茶 7g | 桑叶 6g | 栀子 6g | |

共服 6 剂痛止，多年未再发作。

按：火郁于内，必上下攻冲，临床表现纷纭繁杂。判断火郁证的关键指证是脉沉而躁数。脉何以沉？因气血不能外达以鼓荡充盈血脉，故而脉沉。

气血何以不得外达？无非两类原因：一类是邪气阻遏，气机郁滞，气血外达之路窒塞不畅，故而脉沉，此沉必按之有力，此属实。一类是正气虚衰，气血无力外达以鼓荡充盈血脉，致脉沉，此沉必按之无力，此属虚。

脉何以躁数？气机郁闭，火热内郁，不得外达而散解。火热为阳邪，阳主动，火热内郁，必不肯宁静，而奔冲激荡于内，致气血沸腾，脉数且不宁静而躁动，此种脉乃火郁的典型脉象。若邪郁气滞重者，脉可沉细小、迟涩，但沉而细小，迟涩之中，必有躁动不宁之象。至重者可以脉厥身亦厥。

若脉尚难以遽断，则当进而查舌，舌质必红，甚而红绛干敛。据脉舌的特征，火郁证当不难判断。

此案之头痛，因脉沉弦细数而舌红，故断为郁火上攻所致。

凡火郁者，必给邪以出路，使郁火透达于外而解。治疗原则为祛其壅塞，展布气机，清透郁火。栀子豉汤、四逆散，皆治疗郁火之祖方。升降散乃升清降浊、透泄郁热，为治郁火之佳方。此方出自杨栗山《伤寒瘟疫条辨》，为温病十五方之首方，所列病证计 70 余条。症虽繁杂，然病机则一，皆为郁火，故统以升降散治之。蒲辅周先生擅用升降散，赵绍琴老师用升降散更是出神入化。我受赵绍琴老师的影响，亦屡用升降散，常有卓效，医者当谨记。

例 40：寒束热郁

付某，女，17 岁。2002 年 2 月 14 日初诊：头痛，面生痤疮，心烦，便干。痛经，色暗量多。

脉弦紧而数，舌红苔少。

证属：寒束热郁。

法宜：散寒清热。

方宗：防风通圣散主之。

麻黄 5g	荆芥 6g	枳壳 8g	连翘 15g
桔梗 9g	赤芍 12g	紫草 18g	石膏 15g
滑石 12g	蔓荆子 10g	黄芩 9g	川大黄 4g
蝉蜕 6g	姜黄 9g	僵蚕 12g	

2002 年 9 月 11 日，上方加减，共服 28 剂，头痛止，痤疮消，经行未痛，脉弦滑，紧数已除。

按：此案并无寒热身痛之表证，依然诊为寒束者，因其脉弦紧，此乃寒邪收引凝泣之象，故诊为寒束。脉数乃热郁，不得外达，郁而上熏，致头痛、痤疮、心烦，郁热下迫则便干、经量多。法宜散寒清热。防风通圣，乃表里双解之名方，散寒清热；五积散亦表里双解，散寒温里化湿，二方皆吾临证常用之表里双解名方，灵活加减变化，可治疗广泛有关的病证，演义出绚丽多姿中医辨治的篇章。

例41：寒束火郁

王某，女，30岁。2002年8月28日初诊：头痛两月余，部位不定，无恶寒身痛，便干。

脉沉弦紧数，寸旺。舌红少苔。

证属：寒束热郁。

法宜：散寒，透达郁热。

方宗：升降散加味。

麻黄 5g	僵蚕 12g	蝉蜕 6g	姜黄 9g
川大黄 4g	薄荷 5g	栀子 9g	石膏 18g
连翘 15g	麦冬 12g	芥穗 7g	

2002年9月1日：上方共服4剂，头未再痛。脉沉滑数，寸已平。舌红少苔。寒已解，郁热未透。上方去麻黄、芥穗，继服3剂。

按：何以诊为热郁？脉沉而数，沉主气滞，数主热伏，故诊为热郁。郁热不得外达，上攻而寸旺、头痛。

何以诊为寒束？因其脉弦紧。外无恶寒身痛，虽有寒束，知寒不在表，然里亦无寒束之征，何言寒束？因脉紧，知有寒束，唯一的症状就是头痛，则此寒当客在头，故云寒束火郁而头痛。

有火郁，则以升降散加石膏透达郁热；有寒束，故加麻黄、芥穗以散之。二诊紧去，则麻黄、芥穗去之。郁热未清，仍予升降散清透之。

俗云"寒包火"，当有典型外寒的表现。若外寒并不典型，则依脉断，本例则因脉紧而断为寒束。

例42：火热上攻头痛

朱某，女，42岁。2001年3月17日初诊：春节前即头痛，日渐加重，阵跳痛发热，心烦意乱，夜不成寐，口苦咽干，溲赤便干。

脉数右寸大，舌红苔黄干。

证属：火热上攻头痛。

法宜：泻火解毒。

方宗：黄连解毒汤主之。

黄连 12g	黄芩 12g	栀子 15g	川大黄 5g
生石膏 30g	竹叶 8g		

2001 年 3 月 20 日：上方共服 3 剂，便下热挫，头痛已止。晨起头昏沉，午后低热，五心烦热，周身酸困，食可，大便不爽，白带多，小便频。

脉濡滑数，右寸已平，舌红苔黄腻。

证属：湿热蕴阻。

法宜：清化湿热。

方宗：甘露消毒丹主之。

茵陈 30g	滑石 18g	连翘 15g	佩兰 12g
藿香 12g	白蔻 8g	薏苡仁 18g	半夏 10g
黄芩 10g	菖蒲 9g	通草 7g	

共服 10 剂，症除向安。

按：脉数实有力者，乃火热亢盛；右脉大者，乃火热上攻，且舌红苔黄，所以本案之头痛，诊为火热上攻当无疑虞。火热盛者，法当清热泻火，方取黄连解毒汤，方证吻合，三剂痛止。

二诊热清后，往往现阴伤，津液被耗的表现，反见湿热蕴阻之征，此亦变幻莫测。脉濡而滑数，且苔黄腻，故诊为湿热。此五心烦热、午后低热、周身酸困、大便不爽、溲频数，带多，亦皆以湿热解之，故法当清热化湿，方选甘露消毒丹，方证切合。

火热内盛，治后或因壮火食气而转阳虚、气虚；或热盛伤阴而转津亏液耗；或余热未靖，转湿热者少见。虽为少见，但湿热既成；亦当以湿热治之，谨守病机。

例 43：痰热化风

薛某，女, 57 岁。2006 年 4 月 28 日初诊：头痛断续发作两年余，牵及右鼻、目眶、右颧痛。近两月疼痛加剧，且频作，曾因痛剧晕厥两次，寐差，头皮麻，四肢麻，痛缓时食可，痛剧影响咀嚼进食，便偏干。

脉弦滑数。舌偏红绛，中有黄腻苔。

证属：痰热化风。

法宜：清热化痰息风。

方宗：黄连温胆汤加减。

黄连 9g	黄芩 9g	半夏 10g	胆星 10g
瓜蒌 18g	竹茹 9g	天竺黄 10g	枳实 9g
菖蒲 9g	怀牛膝 10g	僵蚕 12g	地龙 15g
全蝎 10g	蜈蚣 6 条	水红花子 12g	

2006 年 6 月 5 日：上方加减，共服 35 剂，头痛未作，肢麻差，脉弦滑，舌

稍红，上方加玄参 15g，继服 10 剂。

按：因脉弦滑数头痛，故诊为痰热化风，风痰上扰而头痛；风痰走窜经络而肢麻。法当清热化痰息风，连服 35 剂而症除。诸虫药，既可搜风剔络，又可解痉而止痛。

例 44：肝阳虚馁

甄某，女，37 岁。2007 年 8 月 20 日初诊：头痛三载，服西药可缓解，停药又痛，近一月病重。伴心烦、恶心，困倦嗜睡，每日睡 9～10 小时仍困，情绪消沉。

脉弦按之减。舌淡暗，苔白。

证属：肝阳虚馁，清阳不升。

法宜：益肝升清。

方宗：乌梅丸主之。

乌梅 7g	炮附子 15g	干姜 7g	桂枝 10g
细辛 6g	川椒 5g	党参 12g	当归 12g
川芎 8g	黄连 9g	巴戟天 12g	肉苁蓉 12g
柴胡 10g	黄芪 12g	防风 8g	

2007 年 9 月 17 日：上方共服 28 剂，头痛已十余日未作，精力增，精神振，他症亦除，脉转弦缓。继服 7 剂，停药。

按：肝主春生少阳之气，主升发、条达、疏泄。肝虚，清阳不升，头失清阳奉养，致头痛。阳气者，精则养神，肝虚，春生阳气馁弱，故神情委顿。肝为罢极之本，肝虚而懈怠嗜睡。然肝又内寄相火，肝虚阳不升布，相火郁而化热，致心烦；木不疏土，胃气升降悖逆而恶心。乌梅丸温肝阳，补肝体，益肝气，调寒热，恰合本案之病机。加巴戟天、肉苁蓉者，温阳益精血，乙癸同源，且母子相生，补肾即益肝；加黄芪益肝气；加防风、柴胡助肝用，令清阳得升。

吴茱萸汤治厥阴头痛，何不用吴茱萸汤而用乌梅丸？吴茱萸汤长于散寒破阴凝，《本经》云"吴茱萸除湿、逐风邪，开腠理"，更加重用生姜，故吴茱萸散寒破阴凝之力更胜，对寒邪直中厥阴者更佳。乌梅丸长于温肝阳、益肝用、补肝体，且调寒热错杂，故本案选乌梅丸，而不用吴茱萸汤。

三、失眠案

失眠，中医称不寐、不瞑、不得卧等，失眠渐为大众熟悉，故以失眠名之。

失眠原因繁多，阳入于阴则寐，凡能影响阴阳相交者的各种因素，皆可导致不寐。其原因，无非虚实两大类，邪阻而阴阳不交者，属实；正虚而阴阳不得相交者，属虚。而郁火内扰不得寐者，虚实皆有；又有虚实夹杂，邪气相兼，故不寐原因繁多，火郁乃其一也。

例 45：失眠

孙某，女，58 岁，退休干部。1998 年 11 月 8 日诊。心烦意乱，恶与人言，每日服 4 片艾司唑仑，只能睡 2～4 小时，头痛、健忘，已半载有余。脉沉而躁数，两寸盛，舌红、唇暗红。

此郁热扰心，心神不宁。

予新加升降散主之。

僵蚕 9g	蝉蜕 4g	姜黄 6g	川大黄 3g
豆豉 10g	焦栀子 8g	连翘 7g	生甘草 6g

6 剂后，已可不服安定睡 5～6 小时，心烦大减。上方去川大黄，加柏子仁 15g，麦冬 9g，丹参 15g。又服 8 剂，症除，脉已静。嘱服天王补心丹善后。一年后相遇告曰，睡眠正常。

按：脉沉躁数而寸盛，心烦不寐者，显系郁火上扰所致。心烦不寐而有热者，必先泻心火，火除心自安宁。清心火时，当加透泄之品，使热有出路。若火未清而骤予安神宁心之品，则火更郁伏难愈。

栀子豉汤，为辛开苦降之祖方，该方即治火扰于心的心烦懊恼不得眠，剧则反复颠倒。更伍以升降散者，升清降浊；加连翘者，清心散其热结，诸药相合清透之力更雄。

例 46：痰热内扰

王某，男，19 岁。2005 年 9 月 20 日初诊：入睡难，寐少，每夜 5 小时左右，虽寐亦不实，烦躁，心绪不宁，精力不能集中，学习成绩明显下降，已半年余。因读高三，冲刺阶段，倍加焦急，寐更差。服安眠药，白天困，昏昏沉沉，头脑更不灵光。

脉沉弦滑数。舌略红苔薄白。

证属：气滞，痰热内扰。

法当：疏肝理气，清热涤痰。

方宜：四逆散合升降散佐以涤痰。

柴胡 7g	枳实 9g	白芍 10g	炙甘草 6g
僵蚕 12g	蝉蜕 5g	姜黄 10g	川大黄 3g
栀子 10g	黄连 10g	天竺黄 12g	半夏 15g
瓜蒌 18g	竹茹 8g	琥珀粉 2g (分冲)	

2005 年 10 月 18 日：上方共服 28 剂，睡眠已可，尚欠实，精力尚不够

集中。

脉阳旺阴弱。舌嫩绛少苔。

证属：水亏火旺，心肾不交。

法改：泻南补北。

方宗：黄连阿胶汤主之。

| 黄连 12g | 黄芩 9g | 生白芍 12g | 干地黄 15g |
| 阿胶 15g | 鸡子黄 1 枚 (冲入) | 生龙齿 15g | |

2005 年 11 月 9 日：上方共服 21 剂，寐已可，精力振作，脉已平，转缓滑。

嘱服天王补心丹 1 个月，以固疗效。

按：一诊脉沉弦滑数，沉弦乃气滞，滑数乃痰热内郁，故法宜疏肝理气，清热涤痰。

邪退而正虚之象显露，脉呈阳旺阴弱，乃水亏火旺之征，故转予泻南补北，以黄连阿胶汤主之。

阳旺阴弱之脉，可见于以下几种情况。

一是阳旺有力，而阴脉细数，且见虚热之症，此乃水亏火旺，法当泻南补北。

二是阳旺洪大，阴脉细数，乃水亏上热，因阳脉洪大，乃热在气分，属无形之热，位在肺胃，亦当滋阴清热，方宗玉女煎法，以石膏、知母清肺胃之热，以冬地金水相生滋阴水。

三是阳旺而阴脉沉数者，乃郁火上冲，当清透郁热，方宗升降散之方。

四是阳旺按之无力，尺细数，乃阴亏不能制阳，虚阳上浮，法当滋阴潜阳，方宗三甲复脉汤。

五是阳旺按之无力，尺细弱无力，乃下焦阴寒内盛，格阳于是上，法当引火归原，方宗通脉四逆加猪胆汁汤，或四逆汤加山茱萸。

例 47：肝胆湿热

贾某，男，58 岁，河北省定州市人。2007 年 6 月 29 日初诊：失眠 1 年，近 3 个月加重，服安眠药亦每日仅能睡两小时。口中甜，常下利。

脉弦濡数。舌苔薄腻。

证属：肝胆湿热。

法宜：清利肝胆湿热。

方宗：甘露消毒丹加减。

| 茵陈 18g | 白蔻 7g | 滑石 15g | 川木通 7g |

菖蒲 9g	黄芩 9g	川朴 9g	苍术 12g
半夏 30g			

2007 年 8 月 17 日：上方加减，共服 49 剂，半夏增至 50g。不用安眠药，已可睡 6 个多小时，他症已除，脉转弦缓，苔退。继予温胆汤 14 剂。

按：湿热内扰，心神不宁而寐不安；亦可湿热熏蒸，蒙蔽心窍而嗜睡，表现虽异，皆当予清热化湿法治之。重用半夏者，取半夏秫米汤意。《中医杂志》曾报道，半夏重用至 60g 效佳。

不寐原因颇多，而以半夏所治之不寐，以何证为宜？因半夏辛燥，燥湿化痰，适于痰湿蕴阻而胃不和，斡旋失司，水火不交者为宜，故云半夏交通阴阳，并非什么失眠都可用。

例 48：火郁梦魇

刘某，女，43 岁。1992 年 3 月 14 日初诊：寐差梦魇，心烦头昏，胸闷口渴，时恶寒，痛经，已有年余。

脉沉数，寸旺，尺涩。舌红苔黄腻。

证属：湿遏热伏，熏蒸于上，血瘀于下。

方宗：升降散加利湿活血之品。

僵蚕 12g	蝉蜕 5g	姜黄 9g	连翘 15g
栀子 9g	豆豉 12g	茵陈 18g	滑石 15g
藿香 12g	生蒲黄 10g	炒五灵脂 12g	

1992 年 3 月 25 日：上方共服 10 剂。寐已可，梦魇未作，上症已不著。少腹冷痛、乳胀痛、腰痛，经欲行。

脉弦略数，寸已不大，尺尚涩。舌已可。

证属：郁热未靖，气血不畅。

法宜：行气活血。

炒五灵脂 12g	生蒲黄 10g	桃仁 10g	红花 10g
川芎 8g	当归 12g	柴胡 8g	橘叶 9g
延胡索 10g	乌药 8g	牡丹皮 12g	

5 剂，水煎服。

按：脉沉而数，沉主气滞，数主热；又兼苔黄腻，知为湿热郁遏，热郁于内。湿热上熏而寸旺，心烦头昏；蔽阻于胸则胸痞，心气翕阖不利而梦魇，心神不安而寐差，津液不布而口渴。时恶寒者，乃阳郁不达，外失阳之温煦而恶寒。尺涩者，乃血泣，故痛经。法宜化湿、清透郁热，佐以活血。

二诊，脉弦略数，寸已平，尺尚涩，腻苔已退，知湿已化，郁热已透。然尺尚涩，且经前腹痛，乳胀、腰痛，知气血瘀滞胞宫。气滞血瘀，阳气不达，致小腹冷。

俗皆以痛经时小腹冷为胞寒。这种寒冷感觉可轻可重，重者如冰；冷时亦喜按，热敷亦可缓解。往往将这种冷痛、喜暖、喜按断虚寒证，而予温补，实则未必妥当。须知阳虚者固可寒；然邪滞者，阳气不得外达，亦可寒。包括火郁、湿热、瘀热、郁闭者，皆可令少腹寒痛。其分别之关键在脉，沉而有力者为邪阻，沉而无力者为正虚。此例尺沉涩有力，属气滞血瘀阻遏阳气乃寒痛，故以行气活血为治。

例49：郁热内扰

王某，女，67岁。1990年4月7日初诊：寐少，或每日二三小时，或三四小时，或彻夜不眠，心烦躁热，恶与人言，来客则闭门避之。头鸣面热，劳则气喘，食欲不振，身倦无力，溲频便干。

证属：肝郁化火，火热内扰，阴分已伤。

法当：疏肝解郁，清透伏火，佐以养阴。

方宗：升降散合一贯煎加减。

僵蚕 10g	蝉蜕 4g	姜黄 7g	川大黄 3g
栀子 8g	麦冬 10g	生地黄 10g	牡丹皮 8g
丹参 12g	绿萼梅 6g	女贞子 12g	旱莲草 12g
玫瑰花 6g	夜交藤 18g		

1990年4月27日：上方加减，共服18剂，寐已好转，心烦躁热皆减。倦怠短气，寐尚欠安，口干。

脉小数不实，舌嫩绛少苔。

证属：气阴两伤。

法当：益气阴，安心神。

方宗：天王补心丹加减。

麦冬 20g	沙参 30g	丹参 30g	柏子仁 30g
山药 30g	炒枣仁 40g	山茱萸 20g	西洋参 20g
天花粉 20g	莲子 30g	生龙骨 30g	生牡蛎 30g
生麦芽 30g			

一料，浓煎收膏。

另：琥珀 10g，珍珠粉 10g，辰砂 7g。

共研细面，搅入膏中，早晚各一匙。

上膏加减共服三料。

按：因与王某故交，常有往来，知至今康泰，睡眠平稳。

初诊脉沉而数，乃郁火内伏；关弦乃气郁不舒，郁火不得外达而内扰，致心烦不寐。火退呈气阴不足之象，以脉小数不实可知，故转予益气阴，调理而愈。

例 50：热扰心神

金某，女，20 岁。2001 年 12 月 7 日初诊：心悸失眠，思绪纷纭，心中烦，精力不能集中，记忆力低下，月经先期。

脉沉滑数，舌偏红。

证属：热扰心神。

法当：清热安神。

方宗：栀子豉汤。

栀子 12g	豆豉 12g

4 剂，水煎服。

2004 年 12 月 11 日：药后脉症如前，溲频。热邪未清。

栀子 12g	豆豉 12g	僵蚕 10g	蝉蜕 4g
姜黄 8g	川大黄 4g	连翘 15g	麦冬 12g
生甘草 8g	夜交藤 18g		

2004 年 12 月 21 日：上方共服 10 剂。心悸、失眠、烦已减，每日可睡五六个小时，中午睡不着。卧则耳鸣、头鸣且跳，小溲频。

脉阳弦尺弱，舌尚可。舌嫩红，有齿痕。

证转：肾亏，阳亢化风。

法宜：滋水涵木，潜阳息风。

方宗：三甲复脉主之。

生龙牡各 18g	龟甲 15g	炙鳖甲 15g	干地黄 15g
麦冬 12g	山茱萸 15g	生白芍 15g	山药 15g
炒枣仁 40g	柏子仁 30g	阿胶 15g	芡实 30g
覆盆子 15g			

2002 年 1 月 18 日：上方共服 25 剂，症除，睡眠正常，精力增，学习效率明显提高。脉转弦缓。

上方再服 10 剂，以固疗效。

按：心藏神，主火而畏火。火热内扰，则烦乱、不寐、心悸诸症随之而起。故失眠而因于火者，必先泻火，火去，神乃得安。栀子豉汤辛开苦降，即治火热内扰之"虚烦不得眠，若剧者，必反复颠倒，心中懊恼"，故首诊予栀子豉汤。

服后脉症如前者，乃栀子豉汤清透力薄，故二诊合升降散，增其透散之力。连服10剂，火热方退，诸症好转。

三诊火退后，虚象复露。何以知已现虚象？因脉见阳弦阴弱。阴弱者，水亏；阳弦者，肝木失涵，风阳上扰，致耳鸣、头鸣且跳动，故予三甲复脉，滋水涵木，潜阳息风。

例51：郁火内扰

余某，男，21岁，学生。2007年1月9日初诊：寐差一月余，一日约睡四小时，寐则多梦，盗汗头昏脑胀，心绪不宁。已届期末考试，复习效差，心中焦急。胃凉，下肢冷，吞酸烧心，食后胃中如蚁行。服用雷尼替丁一日300mg，已两个月。牙龈萎缩，刷牙出血。

脉沉弦数。舌略红少苔。

证属：气滞热郁。

法宜：透达郁热。

方宗：枳实栀子豉汤。

栀子12g　　　　豆豉12g　　　　枳实9g

2007年1月19日：上方共服7剂。睡眠已有好转，烧心、吞酸尚重。

上方加黄连10g，吴萸3g，醋瓦楞子18g，蒲公英30g。

2007年3月27日：上方共服14剂，春节回家停药，现睡眠可，盗汗，烧心轻，腹及下肢尚凉，脉沉弦滑，舌略红，此火郁未靖。

柴胡9g　　　　枳实9g　　　　白芍10g　　　　炙甘草6g

僵蚕12g　　　蝉蜕5g　　　　姜黄10g　　　　连翘12g

7剂，水煎服。

按：因脉沉弦数而诊为气滞火郁。主症为寐差、心烦、头昏，乃热在上焦，故以枳实栀子豉汤，宣透上焦郁热。烧心吞酸乃郁火犯胃；胃凉下肢冷，乃火郁阳气不达。

枳实栀子豉汤，治"大病差后劳复者"。"大病差后"指正气已虚。劳复，包括劳心、劳力、房劳、食复，或夹外邪；或夹内生之邪；或大病差后余邪未尽，炉烟虽熄，灰中有火，因劳而复发者。观所用之方，栀子豉汤宣透胸膈郁热，枳实破气行痰，畅达气机，使郁热得以透达。从这个方子组成来看，首先是针对实证而不是虚证，是针对热证而不是寒证，是针对气滞热伏而且位在上焦的郁热证。

根据这一方义的分析，则枳实栀子豉汤就不拘于是否有"大病差后"的病史，也不囿于是否大病以后正虚，就是个气滞热郁，故本案径予枳实栀子豉汤，宣透胸膈之郁热。

二诊因火邪犯胃而烧心、吞酸，故加左金丸，瓦楞子治标以治酸。

三诊，腹及下肢凉，乃火郁阳气不达，继予四逆散合升降散，继续透达郁热。三诊虽方药有异，但基本病机未变，皆以清透郁热为主。

例 52：热扰不寐

李某，男，49 岁。2004 年 7 月 11 日初诊：寐少已 20 年，轻时每日可睡四五个小时，虽寐亦多梦纷纭；重时常彻夜不眠。心烦意乱，头昏易怒。屡用安眠药，艾司唑仑服 4 片亦不起作用，反倒次日昏昏沉沉。便略干。

脉沉而滑数，舌红苔薄黄。

证属：郁火夹痰扰心。

法当：宣透郁火兼以化痰。

方宗：栀子豉汤主之。

栀子 12g	豆豉 12g	姜黄 10g	黄连 10g
知母 6g	川大黄 5g	半夏 15g	

7 剂，水煎服。

2004 年 7 月 19 日：药后症如上，便解已畅。脉仍沉滑数，其力已减，两尺动。

上方加龟甲 30g，黄柏 7g，干地黄 15g。

2004 年 8 月 30 日：上方共服 28 剂，已不服安眠药，每日可睡五六小时，入睡迟，晨起头昏。脉沉滑数已不盛，尺脉已平，舌红且暗。脉已不大，邪已衰；仍滑数，痰热未靖。继予前法，清涤余邪。

黄连 12g	栀子 12g	豆豉 12g	半夏 15g
胆星 12g	天竺黄 12g	竹茹 7g	枳实 8g
菖蒲 8g	陈皮 9g	茯神 15g	夜交藤 30g
远志 10g			

按：脉沉而数，仍火郁；滑乃痰，故诊为痰火扰心。首方主以栀子豉汤，宣透胸膈郁热。黄连、知母清热泻火。姜黄为气分血药，宣达气机，使郁火得以通达。用川大黄泻热下趋，亦给郁火以出路。用半夏者，化痰且交通阴阳。

半夏交通阴阳治不寐，当属痰湿蕴于中焦，升降失司，心肾不交者。若其他原因之不寐，则非半夏所宜。

二诊尺动，动为阳。从阳求阴，脉动知为阴不足，不能制阳，阳亢而动。故于方中加龟甲、黄柏、干地黄，合上方中已有之知母，成大补阴丸之意，滋阴降火，以使水火相交。

三诊，脉滑数已不盛，知邪虽减而未靖。然尺动已平，知相火已宁。故继予清化痰热，宗黄连温胆汤主之。

例53：火热炽盛

霍某，男，30岁。1991年5月18日初诊：本人为烟酒公司干部，平素善饮，春节饮酒过多，呕吐、心慌，不能眠，心中躁热烦乱，惊恐怵惕，头昏沉，困乏无力。

脉弦滑数大，舌红苔黄。

证属：热盛扰心。

法宜：清热泻火。

方宗：黄连解毒汤主之。

黄连 12g	黄芩 10g	栀子 12g	川木通 7g

4剂，水煎服。

1991年6月21日：上方共服8剂，吐止，心慌偶作，睡眠好转，体力精神已可，但因家中盖房，饮酒过多，症又复作。

脉弦数，苔白厚。

上方加茵陈30g、滑石15g、藿香12g、苍术10g、川朴10g，历半月方愈。

按：脉滑数而大，舌红苔黄，显系火热炽盛。火扰心神而躁扰不眠，心神不宁而心悸惊怵，火热上灼而头昏呕吐。黄连解毒汤泻火解毒，火去神自安。二诊苔厚，湿浊又起，故加化湿之品，半月方愈。

例54：气血两燔

戎某，男，78岁。2006年12月5日初诊：去冬煤气中毒，昏迷六七小时，高压氧舱治疗一个月，基本恢复。之后周身痒，皮肤干，搔后起皮屑。入睡难，卧后两三小时方能朦胧入睡，一日能睡四五个小时。

心电图：心肌缺血，期前收缩。

脉洪大而滑。舌略淡，苔白润。面暗，手暗如烟熏。

证属：气血两燔。

法宜：清气凉血活血。

方宗：清瘟败毒饮主之。

生石膏 30g	知母 6g	黄芩 9g	黄连 10g
栀子 10g	连翘 15g	牡丹皮 12g	赤芍 15g
竹叶 7g	水牛角 30g	紫草 30g	

2006年12月22日：上方加减共服17剂，瘭已可，痒减半，面及手色暗

减轻。

脉弦滑略大。舌同前。

上方加桃红各 12g，继服 10 剂。

按： 煤气中毒后，智力虽已恢复，然脉仍洪大，且正值隆冬，脉不敛藏，乃热毒内蕴，燔灼气血。

何以知气分热盛？据脉洪大可知。何以云热灼血分？以身痒起皮，且面手黑可知之。热邪深入血分，则耗血动血。血耗，不能养肌肤，致周身痒且起皮屑；热烁而血行瘀泣，致面手色黑。热毒内扰而寐不安。

气血两燔，舌当深绛，何以此案舌反淡？吾辨证以脉为主，因脉洪大而诊为热盛燔灼，则此舌淡，乃热邪耗血，血耗而不荣，故舌淡。故虽舌淡，仍予清瘟败毒饮清之。这种判断对否？以实践为据。药后不仅寐已可，且他症亦减，基本达到预期，故这一辨治可信。

例 55：木火扰心

齐某，男，29 岁。2006 年 7 月 24 日初诊：睡眠差，一日可睡四五个小时，已 4 个月。心烦，头昏，易怒，精神不能集中。

脉弦数。舌红苔少。

证属：清泄肝火。

方宗：龙胆泻肝汤加减。

龙胆草 5g	栀子 9g	黄芩 9g	生地黄 15g
川木通 7g	丹参 15g	夏枯草 18g	夜交藤 12g
牡丹皮 12g	生甘草 7g		

2006 年 8 月 14 日：上方共服 12 剂，睡眠已正常，心烦头晕亦除。脉弦已不数，但尺脉稍旺，舌已不红。

予，知柏地黄丸，每早服二丸；天王补心丹，每晚服两丸。连服半月。

按： 脉弦数，且寐少、烦躁，舌红，显系木火扰心，故予龙胆泻肝汤，去车前、泽泻利湿之品，去当归之辛温走窜，改甘寒之丹参，更增牡丹皮、夏枯草以清肝，夜交藤以安神。

二诊尺偏旺，乃肾水亏，相火旺。缘何尺旺？盖因肝火盛，下汲肾水而水亏，致肾中相火萌动而尺旺。予知柏地黄丸以滋肾水、泻相火；予天王补心丹养阴清热安神。

例 56：肝经郁热

李某，男，20 岁。2002 年 9 月 18 日初诊：头昏，难以成寐，目胀，脉弦滑数，舌红色苔白。

证属：肝经郁热。

方宗：四逆散合泻青丸。

柴胡 8g	枳实 9g	芍药 10g	炙甘草 6g
龙胆草 6g	栀子 9g	防风 7g	僵蚕 12g
川大黄 4g			

2002 年 9 月 25 日：上方共服 7 剂，已能入睡，头尚不爽，目难受。便稀，日两次。

脉弦滑数，舌稍红，苔微黄。

上方去川大黄，加桑叶 9g，菊花 7g，苦丁茶 7g，7 剂，水煎服。

按：脉弦乃肝气郁结，滑数为肝经热盛。木火扰心而神不安，致入睡难；木火上扰而头昏目胀。方取四逆散解肝之郁，泻青丸清肝之热。木火靖，心神自宁。

例 57：肝郁化火伤阴

刘某，女，35 岁。2004 年 10 月 19 日初诊：寐少，日三四小时，已七年，头晕、心烦、易怒，精神不能集中，咳嗽，生气后左胁痛，月经先期，晨起脸胀，便干。每日服艾司唑仑。

脉沉弦细数，舌红少苔。

证属：肝郁化火伤阴。

法宜：养阴柔肝、疏肝。

方宗：一贯煎主之。

生地黄 30g	麦冬 15g	沙参 15g	白芍 15g
川楝子 9g	郁金 9g	牡丹皮 12g	桑叶 9g
炒枣仁 30g	炙杷叶 10g		

2004 年 12 月 28 日：上方共服 45 剂，头晕、咳嗽、胁痛已除，寐尚差，安眠药已停。

脉弦细数，舌嫩绛少苔。

症虽减，然肝阴未复，睡眠仍差，故予前方加生龙牡、龟甲、鳖甲各 18g，去炙杷叶。

2005 年 1 月 17 日：上方共服 32 剂，上症皆除，睡眠保持在七八小时，脉弦缓，舌可。已愈。

按：失眠头晕、心烦，因脉弦细数，故诊为肝郁化火伤阴，予一贯煎主之。肝郁化火伤阴，魂不安；且肝火扰心，心亦不宁，致少寐烦怒；肝经不舒而胁痛。一贯煎柔肝疏肝。加炙杷叶者，佐金平木。

炒枣仁虽安神之常用药，因其酸而敛，故邪实者不宜。此例肝阴不足，用以补肝宁心。余初临床时，仅用 10g 左右，效不显。后观仲景酸枣仁汤量重，故改用 30 ～ 60g 时，疗效明显增强。可见，此药在对证的情况上，量宜大。

例 58：瘀热互结

薛某，女，38 岁。2007 年 4 月 2 日初诊：失眠已十年余，寐浅易醒，一夜醒十多次，睡眠不足四小时，头昏沉，精力不济，昼则困，打不起精神，好忘善怒，易哭，经涩少。

脉沉涩数。舌偏红暗。

证属：瘀热互结。

方宗：栀子豉汤合血府逐瘀汤治之。

栀子 10g	豆豉 12g	桔梗 9g	柴胡 9g
桃红各 12g	赤芍 12g	丹参 18g	生地黄 15g
川芎 8g	炙甘草 7g		

2007 年 4 月 23 日：上方加减，共服 21 剂。一夜可睡六七个小时，尚醒二三次，精力增，情绪亦渐平和。

脉沉小滑数，寸旺尺弱。舌可，苔薄黄。

证属：水亏火旺。

法宜：泻南补北。

方宗：黄连阿胶汤主之。

黄连 12g	黄芩 9g	白芍 15g	生地黄 15g
阿胶 15g	半夏 12g	丹参 18g	

14 剂，水煎服。

按：脉沉涩且舌略暗，经涩少，此血瘀也；脉沉数且舌稍红，此热也，故诊为瘀热互结。瘀热内扰，致夜寐不安，心绪烦乱。栀子豉汤清透郁热，血府逐瘀汤活血化瘀，二方相合，恰合病机。

何以二诊转为阳旺阴弱？概瘀血去，遏伏之热得以透达而上冲，故寸旺。久病阴耗故水亏，致转为水亏火旺之证。法当泻南补北，此证非黄连阿胶汤莫属。加生地黄者，滋肾水；加半夏者，交通心肾。

例 59：梦交

甄某，女，25 岁，已婚，平山农民。1998 年 3 月 28 日初诊：素体上弱，心悸心烦，气短乏力，失眠多梦，梦交频作，白日则感筋疲力尽，头晕耳鸣，腰酸腿软，记忆力减退，已 2 年余。月经前后不定期，量多，色淡红，10 天方净，大便干，每 2 日 1 次，舌正常，苔薄白，脉沉无力，尺脉动。

证属肾水不足，相火妄动，兼有心脾虚。

法宜：滋肾水泻相火，兼补心脾。

方用：知柏地黄汤合归脾汤化裁。

当归 10g	远志 8g	熟地黄 10g	山茱萸 20g
生牡蛎 30g	茯神 15g	泽泻 10g	牡丹皮 10g
炒酸枣仁 18g	龙眼肉 20g	党参 15g	黄芪 15g
知母 8g	山药 15g	黄柏 8g	

7剂，水煎服。

4月4日二诊：药后心烦、梦交愈，睡眠，心悸好转，经行六日，量多色淡，现未净，腰痛肢软，大便干，舌正常，苔白厚，脉沉无力。治宗上法。

熟地黄 10g	炙黄芪 15g	党参 15g	龙眼肉 20g
山药 15g	牡丹皮 10g	山茱萸 20g	泽泻 10g
生龙骨 30g	生牡蛎 30g	茯神 15g	知母 10g
仙鹤草 15g	黄柏 10g	当归身 10g	茜草 12g
石菖蒲 10g			

14剂，水煎服。

1998年4月28日三诊：药后上症均愈，但近日带多，色黄稠，舌正常，苔薄白，脉沉滑。此为脾虚，湿热下注，法宜健脾祛湿热，佐以补肾泻相火。

黄芪 15g	党参 15g	茯神 10g	炒酸枣仁 20g
龙眼肉 20g	熟地黄 10g	芡实 15g	薏苡仁 15g
山茱萸 20g	龙骨 30g	牡蛎 30g	茜草 12g
黄柏 6g	山药 15g	牡丹皮 10g	知母 6g

7剂。

按：头晕耳鸣，腰酸肢软，尺脉动，此乃肾水不足，水亏不能制火，相火妄动，发为梦交。心悸气短，疲乏无力，失眠多梦，经期长，色淡红，量多，脉无力，皆由心脾虚所致。脾虚气血化生不足，故而气血亦虚。心藏神，心血亏则神无所依，肝血虚则魂无所附，气血虚神魂不能守舍，脾肾虚则意与志恍惚不能自主，故而发生梦交。知柏地黄汤滋肾泻相火，肾水足，相火宁，则精神安定，梦交自愈。用归脾汤加减，补心脾，益气血，则神安其宅，神魂内守，则无梦交之虞。气足帅血有力，月经自愈。方中远志，能交通心肾，使水火既济，神志安定，梦交得除。治疗月余，诸病皆除。

四、吐利案

吐利乃常见病，原因亦多，虚实寒热皆有。郁火内扰，上灼则吐，下迫则利，故郁火亦吐利的原因之一。

例60：郁热下利

姚某，男，21岁，学生。1982年6月4日诊。下利半月，日五六度，小腹冷如冰。曾以寒利而服理中丸、四神丸等方无效。脉沉而躁数。

此火郁迫津下泄而为利，予四逆散合葛根芩连汤，2剂而愈。

按：恶寒一症，寒袭者有之，法当辛温散寒；阳虚者有之，法当温阳；然火郁者亦有之。气机内闭，火热内伏，阳遏不达，亦必寒凉。凡此，不可不辨，切不可一见腹冷辄予热药，乃实其实也。肢厥身寒，或局部觉寒，皆可因火郁而致，如痛经之小腹冷、胃脘痛之脘腹冷、肢体痹寒之肢冷等，皆可因火郁阳气不达所致。其脉当沉而躁数，或沉而滑数。郁遏重者，脉亦可沉伏细小迟涩，然必有奔冲躁扰不肯宁静之象，此是辨识火郁之关键。本案虽腹冷下利，因脉沉而躁数，知非寒利，乃郁热所致，故予四逆散合葛根芩连汤，清透郁热而安。

例61：久利（结肠炎）

林某，女，24岁，未婚，干部。1998年3月3日初诊：结肠炎已3年。现大便溏，无脓血，每早必便1～2次，伴有牙痛及口腔溃疡，以致影响进食，舌红，苔黄，脉数。

证为脾虚，胃火上炎，以致牙痛口腔溃疡及五更泻。

法宜：健脾止泻，清热泻火。

方用四君子汤加味。

党参10g	茯苓15g	山药12g	马齿苋30g
黄连10g	甘草6g	诃子10g	肉蔻8g
牛膝8g	鸡内金15g	炒白术10g	

3剂。

3月7日二诊：牙痛愈，但口腔多处溃疡，痛甚影响进食，大便已成形，每早便一次，舌正常，苔薄白，脉弦细。上方加通草6g，5剂。

3月12日三诊：大便已正常，但口腔溃疡未愈，饮食正常，舌正常，苔薄白，脉弦。

黄芪10g	黄连10g	升麻6g	当归8g
生地黄8g	车前子10g	牡丹皮10g	竹叶4g
木通6g	白术10g	甘草6g	生石膏20g
牛膝15g	薏苡仁15g		

5剂愈。

两年后追访，病愈后，结肠炎及口腔溃疡一直未犯。

按： 一般认为五更泻是脾肾阳虚，从本证看，并不尽然。本证即为脾虚，运化失职。舌为心之苗，心胃火盛，胃火上炎则口舌生疮。一诊用四君子汤加山药以健脾止泻，诃子、肉蔻涩肠止泻；黄连、马齿苋，清热解毒止泻。三诊时，口腔溃疡仍不愈，改用清胃散合导赤散加减治之，以清心胃之火，使热由小便排出。因原有脾虚，故加黄芪、白术、薏苡仁、车前子，防止再犯泄泻。牛膝引热下行。愈后一直未犯。

例 62：湿热呕吐

刘某，男，10 岁，2002 年 6 月 18 日下午 4 点诊：因天气酷热，饮食不当，微热汗出，呕吐频频，脉弦滑数，舌苔薄腻微黄。

此湿热呕吐，予连苏饮：

黄连 2g	苏叶 3g

共捣碎，开水冲泡代茶饮。

6 月 19 日二诊，昨日回家即频服连苏饮，当夜安睡，晨起已不吐。尚无力，食差，脉弦软苔白，予健胃消食。

焦三仙各 10g	炒枳壳 6g	焦槟榔 6g	鸡内金 7g
党参 10g	云苓 10g	玉竹 10g	半夏 7g
陈皮 6g			

4 剂，水煎服。后未再来诊。

按： 连苏饮出自薛生白《湿热病篇》："湿热证，呕恶不止，昼夜不差，欲死者，肺胃不和，胃热移肺，肺不受邪也。宜用川连三四分，苏叶二三分，两味煎汤，呷下即止。"

薛氏只列药物，未出方名，余称其为连苏饮。亦有医家称之为苏连饮者。此方药量甚轻，总计不足一钱。王孟英曰："此方药止两味，分不及钱，不但治上焦宜小剂，而轻药竟可以愈重病，所谓轻可去实也。"

此方治湿热或胃热呕吐，疗效确切而迅速，余临证用之甚多。开始作煎剂，后改为散剂冲服，后又改茶袋包装开水浸泡。因其味苦，又改为胶囊剂。效果甚为显著，药味用量均甚小，颇符合中药现代化的"三小""三效"要求，故将其立为中药新药开发项目，已获临床批件，正进行三期临床验证，主治定为急性胃炎呕吐。我的博士张再康，又以此方作为博士学位论文治疗放化疗呕吐，亦获殊效。

何谓："肺胃不和，胃热移肺，肺不受邪？"欲领悟此中机理，必须了解薛氏所提出的湿热证的正局与变局的传变规律。

薛氏云："湿热证属阳明太阴经者居多，中气实则病在阳明，中气虚则病在太阴。病在二经之表者，多兼少阳三焦；病在二经里者，每兼厥阴风木。以少阳厥阴同司相火，阳明太阴湿热内郁，郁甚则少火皆成壮火，而表里上下充斥肆逆，故是证最易耳聋、干呕、发痉、发厥。而提纲中不言及者，因以上诸证皆湿热证兼见之变局，而非湿热证必见之正局也。"薛氏所说的正局，是以脾胃为重心的湿热证；所谓变局，是湿热蕴久化为壮火，外达少阳三焦，内窜厥阴风木。

胃中湿热化火，郁火欲解，必由里达其表乃得透解。何谓胃之表？薛氏曰："太阴之表四肢也，阳明也；阳明之表肌肉也，胸中也。"肺主气居于胸，胃热透达，必假道于胸而解，所以胃热移肺。然肺气不宣，外达之路不通，故火热之邪仍返还于胃，胃热不得透达，于是胃气逆而呕吐不止。

连苏饮，乃辛开苦降之方，辛以开郁，苦以降上逆之火。王孟英曰："川连不但治湿热，乃苦以降胃火之上冲；苏叶味甘辛而气芳香，通降顺气，独擅其长。"余用以治胎前恶阻甚妙。

例 63：火郁呕吐

赵某，男，五岁。1999年6月12日晚8时诊。患儿呕吐不止，不能饮食，腹胀痛，便艰。西医诊断为不完全性肠梗阻。患者因不愿手术，采用保守治疗未效。登门求诊时，其父携一铁罐，防止吐于屋地。诊其脉沉而滑数，舌红苔薄黄。

此胃中郁火，胃逆而吐，予连苏饮加味。

黄连 2g　　　　苏叶 2g　　　　大黄 3g

2剂，捣碎，开水浸泡，代茶频饮。

次日电告，回家即频服此药，一剂尚未服完，夜半即便通呕止，今晨已基本正常。嘱将所剩之药服完，霍然痊愈。

按：此为胃中郁火，兼腑气不通，表里同病，故胃气逆而呕吐甚。连苏饮辛开苦降，更加大黄泻火通腑，豁然而解。

例 64：妊娠呕吐

孙某，女，27岁，老师。2000年3月22日诊。妊娠3月余，呕吐晨剧，恶闻食臭，饮食锐减，人渐消瘦，输液已达半月，呕吐未减。诊其脉滑数，舌红苔白少。

此胎热上攻，胃气上逆而呕吐，予连苏饮主之：

黄连 3g　　　　苏叶 2g

3剂，捣碎，开水冲泡代茶饮。因其闻药亦吐，嘱其小口频服。若服后吐，勿碍，吐后继服。

3月26日二诊，初服时，服后即吐，按法吐后继服，渐渐或吐或不吐。至第二日，呕吐已减少一半。三剂已尽，尚有恶心，偶吐，食欲尚差。诊其脉滑数，舌偏红苔少。予上方加天花粉3g，以顾护胃津。又服三剂而愈，足月分娩，母婴健康。

按：开水冲泡之法，乃取"治上焦如羽，非轻不举"之意。所谓"轻"者，有三层含义：一是药量需轻。薛氏云："分数轻者，以轻剂恰治上焦之病耳。"此即"轻可去实"；二是药之性味轻，气为阳，味为阴。气胜升浮，味主沉降。气薄者阳中之阳，气厚者阳中之阴。治上焦病，当取其气，令其升浮以达于上。苏叶芳香气胜，故取苏叶以通肺胃。薛氏云："以肺胃之气，非苏叶不能通也。"三是不能久煎，久煎则气散留味，开水浸泡，乃取其气，令其升浮上达。此法仿《伤寒论》大黄黄连泻心汤以麻沸汤渍之之法。《温病条辨》银翘散煎法云："香气大出即取服，勿过煮。"亦在取其气，以升浮达于上焦耳。

例65：胃热呕吐

郭某，女，21岁，学生。2001年6月7日诊。感冒寒热，服药寒热不止，然恶心呕吐未愈，吐物酸苦，吐剧则呕黄汁，饮食少进，口干欲饮，畏吐不敢多饮，大便稀，日二三次，脉沉而数，舌尚可苔薄腻微黄。

此外感余邪未尽，入胃化热。予连苏饮治之：

黄连3g　　　　苏叶3g

2剂，捣碎开水冲泡代茶饮。仅服一剂而呕恶止。

按：外感寒热已除，余邪未尽，入胃化热而吐。火上攻则呕，下迫则利。以其脉沉而数且吐利，知为热郁阳明，故予连苏饮治之。

例66：湿热呕吐

孙某，男，8岁。2002年7月18日初诊：因天气酷热，饮食不当，微热汗出，呕吐下利，胸脘满闷，已三天。

脉弦滑数。舌苔薄腻微黄。

证属：湿热蕴遏。

法宜：清化湿热。

方宗：连苏饮主之。

黄连2g　　　　苏叶3g

1剂，共捣碎，开水冲泡频呷。

另，六一散12g，分6次冲服，一日服完。

2002年7月19日：昨日下午五点回家即频呷，当夜安睡，晨起吐利已止。尚无力，食差。脉弦软，苔白。胃口未开。予健胃消食。

焦三仙各 10g	炒枳壳 6g	焦槟榔 6g	陈皮 6g
藿香 9g	白术 6g		

按：暑天，感受暑湿，兼以饮食不当，致湿热蕴遏而微热吐利，连苏饮清利湿热，六一散清利暑湿，成上下分消之法。前例连苏饮加佩兰，上例加大黄，此例加六一散，亦据证而灵活加减之例。

例 67：火郁呕吐

芦某，女，22 岁，学生。2007 年 6 月 5 日胸脘满闷，嗳气，恶心，食则吐，已五日。月经正常，便可。

脉弦濡滑数。舌红，苔薄腻微黄。

证属：湿热壅遏，肺胃不和。

法宜：清热化湿，宣畅气机。

方宗：连苏饮主之。

黄连 1g	苏叶 1.2g

两剂，捣碎，开水冲泡，代茶饮。

2007 年 6 月 8 日：恶心呕吐止，尚感轻微咽塞、嗳气、食差。

脉弦缓滑。舌稍红，苔薄白。气机未畅。

方宗：橘皮竹茹汤主之。

陈皮 18g	竹茹 10g	半夏 12g	菖蒲 8g
苏子 9g	牛蒡子 10g		

3 剂，水煎服。

按：脉弦濡滑数，舌红苔薄腻微黄，乃湿热壅遏，气滞不宣，热不得透达，胃气逆而呕吐、嗳气、胸脘满闷。

法宜：开宣肺胃，化湿透热。

方宗：连苏饮主之。

连苏饮见于薛生白《湿热病篇》，曰"湿热证，呕恶不止，昼夜不差，欲死者，肺胃不和，胃热移肺，肺不受邪也，宜用川连三四分，苏叶二三分，两味煎汤，呷下即止"。薛氏未立方名，余为其名之曰连苏饮。

薛氏自注云："肺胃不和，最易致呕，盖胃热移肺，肺不受邪，还归于胃。必用川连以清湿热，苏叶以通肺胃。投之立愈者，以肺胃之气，非苏叶不能通也。分数轻者，以轻剂恰治上焦之病耳。"

此方所治之呕，为"呕恶不止，昼夜不差，欲死者"，可见呕吐之剧，竟至苦不欲生。"呷下即止"，效彰如神。因薛氏无晋职、升级、荣誉称号等因素，其言可信度大些，故余亦试用，果然疗效卓著。余改为捣碎冲泡，后加工成袋茶状，因味苦又为胶囊，并进而研制开发为新药，已获国家药监局批件。我用此方治呕，主要把握气滞火郁，不论外感呕吐、胃肠呕吐、肝胆呕吐、脑病呕吐、肾病呕吐，妊娠呕吐等，只要符合气滞热郁者，皆用之。

使用该方的主要指征为脉沉数，或沉弦数，沉主气滞，数为热郁。

欲理解连苏饮治呕吐的机理，必须首先理解薛生白所建立的湿热辨证论治体系。该体系主要阐明湿热证以脾胃为中心，有寒化、热化两途，有正局与变局之传变。对该体系的论述，主要在《湿热病篇》首条自注中。要点如下：

第一，湿热证发病机理：曰"湿热乃阳明太阴同病也。""太阴内伤，湿饮停聚，客邪再至，内外相引，故病湿热。""湿热之邪，从表湿者，十之一二；由口鼻入者，十之八九。阳明为水谷之海，太阴为湿土之脏，故多阳明太阴受病。"这些话，阐明了湿热证发病的内因、外因、邪气袭入的途径及所犯脏腑、病位。

第二，湿热证转化：湿热证有寒化与热化两途，"中气实则病在阳明，中气虚则病在太阴"。病在阳明者，以热盛为主；病在太阴者，以寒湿为主。湿热胜负转化，因有正局与变局的传变。

第三，湿热证传变规律：薛氏提出正局与变局的传变规律：

其一，正局：湿热证，以脾胃为中心，此即"湿热乃阳明太阴同病也"。因此，湿热证恒见脾胃的症状，如脘满、吐利、不食等。

正局，除以脾胃为中心之外，必见二经之表。何谓二经之表？薛氏云："所云表者，乃太阴阳明之表。""太阴之表，四肢也，阳明也；阳明之表，肌肉也，胸中也。"脾主四肢，脾之清阳实四肢。湿困脾阳，清阳不达四肢，因而四肢倦怠。胃主肌肉，胃为水谷之海，水谷精微以充养肌肉则肌肉隆。胃为湿热所困，水谷精微不充，则肌肉受病。

胸何以为胃之表？胃居中焦，肺主宣发，居上焦，外合皮毛，此即"上焦开发，宣五谷味，熏肤、充身、泽毛。"中焦化生的饮食精微，上输于肺，由肺布散全身；中焦的郁热，亦必假肺之道，透散于外而解。今湿热蕴遏，肺气滞，"胃热移肺，肺不受邪，还归于胃。"则胃中郁热不得假肺道而散，于是胃火上冲，呕恶不止，昼夜不瘥。此即《内经》所云："诸逆冲上，皆属于火。"

连苏饮为辛升苦降之剂，辛以开郁，宣肺气之滞；苦以降泄，清其湿热，此即薛氏所云："必用川连以清湿热，苏叶以通肺胃。以肺胃之气，非苏叶不能通也。"

其二，变局：即"阳明太阴湿热内郁，郁甚则少火皆成壮火，而表里上下充斥肆虐。病在二经之表者，多兼少阳三焦；病在二经之里热者，每兼厥阴风木。""故是证最易耳聋、干呕、发痉、发厥。"此变局之大略。

薛氏所创立的湿热证正局与变局的传变规律，为湿热证奠定了辨证论治纲领，与叶天士的卫气营血辨证论治体系，为温热证奠定了辨证论治纲领意义等同。温病，无非温热与湿热两大类，薛叶共同创立了温病的理论体系。至于吴鞠通提出的湿热三焦辨证，远逊于薛氏的正局与变局的理论价值。

了解正局与变局，方能深刻理解连苏饮的病机。"肺胃不和"，皆因肺气滞而胃热不得透达，致胃气逆而呕恶不止。宣通肺气，透达郁热，气畅热透呕立止。若见呕即重镇降逆，动辄旋覆代赭、半夏、竹茹者，真乃南辕北辙。

例 68：湿热口秽

冯某，女，21 岁，学生。2005 年 4 月 8 日诊：口秽，口苦，半月余，他尚可。

脉滑数，阳脉稍旺。舌可，苔薄腻。

证属：肺胃湿热上熏。

法宜：清热化浊。

方宗：连苏饮主之。

黄连 2g　　　　　苏叶 1.5g　　　　　佩兰 6g

4 剂，共捣碎，开水冲泡代茶饮。

按：再诊，口秽，口苦除。

佩兰，即《内经》之兰草汤治口甘，"此五脏之气溢也，名曰脾瘅……治之以兰，除陈气也。"

何以用开水冲泡法？薛氏云："以轻剂恰治上焦之病耳。"吴鞠通谓："治上焦如羽，非轻不举。"

开水冲泡，乃取其气也。气为阳，味为阴；气薄者阳中之阳，气升浮而味沉降。故治上焦病当量轻且以气为胜，升浮直达于上焦。开水冲泡而不用久煎者，取其气也。久煎则气耗味存，过其病所。

例 69：热陷阳明下利

高某，男，36 岁。2010 年 3 月 5 日初诊：午夜腹泻 20 余天，无明显诱因。20 天前于夜 12 点后，连续腹泻至半夜 3 点，共 10 余次，现每日午夜泻 10 余次。口苦，不论食物何味，食之皆苦。头不爽，咽堵，坐久腰酸困。

脉沉滑数。舌红苔白。

证属：热陷阳明，清阳不升。

法宜：清热升清，引下陷阳明之热透达于外而解。

方宗：葛根芩连汤主之。

葛根 15g　　　　黄芩 10g　　　　黄连 10g　　　　防风 8g

柴胡 8g   桔梗 9g

2010 年 3 月 22 日诊：上方共服 7 剂。泻已止，每日便一次，软便。口已不
苦，口臭、腰酸亦减，尚夜间汗出，背沉。予小柴胡汤合二陈汤，7 剂水煎服。

按：下利原因甚多，本案因其脉沉滑数，故诊为热陷阳明。经云："诸呕吐
酸，暴注下迫，皆属于热。"火热下迫而暴注下利。苦乃火之味，火上炎则口
苦，何以夜半方泻？盖子时一阳生，阳升而动，阳迫津下泄而为利。

《伤寒论》第 34 条："太阳病，桂枝证，医反下之，利遂不止，脉促者，表
未解也，喘而汗出者，葛根黄芩黄连汤主之。"此表证误下，热陷阳明，热邪上
灼于肺则喘，下迫则利，热迫津泄而汗。脉促者，可作数中一止之促，促亦作
迫急解，即脉数急之意，均主热盛。热既下陷，当清透郁热，令其外达。芩连
清之，葛根轻扬升发，解肌生津，入阳旺经，鼓胃气上行，提取下陷阳明之热
邪透转肌表而解，亦有逆流挽舟之意。更加防风、柴胡者，助清阳之升发。经
云；清阳在下，则生飧泄。故以柴、葛、防升之。加桔梗者，亦升提且利咽。
此方清透并举，乃辛开苦降，治疗火郁之佳方。后世诸多解表清里之双解诸方，
其祖当推葛根芩连汤也。

例 70：少阳郁热（慢性胃炎）

孙某，女，21 岁。2010 年 9 月 17 日初诊：五日前缘于食牛肉面后，胃脘
胀满，恶心呕吐，食少纳呆，头昏沉，欲寐，二便尚可，月经两月未行。既往
有慢性胃炎史。

脉弦数。舌淡红苔白。

证属：少阳枢机不利，食积郁胃。

法宜：疏利枢机，宣达肺气，透热外达。

方宗：小柴胡汤加味。

柴胡 9g   黄芩 9g   半夏 10g   党参 10g

炙甘草 6g   生姜 7 片   苏叶 5g   黄连 5g

焦三仙各 12g

7 剂，水煎服。

2010 年 9 月 24 日诊：症除，经未行。

脉弦数，舌可。

证属：气滞热郁。

方宗：四逆散合连苏饮。

柴胡 9g   枳实 10g   白芍 10g   炙甘草 6g

黄连 9g   苏叶 5g

4剂，水煎服。

按： 伤食后而胃胀恶心呕吐，脉滑数，知食积化热；弦乃少阳气机郁滞，热不得外达，上逆而呕吐。予小柴胡汤疏达少阳，连苏饮开宣肺郁，气道畅，郁热透发，更加焦三仙，以消食积，药后症除。然脉尚弦数，知郁热未靖，改四逆散合连苏饮，继续透达郁热。

经两月未行，且呕吐脉滑数，当排除早孕反应，以免误治。

五、咳喘案

经云："五脏六腑皆令人咳，非独肺也。"此经典示人治病之大法，必胸有全局，才能避免只见一斑的片面性错误。治咳如此，他症亦然。肺之病，固可令人咳。肺之病，可有虚实之别，实者，六淫、七情、内生五邪皆可犯肺而为咳；虚者，肺之阴阳气血虚，亦可令人咳，且邪可相兼，虚实可并见，仅肺咳已是纷纭繁杂。人是一整体，五脏相关，在病理情况下，五脏六腑之病变皆可上干于肺而为咳。而五脏六腑之病，亦皆有虚实寒热之异。如此说来，致咳之因亦可数之可十，推之可百；数之可千，推之可万，不可胜数，岂是治咳三治五法可以以偏概全者乎。辨证论治的最高境界本应方无定方，法无定法，没有固定僵死套路，一切都要观其脉证，知犯何逆，随证治之。具体问题具体分析，是辩证法的灵魂；具体患者，具体辨证；是中医辨证论治的灵魂，倘如此，方能称得上明医。火郁，仅只咳的众多原因之一而已。

例71：哮喘

张某，男，53岁，干部。1972年12月8日诊。哮喘夙根十年有余。1972年冬，因感冒引起哮喘急性发作，予抗生素、激素、肾上腺素等，症状未能缓解。端坐呼吸不能平卧，汗出以头部为甚，烦躁不安，身无热，亦不渴，大便干，脉洪大，苔白微黄。

此阳明热盛，蒸迫于肺而作喘。予白虎汤：

生石膏40g　　　知母9g　　　生甘草7g　　　粳米一把

3剂汗止，喘轻，已能平卧，大便已通，脉亦敛缓。

按： 白虎汤乃《伤寒论》治阳明热盛之主方。温病用于气分无形热盛。余于外感热病中用之，内伤杂病中亦用之。

《伤寒论》中白虎汤共三条，脉见浮滑、滑。症见表有热，里有寒（热），腹满身重，难以转侧，口不仁，面垢，谵语，遗尿，自汗出，厥等。后世概括为四大症：大热、大汗、大烦渴、脉洪大。这个概括很有见地，已为后世医家之共识。余以为，以此四大作为白虎汤的主症，较《伤寒论》条文中所述脉症易于把握。

临证中，若四大具备者，断然用白虎，鲜有不效者。然四大俱备的典型白虎汤证并不多见，尤于杂症中如是。若四大未备，仅具其一二或二三症，可否用呢？后世医家见解不一。吴鞠通于《温病条辨》中指出的白虎四禁，曰"白虎本为达热出表，若其人脉浮弦而细者，不可与也；脉沉者，不可与也；不渴者，不可与也；汗不出者，不可与也。常须识此，勿令误也。"张锡纯对此提出异议，曰："吴氏谓脉浮弦而细者，此诚不可用也。至其谓脉沉者、汗不出者、不渴者皆禁用白虎，则非是。"这就把吴氏的白虎四禁打破了三禁。

刘渡舟老师于《伤寒论十四讲》中提出：四大之中"尤以烦渴和汗出而为使用本方主要之依据"。余临证管见，四大之中以脉洪大为必备之主症，其他三大或有或无，或见其他症状如头昏头痛、心悸惊怵、不寐、胸闷、憋气、喘咳、咯血、烦躁、恶心、衄等，只要是脉洪大，皆予白虎主之。

本案之喘而汗出脉洪大，并无大热，大烦渴，因脉洪大，断为阳旺热盛，蒸迫于肺而作喘，迫津外泄而为汗，故予白虎而获效。

例 72：痰热壅盛

刘某，女，58岁。2001年3月27日初诊：咳不得卧，夜不成寐，胸闷胸痛，黏痰频吐，每夜吐百余口痰，涕亦甚多，心烦喜饮，头不痛，大便鞕，小便黄。住院诊为气管囊性腺瘤，放疗刚完。

脉滑数，寸弦。舌绛红少苔。

证属：痰热壅盛，肺气郁。

法宜：清化痰热，宣降肺气。

方宗：清气化痰丸主之。

黄芩 10g	瓜蒌 30g	杏仁 10g	枳实 9g
陈皮 9g	半夏 12g	茯苓 15g	胆星 10g
竹茹 10g	海浮石 15g	皂角子 6g	莱菔子 10g
鱼腥草 30g	竹沥汁 40mL (分冲)		

2001年4月7日：上方共服10剂，下干结粪便约20枚，大便已畅，咳痰胸痛已减，已能卧。上方加减，继服14剂，咳痰已平，脉滑，寸弦已解。

按：脉滑数，当属痰热，且咳唾黏痰不得卧，乃痰热壅盛。寸弦如何理解？弦主郁、主风、主肝胆、主饮。本案之寸弦主痰饮，《濒湖脉学》曰："寸主头痛膈多痰。"痰涎壅塞于上，肺失宣降，故而脉弦。肺气不降，腑气不通，因而便结。法宜清化痰热，宣降肺气，方宗清气化痰丸主之。痰热渐清，肺气渐降，咳痰渐平，腑气亦通。

例 73：肺热下淫阳明

李某，女,22 岁，学生。2004 年 5 月 18 日初诊：外感后，咳未愈，已半月，咽痒，头痛，口干，下利日四五次。今日行经，少腹无硬痛。

脉弦滑数，舌红苔少而干。

证属：肺热下淫阳明。

法宜：清泄里热，佐以养阴。

方宗：葛根芩连汤主之。

葛根 12g	黄芩 9g	黄连 9g	炙甘草 6g
僵蚕 12g	蝉蜕 7g	麦冬 12g	干地黄 12g

3 剂，水煎服。

2005 年 5 月 21 日：咳减未已，下利已止。

上方加芦根 18g，4 剂水煎服，药尽咳止。

按：外感后咳嗽、咽痒，当属余邪恋肺，肺气不宣而咳，肺热下移大肠而下利，为脏腑同病，法当以葛根黄芩黄连汤，以芩连清热，葛根提取下陷阳明之热邪，达于肌表而解。

葛根黄芩黄连汤用于"太阳病，桂枝证，医反下之，利遂不止，脉促者，表未解也，喘而汗出者"。太阳证误下，邪陷阳明，成协热下利，热迫于肺而喘。

本案有咳无喘，葛根芩连汤可用否？可用。肺气上逆而为喘，然肺气上逆亦可为咳，咳喘机理相同，故可用之。

葛根芩连汤治热陷阳明之协热利，阳明热熏迫于肺而喘，以阳明之热为主，而肺热为次。本案是肺热为主，阳明热为次，本方可用否？可。

主次如何分辨？其区别要点有三：一是症状出现的先后，先咳后利者，以肺热为主，而肠热次之；本案先咳后利，故以肺热为主。二是症状的轻重，咳重者，肺热为主；利重者，肠热为主；本案咳重，故以肺热为主。三是以脉别，上盛则肺热为主；若关尺盛，则以肠热为主；本案三部脉皆平，不易区分孰轻孰重。脉"平"，当以平等、平均解，不是指正常的脉。

葛根芩连汤，既清肺热，亦清肠热。此案虽以肺热为先、为主，葛根芩连汤亦可用之，加僵蚕、蝉蜕，透达郁热，且解气道之挛急；加冬地以增液养阴。本已下利，冬地可润下，加重下利，然口干舌干知阴液已伤，故当用之，有故无殒也。

肺热为何不用石膏，而用芩连，且津已伤，芩连苦寒化燥，石膏清热又可生津，岂不更好？石膏清气分无形之热，脉当偏洪大；而芩连泻火，脉当数实。

本案脉滑数，热已成实，已无外达之势，故用芩连而不用石膏，且黄连厚肠胃而坚便，用于热利正宜。

例74：寒束于肺，热郁于内

齐某，女，22岁，学生。2004年3月15日初诊：咳嗽痰少，咽痒，已5个月，背紧，易紧张，注意力不能集中，痛经，便可。

脉沉紧数，舌可。

证属：寒束于肺，热郁于内。

法宜：散寒宣肺，透达郁热。

方宗：麻杏石甘汤主之。

麻黄5g	杏仁9g	石膏18g	甘草6g
鱼腥草30g			

3剂，水煎服。

2004年3月18日：药后咳反增重，脉仍沉紧数，寒束未解。凤有项背痛。前方改麻黄8g，加葛根15g、生姜6片，7剂，水煎服。

2004年3月25日：药后咳已不著，脉紧已除，转沉滑数，证转热郁夹痰，予升降散合小陷胸汤主之。

僵蚕12g	蝉蜕7g	姜黄9g	川大黄4g
瓜蒌18g	半夏12g	黄芩9g	黄连9g
枳实9g	连翘12g	葛根15g	桔梗10g

4剂，水煎服。

按：脉沉气滞，紧为寒束，沉数为热伏于里，依此可定性为寒束热郁。主要症状为咳嗽、咽痒，牵及背紧，据此知病位在肺，肺气不宣。因此，本案的病机为寒束热伏于肺；法宜散寒宣肺，透达郁热，方选麻杏石甘汤主之。麻黄宣肺散寒，石膏清解肺热，杏仁降肺化痰，甘草和中，加鱼腥草清解热毒，方证相符。

药后何以不效反剧？检视前方，诊断、治则、选方均无问题，关键在于麻黄之用量问题。石膏加鱼腥草，寒凉偏重，而散寒宣肺之麻黄用量不足，反使寒凉遏伏气机，郁热不能外透，致肺气更逆而咳剧。将麻黄由5g增至8g，加强散寒宣肺的比重，连服7剂咳已止。《伤寒论》麻杏石甘汤，麻黄与石膏的比例为1：2；温病用麻杏石甘汤，麻黄与石膏的比例为1：4。吾一生屡用麻杏石甘汤，因畏麻黄之强悍，一般都按温病的比例用麻杏石甘汤，麻黄比例偏小，后遇到一些疗效不著的病例，增加麻黄用量，按《伤寒论》麻杏石甘汤的比例来用，效果就好。可见，最佳药量是须逐渐学习、实践探索，才能把握。

例 75：寒束热郁，肾阴不足

高某，女，67 岁。2002 年 4 月 24 日初诊：咳喘多痰，遇冷加重，胸憋闷，心中躁热，口干苦，牙龈出血，左手颤抖。

脉弦紧数大，两尺细不足。舌暗红。

证属：寒束热郁，肾阴不足。

法宜：散寒清热，滋阴补肾。

方宗：麻杏石甘汤合玉女煎法。

麻黄 8g	石膏 30g	杏仁 10g	知母 6g
僵蚕 12g	蝉蜕 8g	鱼腥草 30g	熟地黄 18g
山茱萸 15g	五味子 6g	炙甘草 7g	地龙 15g

2002 年 5 月 8 日：上方加减，共服 14 剂，咳喘痰多已减，尚躁热，心烦，卧寐不安，头热轰鸣，左手抖。

脉浮数稍大，尺不足，弦紧之象已除。舌暗红苔少。

证属：热盛于上，水亏于下。

法宜：滋水清热，佐以潜阳。

生石膏 20g	知母 6g	怀牛膝 9g	熟地黄 15g
山茱萸 15g	五味子 6g	麦冬 12g	生牡蛎 18g
败龟甲 18g	地龙 15g		

14 剂，水煎服。

按：脉弦紧为寒束，数大为热郁，尺细不足，乃肾阴虚，故诊为寒束热郁于上，水亏于下。麻杏石甘汤，散寒宣肺清热，佐以僵蚕、蝉蜕透热祛风。热盛水亏，故取玉女煎法，清上滋下。

二诊弦紧已除，示寒束已解。阳脉浮数且大，按之有力，乃上焦热盛，故予石膏、知母清之。尺不足，水亏于下，故仿玉女煎法清上滋下。然上焦热盛，虽为实热，以膏知清之，然恐夹水亏阳浮而盛，故加牡蛎、龟甲以潜之，加山茱萸、五味以敛之。

例 76：肺胃痰热壅盛

黄某，女，62 岁。2006 年 10 月 30 日初诊：久咳 20 年，逐渐加重，屡服西药只能短暂缓解。现天天咳，夜亦咳，阵咳可连续两分钟。于饥饿劳累时均咳，干咳无痰不喘，咽干痒即咳。食可，便干。

脉滑数且盛。舌嫩绛少苔。

证属：肺胃痰热壅盛。

法宜：清化肺胃痰热。

方宗：白虎汤合小陷胸汤主之。

生石膏 30g　　　知母 7g　　　山药 15g　　　生甘草 7g

麦冬 18g　　　黄芩 10g　　　半夏 12g　　　瓜蒌 30g

青黛 2g（分冲）　　海蛤 15g

2006 年 10 月 6 日：上方共服 10 剂，咳已减半，继服 14 剂，咳已止，肺脉已平。

按：因脉滑数且盛，且症见久咳，故诊为痰热互结且热盛。饥饿劳累时即咳，颇似饮食劳倦伤脾，土不生金而咳。然脉滑数且盛，此邪实之脉，非虚脉，故不诊为土不生金。邪实何以饥饿劳累则咳？邪热消谷而善饥，此饥因胃热盛所致；劳则阳张，阳热动而迫肺故咳，此亦非虚所致。虚实鉴别之点，在于脉之沉取有力无力。脉实，当以脉解症，故不以虚看。

肺胃痰热壅盛，以白虎汤清肺胃之热；合小陷胸以涤痰热；加黛蛤散清肝之痰热。

二诊：咳虽减，而右寸独旺，乃久热津伤，寒之不寒，是无水也，故重用麦冬 40g，清热养阴，重用桑白皮泻肺气，气降则火降，连服 24 剂，咳止脉平。

例 77：肺热阴虚夹痰

李某，女，8 岁。2006 年 11 月 7 日初诊：咳而微喘十日，少痰，口干，便干。

脉滑数，寸略盛。舌红干少苔。

证属：肺热夹痰，肺津已伤。

法宜：清热降逆，生津化痰。

方宗：竹叶石膏汤主之。

麦冬 30g　　　石膏 18g　　　半夏 7g　　　太子参 10g

甘草 6g　　　瓜蒌 15g

3 剂，水煎服。

2006 年 11 月 14 日：上方自服六剂，咳喘止，偶咳有痰，便已不干。

上方加炙杷叶 6g，前胡 6g，川贝 7g，继服 3 剂。

按：此外感后，余热羁留肺热，热灼津伤，热烁津为痰。方取竹叶石膏汤清其羁留之热，重用麦冬，取麦门冬汤之意。此方亦可为麦门冬汤加石膏，增其清热之力。

例 78：火逆上气

王某，男，57 岁。2006 年 4 月 7 日初诊：阵痉咳少痰频作，已一个半月，每次阵咳持续 5 分钟左右。咽痒即咳，咳时不能吸气，憋得面红、胸痛、心率达130次/分，一日咳二三十阵。住院治疗半月未愈，出院诊为阵发房颤，高血压Ⅱ期极高危，急性痉挛性支气管炎。出院后转服中药治疗。现仍阵咳不止，干咳少痰，胸闷气短，常寐中咳醒，便溏日两次。

脉弦滑数，参伍不调，舌偏暗红，苔少干。

证属：痰热内蕴。

法宜：清热化痰降逆。

方宗：旋覆代赭汤合清气化痰丸加减。

旋覆花15g	代赭石30g	生牡蛎30g	黄芩10g
栀子10g	半夏10g	瓜蒌18g	胆星10g
竹茹10g	枳实9g	天竺黄12g	丹参18g

2006年5月19日：上方共服32剂，增加地龙18g、蝉蜕9g、僵蚕12g、钩藤15g、全蝎10g、蜈蚣10条，仍阵咳，心律时快时慢，波动在40～90次/分，心律慢则憋气，便溏日三四次。脉弦滑数且盛，参伍不调。改麦门冬汤主之。

麦冬60g	太子参15g	半夏12g	生石膏30g
山药15g	米壳15g	甘草9g	

2006年5月26日：上方共服7剂，咽痒、痉咳减约80%，心慌、期前收缩频，头略晕，便日一次。血压140/80mmHg。

脉弦滑，右偏盛，参伍不调，改炙甘草汤加减。

炙甘草10g	太子参15g	麦冬60g	干地黄30g
五味子6g	阿胶15g	桂枝9g	丹参15g
生石膏20g	炙百合18g	钩藤15g	地龙15g
米壳10g			

2006年7月4日：上方增加苦参12g，脉仍参伍不调。咳止，房颤未除。后未再诊。

按：初诊因脉滑数，诊为痰热而咳，叠经清热化痰而不效。后加地龙、蝉蜕等息风之品，希冀解气道之痉挛，仍不效。思忖再三，脉滑数偏盛，乃阳盛之脉，或因津伤化燥，火逆上气，改用麦门冬汤主之。原文麦冬七升，量殊重，故用麦冬60g，加石膏清肺热。因有便溏，恐大量麦冬寒滑，故加山药代粳米，一可止泻，制麦冬之寒滑；一可止咳。咳竟著减渐止，然房颤未除。

麦门冬汤虽亦常用，但麦冬用量一般在10～15g之间，偶亦用至30g，但一剂用至60g，乃余之首次，竟获卓效，心中窃喜。有人云，中医之秘，秘在药量，此言诚有至理。针对每个患者，最佳药量应是多少，确实难于把握，一方面要读书，领悟古代名家的应用经验；一方面要勤于实践，善于总结，才能逐渐掌握最佳用量。如有些顽固嗳气，可数年不愈。《金匮要略》"哕逆者，橘皮竹茹汤主之"。橘皮、竹茹皆二斤，量殊重，后重用至 40 ～ 60g，竟霍然而愈。其实橘皮这类药，几乎天天都用，但正确使用，尚须逐渐品味揣摩。

例 79：肝火犯肺

王某，女，23 岁，学生。2003 年 9 月 2 日初诊：干咳四载，痰少，咽干痒，胸胁咳痛，急躁寐差，思绪不宁，经少，便干。

脉弦细数，舌稍红，苔少。

证属：肝火犯肺，肺肝阴虚。

法宜：清肝养阴，降逆止咳。

方宗：一贯煎主之。

麦冬 30g	生地黄 18g	沙参 18g	桑叶 9g
川楝子 9g	牡丹皮 10g	炙桑皮 12g	地骨皮 12g
炒枣仁 30g	青黛 2g (分冲)	海蛤 15g	炙百合 18g

2003 年 10 月 17 日：上方增加地龙、钩藤、紫菀等，共服 42 剂，咳止，寐安，经亦正常。脉弦。

按：脉弦细数，乃肝阴不足，肝火上犯于肺而为咳；肝火内扰而寐不安，思绪不宁；肝体虚而经少。一贯煎养阴疏肝，加桑白皮、地骨皮，取泻白散意，降肺气，佐金平木。加地龙、钩藤，平肝息风，且解气道之痉。

例 80：肝咳

毛某，男，73 岁。2004 年 7 月 13 日初诊：咳已十余年，近三个月加重，每夜咳二三阵，每次连续咳约半小时，咳剧呕吐痰食苦水，胸痛。素口苦、耳鸣、小便不利且急、便干。

脉弦滑数，阳脉偏盛。舌绛，瘀斑，苔斑驳。

证属：肝经痰热夹瘀，上侮于肺。

法当：清化肝经痰热，佐以活瘀。

方用：黄连温胆汤加减。

龙胆草 6g	栀子 9g	黄芩 10g	黄连 10g
代赭石 18g	旋覆花 15g	陈皮 10g	半夏 12g
胆星 10g	竹茹 10g	瓜蒌 18g	天竺黄 12g
赤芍 15g	桃红各 12g	炙桑皮 12g	琥珀粉 2g (分冲)

2004 年 8 月 1 日：上方加减，共服 14 剂，便稀溲畅，咳减，尚感头晕、耳鸣、口苦。

上方加夏枯草 15g，继服七剂。

按：因脉弦滑数，且口苦，断为肝经痰热。其咳，乃肝热上侮于肺，故以清肝热为主，佐以活血化痰。因是木火刑金，亦可称肝咳。

例81：肺气虚，相火旺

韩某，男,42岁。2007年11月27日：外感后咳嗽痰多17天，咳重则恶心、吐。咽痒，胸闷气短，口干，鼻中痛，头晕，便稀日二三次。

脉寸弱，关尺洪大。舌红绛少苔。

证属：肺气虚，相火旺。

法宜：益肺气，滋肾水泻相火。

方宗：大补阴丸加味。

知母 6g	黄柏 6g	龟甲 30g	二地各 15g
山茱萸 15g	五味子 9g	牡丹皮 10g	麦冬 30g
西洋参 15g			

2007年12月7日：上方共服10剂，脉虽见平，咳反加重，仍咽痒、胸闷、气短，便稀日三四次。因证未变，仍宗上方加生石膏30g、沙参15g、黄芪12g。

2008年1月22日：上方加减，共服36剂，咳已平，尚鼻疮，稍渴，便可，脉寸不足，右关偏旺，此肺气虚，胃热未靖，宗竹叶石膏汤加减。

麦冬 30g	西洋参 15g	生石膏 20g	半夏 10g
竹叶 7g	生甘草 9g	炙百合 30g	

7剂，水煎服。

按：关尺脉洪大，此相火旺；寸脉弱，乃肺气虚，所以本案之咳嗽，出现两个并主的病机。单一的相火旺，相火刑金，可以咳嗽；单一的肺气虚，宣降失司，治节无权，亦可咳嗽，而肺气虚相火旺者，确实罕见，二者必须兼顾。但二者治疗却相掣碍。滋肾水泻相火，有碍气之生发；益气，多属升发温燥，不宜于潜降相火，但二者并存，又必须二者兼顾，予大补阴丸加西洋参，甘寒益气。一诊连服10剂，咳反增重，本当改易他法，然脉未变，故虽剧法亦不变，仍宗前方。因关尺皆洪大，尺属相火，而关旺则为胃热，故予前方加生石膏，合原有之知母，宗白虎法清阳明之热，又连服36剂，咳始止，尺始平。然关脉尚旺，胃热未靖，又予竹叶石膏汤，清热益气阴以善后，前后历时两月始愈。

例82：结胸证

李某，女，78岁。2006年6月7日初诊：咳喘痰盛，胸痛憋闷，左胁胀痛，反复发作，近两个月较重，不能卧寐，时心悸惊怵，尚能食，便可。

心电图：广泛 ST-T 改变。

胸片：左肺下大片阴影，考虑为炎性病变。

脉弦劲且盛。舌嫩绛苔少。

证属：饮邪壅肺之结胸证。

法宜：逐其饮邪。

方宗：大陷胸丸主之。

大黄 5g	芒硝 8g (分冲)	葶苈 12g	杏仁 9g

煨甘遂面 0.6g (分冲)

2 剂，水煎服。

2006 年 6 月 10 日：药后稀便四次，未水泻。咳喘胸胁痛胀稍缓。继予上方两剂，改甘遂面每服 0.6g，日一次，得快利停后服。

2006 年 6 月 12 日：药后下利日三次，仍未泻水及黏痰物。然脉之劲势见缓。改从活血涤痰治之，方宗涤痰汤合血府逐瘀汤。

桔梗 9g	柴胡 8g	桃红各 12g	川芎 8g
当归 12g	赤芍 12g	半夏 12g	制南星 10g
橘红 10g	党参 12g	茯苓 15g	竹茹 9g
菖蒲 9g	枳实 9g	葶苈 12g	生蒲黄 10g
延胡索 12g			

上方共服 21 剂，诸症渐缓。

按：大陷胸证乃水热互结、凝结胸脘所致。其特点为膈内剧痛、心下石鞭、脉沉紧。本案症状表现与结胸并不全符，而以咳喘痰涌、胸痛憋闷、左胁胀痛、不得安卧为主症，并无心下石鞭，然脉弦劲且盛，属实脉，阳脉。与结胸病机相符，急则治标，故采大陷胸丸，先挫其邪势。

两诊均未畅利水泻，仅便稀而已，主要因已年遏，且心脏较差，所以甘遂、硝黄用量较小，唯恐一泻而正脱不起。虽未畅利，但症减脉见缓，总是邪势见挫，标实见缓，故改活血涤痰缓图，幸经三周治疗，诸症渐安。年近八旬，以大陷胸逐之，实因症急，不得已而为之。

例 83：阴虚痰热

康某，女，5 岁。2005 年 5 月 9 日初诊：自生后 9 个月，即因外感而咳喘，每于感冒即发，曾多次住院，用抗生素消炎、激素等可缓解。一月前，再次发作，因屡用这些药，恐产生副作用，转而就诊中医。症见咳喘痰鸣，食差，日晡低热 37.5℃以下，自幼便干。

脉滑数，舌绛红无苔。

证属：痰热阴虚。

法宜：清热化痰养阴。

麦冬 9g	玄参 10g	生地黄 10g	石斛 10g
沙参 10g	白薇 7g	青蒿 10g	炙鳖甲 10g
牡丹皮 6g	地骨皮 7g	瓜蒌 12g	川贝 8g
竹茹 4g	海蛤粉 12g	紫菀 8g	款冬花 8g
石膏 12g	知母 4g	竹沥水 10mL (冲服)	

2005 年 5 月 23 日：上方共服 14 剂，咳喘停，低热退，脉滑，舌尚绛。上方继服 7 剂。

按：脉滑数，而咳喘痰鸣，诊为痰热；舌绛红无苔，且午后微热，乃营阴亏，热陷阴分。养阴碍痰，清热化痰碍阴，两相掣碍，必须养阴而不滋腻，清热化痰而不苦燥伤阴者方可。方取增液汤以养阴，知母清热，瓜蒌、贝母、竹沥、竹茹、海蛤粉以化痰，青蒿、鳖甲、白薇、牡丹皮以退阴分之热，共奏养阴清热化痰之功。王孟英医案中多见此法。

例 84：痰热内蕴

胡某，女，44 岁。2009 年 12 月 2 日初诊：于一月前感冒后，出现咳嗽、咳痰、咽痒，站或坐久即感头晕心慌，走快则气短，耳堵鼻塞。

胸 CT：右肺上叶后段支扩并周围炎变。右下叶基底段及左肺上叶后段纤维化病变。

脉弦滑数。舌嫩红，苔略黄腻。

证属：痰热内蕴。

法宜：清热化痰。

方宗：小陷胸汤主之。

| 瓜蒌 20g | 半夏 12g | 黄连 9g | 黄芩 10g |
| 枳实 9g | 桔梗 10g | 鱼腥草 18g | |

2010 年 1 月 15 日诊：上方增加杏仁、川贝、蝉蜕等，共服 42 剂，症除脉滑，停药，惜未复查。

按：感冒表解后，多有邪蕴于肺而久咳不愈者，引发肺纤维化者并非多见。此案脉弦滑数，弦主郁，滑主痰，数为热，故诊为痰热内蕴于肺，予小陷胸汤清热化痰，开提肺气。

小陷胸汤证为："小结胸病，正在心下，按之则痛，脉浮滑者，小陷胸汤主之。"此证为表邪传里，或表证误下邪热内陷，与痰相结，成痰热互结。热与痰结，不得透发，遂成郁热。正在心下，乃胃脘也，而本案病位在肺。病位的确定，脉诊要结合脏腑及经络辨证以定。如脉之寸旺，乃上焦有热。上焦，乃心肺所居，其热在肺还是在心？仅凭脉难断，若出现咳喘者，乃肺之病变，可诊为热在肺；若出现心烦心悸，乃心之病变，可诊为热扰心神。本案脉弦滑数且咳，且并未见胃脘的症状，知非"正在心下"，故断为痰热蕴肺，这就是中医辨证中的定位方法。

小陷胸汤证本在胃，而本案病位在肺亦用小陷胸病，似与经旨不和，非也，因病机皆为痰热，故在胃者可用，在肺者亦可用。妙在方中加桔梗，不仅可开提肺气，且可作引药上行之舟楫，使本作用于胃的小陷胸汤，可因桔梗之引领，上达于肺，而清化肺之痰热。

原文为"脉浮滑者"，本案脉弦滑数，亦有差别，仍用小陷胸汤，与经旨相悖否？曰不悖。浮而滑者，热结未深，病势尚轻。弦而滑数者，弦主郁，亦郁结已重；数者，热已盛。结胸，有轻浅深重之不同，故仲景用陷胸汤有大小之分。本案较之小陷胸汤证略重，故加黄芩清热，加枳实行气宽胸，宣畅气机，透热外达。此方，只要明其义，加减变通，亦可广为应用。

六、冠心病案

冠心病是西医病名，其主症为胸痛、憋气、心慌。通过对其主症进行辨证论治，即可探求中医对该病的辨证施治规律。

《内》《难》中提出六淫、七情、内生五邪、五脏相传，导致胸痛、憋气等众多因素。《伤寒》《金匮要略》提出胸痹、热郁、少阳枢机不利、二阳并病、热入血室、阳虚阴盛、水饮、结胸与脏结、寒邪、瘀血、寒热错杂、奔豚等多种病因。在经典的启发下，就找到了中医对冠心病进行辨证论治的桥梁和方法。其总体思路亦如《内经》论咳一样，五脏六腑皆能令人胸痛、憋气，非独心也。

在冠心病众多病因之中，郁热是其一也。如《素问·至真要大论》曰："主胜则热反上行而客于心，心痛发热。""热淫所胜……肩背臂臑及缺盆中痛，心痛肺膜。""火气内郁……甚则心痛热格。"《素问·刺热论》："心热者，先不乐，数日乃热，热争则卒心痛，烦闷善呕。"《伤寒论》《金匮要略》栀子豉汤之心中懊忱、胸中窒、心中结痛，水热互结之结胸证；瘀热互结之热入血室等，皆为郁热所致。因而清透郁热，乃治冠心病之一大法门。

例 85：痰热夹瘀

罗某，男，75 岁。2004 年 12 月 17 日诊：出院诊断：1994 年脑梗、1995 年心梗、高血压Ⅲ期、糖尿病、慢支。服养心丸、丹参滴丸、丽珠得乐、异山梨酯（消心痛）、尼群地平、二甲双胍、格列必泰等药。血压 155/98mmHg。

胸骨左侧憋闷、疼痛，口干，夜尿频。

脉沉滑数有力。舌暗红，苔根白干。

证属：痰热夹瘀。

法宜：清热化痰活血。

方宗：升降散合小陷胸汤、血府逐瘀汤加减。

僵蚕 12g	蝉蜕 6g	姜黄 10g	连翘 15g
黄连 10g	半夏 12g	瓜蒌 18g	枳实 9g
胆星 10g	天竺黄 12g	菖蒲 9g	丹参 18g
生蒲黄 10g	赤芍 12g	桃仁 12g	

嘱停西药，降糖药继服。

2005 年 1 月 7 日：上方共服 14 剂。脉症如前，出现阵发眩晕，半分钟后缓解，此痰热化风，肝风内旋，故予上方加生石决明 30g，生龙牡各 30g，钩藤 18g，夏枯草 18g。

2005 年 2 月 26 日：上方共服 45 剂，血压 140/90mmHg，诸症皆已不著，唯夜尿每夜三四次。

按：痰郁而为冠心病者，可有许多不同的变化。痰可寒化，亦可热化；痰热又可生风，风动痰升、火升；痰可阻遏气机，造成气滞、血瘀；痰可伤正，造成虚实相兼证。总之，痰病非常复杂，故云百病皆生于痰。

本案脉沉滑数有力，沉主气，乃痰热阻遏，气机不宣而为沉；滑主痰，数主热，沉而有力为实，且舌暗，故诊为痰热夹瘀。升降散宣透郁热，小陷胸清化痰热，血府逐瘀活血化瘀，三方相合，共奏清热、化痰、活血、透邪之功。

后增阵晕眩，乃痰热化风，肝风上扰所致，故加平肝息风之品。若肝风重者，可加全蝎、蜈蚣、地龙等，因价昂故未用。总之，痰多变，临证亦当灵活化裁，方能切合病机。

例 86：痰瘀互结，化热生风

苏某，男，47 岁。2002 年 4 月 7 日初诊：头痛头晕，胸闷胸痛，肩背沉痛，频繁发作，稍劳即痛剧，心烦易怒，睡眠不安，口干苦咽痛，便结不畅。

2001 年心梗，抢救转安。ECG：广泛 ST-T 改变。血压：175/110mmHg。服多种降压扩冠药物。

脉弦滑数实搏指。舌绛暗苔黄糙。面紫暗，唇暗。

证属：痰瘀互结，化热生风。

法宜：涤痰活血，清热息风。

方宗：涤痰汤合血府逐瘀加平肝息风之品。

黄连 12g	栀子 12g	龙胆草 6g	生半夏 15g
胆星 12g	瓜蒌 30g	竹茹 7g	枳实 12g

青黛 2g（冲服）	海蛤 15g	菖蒲 10g	生蒲黄 12g
赤芍 15g	水蛭 10g	地龙 15g	全蝎 10g
蜈蚣 40 条	僵蚕 15g	天麻 15g	怀牛膝 30g
代赭石 30g	生石决明 30g	生牡蛎 30g	夏枯草 18g

2002 年 5 月 12 日，上方加减，共服 32 剂，西药已全停。

头晕痛，胸闷痛背沉痛，烦躁易怒皆减，大便已畅。

血压：130 ～ 140/90 ～ 95mmHg 之间。心电图较前明显改善，倒置之 T 波已直立，尚低平。ST 段已恢复正常。

脉已见缓，盛势已敛。舌转暗红，苔少，面唇紫暗见退。

仍宗上法治之。

黄连 10g	青黛 2g（冲服）	海蛤 15g	竹茹 7g
半夏 10g	胆星 10g	天竺黄 12g	莲子心 6g
枳实 9g	菖蒲 9g	桃红各 12g	丹参 18g
生蒲黄 10g	延胡索 12g	郁金 10g	怀牛膝 15g
生石决明 30g	水蛭 10g	全蝎 10g	蜈蚣 20 条
僵蚕 15g	天麻 15g		

2002 年 7 月 11 日：上方加减，共服 54 剂，症除，心电图大致正常。血压稳定在 130/80mmHg 左右，活动不受限。以上方加白芍 15g，生地黄 15g，20 剂为一料，轧细面继服，每日两次，一次一匙，以固疗效。

2007 年 1 月 12 日介绍其妹夫来诊，云去年其姐夫到省二院复查，包括血压、心电图、彩超、多普勒及 ECT，未发现心肌缺血及陈旧梗死灶，怀疑其是否发生过心梗。

按：患者脉弦滑数实搏指，舌色绛暗，且体盛，素嗜烟酒肥甘，积久生痰化热，阻遏血脉，血行滞泣而成瘀，痰瘀互结化热生风，致酿成高血压、冠心病心梗。脉实搏指，乃邪气亢盛，故重用清热、涤痰、活血、息风之品。幸得脉之盛实渐敛，知邪已渐退。前后共服约 86 剂，脉方渐缓，已步坦途，恐余邪不靖，再予原方为面继服，终获著效。

对冠脉粥样斑块，中医有逆转病理改变之作用，此当属中医治本之优势所在。

例 87：痰热生风

石某，女，75 岁。2006 年 4 月 1 日诊：入夜心中揪紧憋痛、惊怵不宁、肢体抖动、头晕、口干苦、牙痛。

心电图：T 波、V_4 ～ V_6 倒置。

彩超：二尖瓣、主动脉瓣关闭不全。

西医诊为冠心病，心律失常。

脉弦滑劲实，舌偏红。

证属：痰热化风，风痰扰心。

法宜：清热化痰，平肝息风。

方宗：黄连温胆汤合镇肝熄风汤。

生龙牡各 18g	生石决明 18g	怀牛膝 12g	钩藤 12g
天麻 12g	僵蚕 12g	蜈蚣 5g	全蝎 15g
黄连 10g	栀子 10g	半夏 10g	胆星 10g
竹茹 7g	天竺黄 12g	牡丹皮 10g	干地黄 15g

2006 年 4 月 15 日：上方共服 14 剂，心中紧怵、肢抖已轻，脉之劲实之象已缓，转弦滑而促。乃痰热见清，风气渐平。上方加龟甲 18g，白芍 15g，山茱萸 15g，丹参 18g。

2006 年 5 月 19 日：上方又服 28 剂，症状已不著，但偶有寐中肢抖。脉转弦缓滑。

心电图：倒置之 T 波已直立，略低。

上方继服 14 剂。

后未再诊。

按：脉弦劲，乃肝风陡张；滑而实，乃痰热盛，故诊为痰热生风。痰热蕴于肝胆，魂不归藏而不安，致惊怵；风痰扰于心，则心中揪痛；风痰窜入经络，致肢体抖动不宁；痰热上犯而头晕、口干苦、牙痛。据上述病机，治当清热、化痰、息风。共服 42 剂，痰热渐退，风气渐息，诸症缓解，心电图亦有改善，脉转弦缓滑。但肢抖未除，知走窜经络之风气未靖，原方继服。

此案脉弦滑劲实，属阳盛之脉。为何不从阳求阴而诊为阴虚阳亢，予三甲散等滋阴潜阳息风，而予清热化痰息风？因脉实邪实，故以祛邪息风为主，治其标急。标急得缓，则渐增滋肝肾之品，故方中增生地黄、白芍、山茱萸、龟甲等。

例 88：寒湿蔽阻，热郁于内

靳某，女，59 岁。2005 年 1 月 10 日初诊：于五日前，突心慌、大汗出，急诊入省二院，诊为窦性心动过速。现胸憋闷，心慌，右胁胀，寐则憋醒。

服卡托普利、倍他乐克、尼群地平等药。脉沉而紧数，舌苔厚腻。

诊为：寒湿蔽阻，热郁于内。

方宗：五积散合栀子豉汤双解之。

麻黄 6g	川芎 8g	川朴 9g	栀子 9g
苍术 12g	桔梗 9g	茯苓 12g	豆豉 12g
赤芍 12g	桂枝 9g	陈皮 9g	僵蚕 12g
当归 12g	生姜 6 片	半夏 10g	蝉蜕 6g
姜黄 9g	葱白一茎		

2 剂，两小时服一煎，啜粥温覆令汗，汗出停后服。

1 月 14 日二诊：药后头及胸部汗多，下肢无汗，胸已不闷，胁胀已轻，项筋紧。脉尚紧，乃汗出不彻，仍予上方加葛根 15g，三剂，服如前法。

1 月 17 日三诊：药后畅汗。胸未闷，心未慌，胁尚胀，感口干苦、无力、气短。脉弦细濡数，舌偏暗红，苔白厚而干，脉之紧象除，寒已解。弦细濡数，苔厚而干，乃气机不畅，湿热郁伏。

予甘露消毒丹清透湿热。

茵陈 18g	连翘 12g	栀子 9g	桂枝 9g
滑石 12g	黄芩 9g	豆豉 12g	丹参 18g
菖蒲 8g	柴胡 7g	枳实 9g	泽兰 15g

3 月 21 日：上方共服 30 剂，胸闷、气短、心慌诸症尚偶现，耳鸣、腿沉，脉转滑数，舌稍红，苔薄腻。气机渐畅，脉由细濡而转滑数，证转痰热蕴阻，方改黄连温胆汤。

黄连 10g	天竺黄 12g	竹茹 7g	菖蒲 9g
半夏 10g	枳实 8g	栀子 12g	夏枯草 18g
瓜蒌 18g			

上方共服 28 剂，诸症渐除，心律正常。

按：此例虽心速，但其脉沉而紧数苔腻，为寒凝湿热内蕴。虽无表证，亦可汗法解之。一诊虽汗未透，再诊继汗。汗透紧除，知寒凝已解。脉转弦细濡数，细濡乃湿阻，数为热，弦乃气机不畅，且苔厚而干，故诊为湿热郁伏，气机不畅，予清热化湿之剂。苔厚而干者，因湿热阻遏，津液不能上承而干，非湿未化而津已伤，未予养阴生津，仍予清热化湿法治之。三诊脉转滑数，因湿祛热得透达，故脉起。数为热，滑为痰，故改清热化痰之剂治之。

痰湿本同源，但湿属阴邪，其性弥漫，易阻气机，当苦燥、芳香、淡渗、风药辛散升阳之品以治之。痰无处不到，内则脏腑，外则经络皮肤；痰且多变，有寒痰、热痰、湿痰、燥痰、风痰、顽痰、食痰等，致病广泛，有"百病皆生于痰""无痰不作祟""怪病多痰"之说，所以祛痰法应用亦广，本书有多例以祛痰法治冠心病之实例。

例 89：湿热浸淫经络（冠心病）

苏某，男，54 岁。2006 年 3 月 17 日初诊：于 2004 年 8 月安冠脉支架一个，另一处因闭塞，无法安支架。

2006 年 3 月 13 日心电图：ST：V$_2$ ～ V$_3$ 抬高。彩超：左室大。

二尖瓣前叶脱垂，重度闭合不全，左心房扩大，合并三尖瓣轻度关闭不全。现服异山梨酯（消心痛）、倍他乐克、达爽等。晨起手僵胀麻痛，已半月余，牙痛、口干，走快则胸闷，停则缓，继走则汗出。脉濡而大，舌较暗红，苔稍厚。

证属：湿热浸淫经络。

法宜：化湿清热通经。

方宗：薛生白《湿热病篇》第 4 条方。

地龙 15g	炒苍耳子 12g	防己 12g	滑石 15g
秦艽 10g	丝瓜络 10g	晚蚕沙 12g	黄连 10g
威灵仙 10g	海风藤 18g	苍术 10g	薏苡仁 30g

2006 年 4 月 14 日：上方共服 28 剂，胸闷、手胀痛已不著。再予上方加减 14 剂，未再来诊。

按：何以诊为湿热浸淫经络？因濡而大，濡主湿，大主热，且苔较厚，故断为湿热。其症为胸闷、手胀麻痛、牙痛，乃经络不通，故诊为湿热浸淫经络。

该方取自薛生白《湿热条辨》第 4 条曰："湿热证，三四日即口噤，四肢牵引拘急，甚则角弓反张，此湿热侵入经络脉隧中。宜鲜地龙、秦艽、威灵仙、滑石、苍耳子、丝瓜络、海风藤、酒炒黄连等味。"此方清化湿热，疏风通经。此案证属湿热，且胸闷手胀等，乃经络不通，病机与此条相符，故移而用之。

此方我广泛用于湿热侵入经络所致诸症，如肢体酸麻胀痛，口眼㖞斜，肢痿不用，湿热转筋、痉搐等，其效颇佳。

吴瑭治湿热痹证之宣痹汤，与此方异曲同工，可相参而用。

例 90：湿遏热伏

毛某，男，57 岁。2004 年 7 月 9 日初诊：素患冠心病，去年底感冒住院，诊为肺炎、心衰，好转未愈，出院。现头晕沉、胸闷，走快则气憋、心慌、呼吸困难、头及上半身多汗，四肢困乏无力，目花多泪，嗜睡，他可。

脉沉濡细数，舌稍红苔白。

证属：外感之后，余邪未尽，湿浊郁遏，余热内伏。

法宜：化湿清热，透达郁邪。

方宗：升降散合甘露消毒丹加减。

僵蚕 12g	蝉蜕 5g	姜黄 9g	栀子 10g

| 豆豉 12g | 连翘 15g | 青蒿 15g | 滑石 15g |
| 菖蒲 9g | 泽兰 15g | 生蒲黄 10g | |

2004年7月3日诊：上方共服14剂，症减，尚目多眵，头不爽，立久腿木，脉转滑数，舌偏红苔微黄。

上方加桑叶9g，菊花7g，苦丁茶7g。

7剂，水煎服。后未再诊。

按： 凤有冠心病，外感后，邪入心肺，并发肺炎、心衰。因阮囊不裕，好转未愈而出院，致余邪未尽，湿遏热伏。阻痹于胸，则气憋心慌，呼吸困难，动辄剧；湿热蒸迫于上而头汗出，头昏，嗜睡，目眵多泪。其脉沉，乃邪伏于里，濡细乃湿也，数乃湿遏热伏。予甘露消毒清化湿热，合升降散透散伏邪。

二诊脉转滑数，乃郁热外达。脉由沉转中位、浮位，脉象由濡细而渐起，脉转滑数之热盛之脉，皆里热外透之征，此时可身热反增，并非病情增重，而是好转之佳象，热透于外，身热可增高，此不足虑，再予清透可差。

可能因经济原因，减轻后未再诊，新邪虽去，宿疾未瘳。

例91：湿热蕴阻，清阳不升

杨某，男，42岁。1995年11月2日初诊：频发室早。

胸闷痛、心悸、头昏沉，身困乏力，大便溏，日二三次。

脉濡数促。舌偏红，苔薄腻。

证属：湿热蕴阻，清阳不升。

法宜：清利湿热，升发清阳。

方宗：甘露清毒丹加减。

茵陈 15g	白蔻仁 8g	藿香 12g	滑石 15g
川木通 6g	菖蒲 9g	泽泻 12g	茯苓 12g
大贝 10g	苦参 10g	防风 7g	羌活 7g

1996年1月2日：上方加减共服42剂，心律已整，症状消除，脉转濡缓，舌可苔薄。

湿热已除，脾虚未复。再予升阳益胃汤健脾升清以善后。

党参 12g	白术 10g	黄芪 12g	黄连 7g
半夏 9g	陈皮 7g	茯苓 12g	泽泻 12g
防风 6g	羌活 6g	柴胡 6g	白芍 9g
炙甘草 6g	砂仁 4g		

10剂，水煎服。

按： 濡数，且舌红苔腻，故诊为湿热蕴阻。濡主湿，吾所言之濡脉，有别于脉诀所言之濡。《濒湖脉学》曰："浮而柔细知为濡。"濡脉当具备浮、细、柔软无力三个条件，此与微脉难以区别。吾所言之濡，即软也，即脉来柔软，仿佛水中之棉，脉力逊于平脉，但又强于弱脉。对脉位的浮沉，至数的疾徐，脉体的长短阔窄，都无特定的要求。此濡主湿，主脾虚；然脉又有数象，故诊为湿热蕴阻。

湿热蕴阻上焦，清阳不升，致胸闷、心悸、头昏沉；湿阻中焦，脾之清阳不实四肢，致身困沉；湿热下走大肠而便溏。故治则为清利湿热，升发清阳。

1月2日诊时，脉已转濡缓，乃湿热去脾虚之象显露，故转用升阳益胃汤，健脾益气升清，以杜湿热之源。

例92：湿热蕴阻

任某，男，24岁。2002年9月14日初诊：阵胸痛胸闷已半年，静时无何不适，劳则胸痛、胸闷短气。

心电图正常。脉弦濡数。舌尚可，苔白中腻。

证为：湿热蕴阻。

法宜：温阳化湿，佐以清热。

方宗：半夏泻心汤化裁。

炮附子12g	桂枝10g	薤白10g	炙川乌10g
白术12g	黄芩9g	干姜6g	茯苓15g
黄连9g	细辛5g	菖蒲9g	半夏12g

2002年10月5日，上方共服14剂，胸中痛闷已轻，近因外感，又增咳嗽夜剧。脉弦濡，舌尚可，中苔薄腻，色微褐。

证属：湿未净，复感寒袭肺。

法宜：宣肺化湿。

方宗：小青龙汤主之。

麻黄6g	桂枝10g	白芍10g	炙甘草6g
细辛4g	半夏10g	干姜6g	五味子5g
炮附子12g	茯苓15g	白术10g	紫菀12g

2002年10月9日：上方共服11剂，症除，脉缓，停药。

按：此案虽非冠心病，但可归属心脏神经症类，故并列讨论。

胸闷痛短气，当属中医胸痹，以其脉弦濡数且苔腻，濡主湿，数主热，弦乃气郁不舒，故诊为湿热蕴阻，气机不舒。方宗半夏泻心化裁，乃寒热并用，健脾化湿，既为湿热，法宜清热化湿，何以重用辛热之品？因湿乃阴邪，其性黏腻，氤氲难化，湿遏则热伏。治湿热证，即使湿热并重，亦当以化湿为重，清热为次，否则过寒，则湿遏不解，热无以透，则病深不解。治湿之法虽有芳香化湿、淡渗利湿、苦温燥湿、风以胜湿诸法，但莫若加辛热之品，温阳化湿。《碥石集》中有一医案，一学生湿温发热不退，屡用祛湿清热诸方不效，张灿岬教授于方中加附子一味，竟豁然而愈，此即湿得温乃化。湿热之证，关键在湿，湿去则热易清。即使湿热并重，辛热之品不忌，毕竟有热，亦当清之，故用芩连，苦以燥湿，寒以清热。芩连配姜附，寒热同用，并行不悖，反事半功倍。

二诊，热退湿未已，又感寒袭肺而咳，故予小青龙散寒化饮，肺气宣，咳亦止。

例93：湿热熏蒸（冠心病）

侯某，女，67岁。2004年5月28日初诊：脉弦濡滑数，寸偏旺，尺稍差，舌嫩绛少苔。

头晕旋，心中迷糊，胸闷、便溏，其他说不清。

ECG：ST广泛低垂。

证属：湿热熏蒸。

法宜：清热化浊。

方宗：菖蒲郁金汤加减。

菖蒲 9g	牡丹皮 9g	竹叶 7g	连翘 12g
郁金 9g	黄连 8g	菊花 7g	滑石 15g
生龙骨 18g	生牡蛎 18g	山茱萸 15g	天竺黄 10g

2004年6月21日，上方增加天麻、僵蚕，共服24剂，已无不适，寸脉已平。

ECG：（－）。停药。

按：舌嫩绛少苔，并无湿熏蒸之黄腻苔，何以诊为湿热证？当然，湿热证应有黄腻苔；而且黄腻苔，也是诊断湿热证重要且最直观的一个指征。但当湿热化热化燥后，可无舌苔；若湿热尚未化燥，阻隔气机，胃气不能上蒸时，亦可无黄腻之苔。此案虽无黄腻苔，依然诊为湿热证，乃据脉而断。脉濡数，濡主湿，数主热，故断为湿热。濡脉，非指浮而柔细之脉，乃濡即软也。

吾以脉解舌，以脉解症。脉濡滑数，即湿热之脉。舌无苔者，乃湿热阻隔使然。诸症如何以脉解？湿热阻遏，清阳不能上达而头晕旋；蔽阻胸阳而胸闷，蔽阻心包而心中迷糊；湿热下趋而便溏。

方予菖蒲郁金汤，清热化湿，开窍醒神。为何加山茱萸？因尺差而寸旺。这个寸旺，除湿热上蒸这一因素外，尚有肾虚，虚阳上浮的因素，因尺减寸旺，故知之。山茱萸收敛浮越之阳，故加之。不虑山茱萸酸敛碍湿乎？《本经》云山茱萸利小便，张锡纯云：山茱萸敛真气而不敛邪，故加之。竟获突兀之疗效，不仅症状消除，脉象已平，且心电图亦恢复正常。有的患者累年服药，心电图亦难获改善，而此例治疗尚不足一月，心电图竟恢复正常。足证辨证论治的神奇。

例94：水热互结

周某，男，65岁。2004年5月7日初诊：喘促端坐，心中慌乱，面唇及手臂色如紫茄，下肢肿（+++），整日吸氧。西医诊为冠心病、心衰，每日服呋塞米（速尿）。脉沉滑数实大。舌暗红。

证属：水热互结。

法宜：清热逐水。

方宗：木防己汤主之。

木防己 12g	生石膏 30g	葶苈子 18g	椒目 10g
桂枝 12g	红参 12g	泽兰 15g	生蒲黄 12g

2004年9月17日诊：上方加减，共服76剂，已无不适，吸氧及西药早已停，可上三楼，料理家务，伺候老伴。

脉大见和缓，面手肤色已正常。

停药调养。

按：《金匮要略·痰饮咳嗽病脉证并治》："膈间支饮，其人喘满，心下痞坚，面色黧黑，其脉沉紧，得之数十日，医吐下之不愈，木防己汤主之。"心下痞坚、喘满、面黑，皆与心衰之状相符。此例除上症具备外，尚有严重水肿，不得卧，脉沉滑数实大，乃水热互结之实证，故予木防己汤合己椒苈黄丸治之，清热泻水，诸症渐平。重者，亦可予大陷胸汤逐其水饮，以缓其急。因病笃且年高，恐峻泻正脱，故未予大陷胸，改予木防己汤合己椒苈黄丸加减。

心衰一症，虚实寒热均有，热盛而心衰者并不罕见，并非皆用参附回阳。中医重在辨证，治则治法是在辨证之后，因证而立法处方，岂能未经辨证就得出亡阳的结论，而妄予温热回阳？这种通病，俯拾皆是，如冠心病、高血压、痴呆等，许多老年病都称其为正虚邪实，或本虚标实，因老年正气已衰，故云本虚。实则老年病属邪实者屡见不鲜，岂可把活泼的辨证当成僵死的教条，贻误后人。

例95：痰热阻肺，迫血妄行

苏某，男，66岁。2002年8月28日初诊：于1991年1月9日心梗，经抢救好转，但房颤、心衰未控制。

胸闷痛，咳痰多，夹粉红色痰，常咯血。痹时只能右侧卧，重时不能平卧，安静时亦感呼吸困难频吸氧。脉沉滑有力，参伍不调，舌苔白厚，唇暗。

此痰阻胸肺，予涤痰加四子汤。

陈皮 10g	半夏 12g	茯苓 15g	胆星 10g
枳实 9g	瓜蒌 20g	郁金 15g	菖蒲 9g
葶苈子 15g	苏子 10g	白芥子 9g	炒莱菔子 12g
海浮石 20g	炙桑皮 15g		

2002年9月11日：上方共服14剂，痰减，胸闷轻，然仍有粉红色痰。脉转沉滑而大，舌苔退。脉大乃热盛，于上方加生石膏30g，知母6g，芦根30g，停地高辛、卡托普利等西药。

2002年10月12日：上方服30剂，粉红色痰已无，痰已明显减少，尚咽痒、咳、轻微心慌，可自己骑车来门诊（约20里路）。至11月份，自己将300斤冬贮白菜搬至4楼，累后又吐血，动辄喘。仍宗上方治之。至1月份，血痰止，唯房颤仍在，他症已不著，到1月25日春节中断治疗。后听说春节过劳、饮酒，病故。

按：一诊因脉沉滑有力，胸闷咳痰、咯血，断为痰实壅肺，肺气上逆。气帅血行，气逆则血逆，故而咯血。脉参伍不调，若按之无力，乃气血虚，不能相继；若按之有力，乃邪阻脉道，气血不畅，而参伍不调。本案脉有力，乃邪实，故一诊重在涤痰降气。

二诊痰势挫，热转盛，脉转大，故予前方增石膏、知母清热之品。连服30剂，粉红色血痰方止，在停地高辛的情况下，两度心衰得以缓解，心功能得以明显改善，说明中药有效，但顽固房颤未能纠正。

心衰，很多人主张以参附救之，或主张以生脉饮为主。诚然，参附、生脉皆为有效之佳方，但必须对证方可，不可当成固定套路来用，否则就失去了名方的应有卓效。此例心衰，以痰热为主，因脉实而大，始终以清热涤痰之剂，未因喘促气短难续而予补益，此乃脉实证实也。分清虚实，乃是辨证的关隘，否则，难免实其实，虚其虚。

方中加桑皮者，因气帅血行，肺气上逆则血亦逆，故而咯血。桑白皮入肺，降肺气，气降则血降，气降则火亦消，故此案加之以泻肺止血。

例96：郁火扰心

周某，男，23岁。1997年12月19日诊：自1988年诊为心肌炎，至今未愈。ECG：Ⅱ、Ⅲ、L、F、$V_5 \sim V_6$ ST-T低倒。

心烦，坐卧不宁，脐周悸动，疲乏无力，小腿酸胀。

脉沉而躁数，舌淡红齿痕。

证属：郁热扰心。

法宜：清透郁热。

方宗：新加升降散主之。

| 僵蚕 10g | 蝉蜕 6g | 姜黄 9g | 川大黄 4g |
| 栀子 10g | 豆豉 12g | 连翘 15g | 黄连 9g |

4 剂，水煎服。

1997 年 12 月 23 日：药后腹泻日四五次，心烦稍减。

脉沉数有力，舌同上。

上方去川大黄，加丹参 18g。

1998 年 1 月 6 日，上方共服 14 剂，仍心烦，每日便五六次，但不稀。脉尚数，舌淡红齿痕。

上方加炙百合 30g，沙参 30g，山药 30g。

1998 年 2 月 10 日，上方加减，共服 21 剂。心烦已轻未已，腿沉困已除，大便次数尚多，质不稀，其他无不适。

脉转沉数，兼细而无力。郁热已轻未已，但正虚之象渐露，方予栀子豉汤加扶正之品：

栀子 9g	豆豉 12g	连翘 12g	炙甘草 9g
干姜 5g	茯苓 15g	党参 12g	山药 15g
炙百合 30g			

1998 年 2 月 25 日，心烦已偶见，轻微，大便日二三次，其他可，心电图已基本正常。

脉濡数，舌嫩红齿痕。

证属：气阴两虚，郁热已除。

方宗：炙甘草汤主之。

太子参 15g	五味子 5g	炙甘草 9g	桂枝 9g
麦冬 10g	白芍 15g	阿胶 12g	浮小麦 30g
山药 30g	茯苓 15g	大枣 6 枚	

上方 7 剂，未再诊，因属我校学生，相见后知一直正常。

按：初诊脉躁数，乃阳独亢、阴不制阳之脉。《内经》称为"阴阳交，交者死。"此案无热不为汗衰，虽非死脉，然躁数之脉，亦属阳亢阴不能制。脉沉者，为热郁于里，郁热扰心而心烦，坐卧不宁。首当清透郁热，方取栀子豉汤，合以升降散者，增其清透之力。

舌淡红齿痕，乃脾虚之象，本当兼顾，然只重清透，未顾护本虚，致下利日四五次。再诊去大黄后，仍然便频，虽加山药益脾肾而固摄，终因力薄，脾气未复。四诊时脉转细数而无力，气阴不足之象已著，于栀子豉汤加干姜、党参、茯苓、山药以健脾，加炙百合以益阴，再改以炙甘草汤善后。

脾虚、热郁、阴虚。养阴易增下利，健脾温燥，又易助热伤阴，相互掣碍，然又须兼顾，养阴以酸收之白芍易寓泻于补之生地黄，健脾以补脾肾益阴固涩之山药，及益气生津之党参易温燥伤阴之白术，更加咸凉之浮小麦益心气除烦，共奏益气阴，安神宁心，终获显效。

例97：寒湿蔽阻，热郁于内

靳某，女，59岁。2005年1月10日初诊：于五日前，突心慌、大汗出，急诊入省二院，诊为窦性心速。现胸憋闷，心慌，右胁胀，寐则憋醒。服卡托普利、倍他乐克、尼群地平等药。脉沉而紧数，舌苔厚腻。

诊为：寒湿蔽阻，热郁于内。

方宗：五积散合栀子豉汤双解之。

麻黄 6g	川芎 8g	川朴 9g	栀子 9g
苍术 12g	桔梗 9g	茯苓 12g	豆豉 12g
赤芍 12g	桂枝 9g	陈皮 9g	僵蚕 12g
当归 12g	生姜 6 片	半夏 10g	蝉蜕 6g
姜黄 9g	葱白一茎		

2剂，2小时服1煎，啜粥温覆令汗，汗出停后服。

1月14日二诊：药后头及胸部汗多，下肢无汗，胸已不闷，胁胀已轻，项筋紧。脉尚紧，乃汗出不彻，仍予上方加葛根15g，3剂，服如前法。

1月17日三诊：药后畅汗。胸未闷，心未慌，胁尚胀，感口干苦、无力、气短。脉弦细濡数，舌偏暗红，苔白厚而干，脉之紧象除，寒已解。弦细濡数，苔厚而干，乃气机不畅，湿热郁伏。

予：甘露消毒，清透湿热。

茵陈 18g	连翘 12g	栀子 9g	桂枝 9g
滑石 12g	黄芩 9g	豆豉 12g	丹参 18g
菖蒲 8g	柴胡 7g	枳实 9g	泽兰 15g

3月21日：上方共服30剂，胸闷、气短、心慌诸症尚偶现，耳鸣、腿沉，脉转滑数，舌稍红，苔薄腻。气机渐畅，脉由细濡而转滑数，证转痰热蕴阻，方改黄连温胆汤。

黄连 10g	天竺黄 12g	竹茹 7g	菖蒲 9g
半夏 10g	枳实 8g	栀子 12g	夏枯草 18g
瓜蒌 18g			

上方共服 28 剂，诸症渐除，心律正常。

按：此例虽心速，但其脉沉而紧数苔腻，为寒凝湿热内蕴。虽无表证，然脉沉紧，寒在里，亦可汗法解之。一诊虽汗未透，再诊继汗。汗透紧除，知寒凝已解。脉转弦细濡数，细濡乃湿阻，数为热，弦乃气机不畅，且苔厚而干，故诊为湿热郁伏，气机不畅，予清热化湿之剂。苔厚而干者，因湿热阻遏，津液不能上承而干，非湿未化而津已伤，未予养阴生津，仍予清热化湿法治之。三诊脉转滑数，因湿祛热得透达，故脉起。数为热，滑为痰，故改清热化痰之剂治之。

痰湿本同源，但湿属阴邪，其性弥漫，易阻气机，当苦燥、芳香、淡渗、风药辛散升阳之品以治之。痰无处不到，内则脏腑，外则经络皮肤；痰且多变，有寒痰、热痰、湿痰、燥痰、风痰、顽痰、食痰等，致病广泛，有"百病皆生于痰""无痰不作祟""怪病多痰"之说，所以祛痰法应用亦广。

例 98：郁热上熏

曹某，女，60 岁。2010 年 10 月 29 日初诊：每于上午头昏目花，脸红热已两年。脸发热于上午 10：00 ～ 12：00 著，秋冬热，夏不热。心前区及背部不舒一年，寐差，纳可，便不畅，不成形，日三次。

查：心电图示心肌缺血、高脂血，高血糖 3 年。空腹血糖 6.1mmol/L。1995 年患脑梗。

脉沉弦滑数略涌，舌绛苔少。

证属：气滞郁热夹痰。

法宜：清透郁热，佐以化痰活血。

方宗：升降散加味。

僵蚕 12g	蝉蜕 7g	姜黄 9g	大黄 4g
黄连 10g	半夏 10g	竹茹 10g	天竺黄 12g
赤芍 12g	牡丹皮 12g		

2010 年 12 月 3 日：上方共服 10 剂，头晕、面热、胸背不适已不著，胃尚难受，阵热汗出。

脉沉缓滑，舌绛苔少。

证转脾虚夹痰，方予瓜蒌薤白桂枝汤主之。

薤白 10g	瓜蒌 15g	桂枝 9g	半夏 10g
枳实 8g	茯苓 15g	炙甘草 8g	丹参 10g

7 剂，水煎服。

按：面红热，俗称火燎面。何以面红热？总是阳气升腾于面使然。阳气为何升腾上熏？无非虚实两类：一类是阳热盛，上熏于面而红热。此阳盛，可因六气化火、五志化火、内生五邪蕴久化火。但实热者，有燔灼之热与郁热之分，燔灼者，热势张，热可燔灼于外、于上，或内外皆热，当热者寒之。而郁热者，热闭郁于内，不得外达，则上攻、下迫、内窜，当火郁发之。虚者，指正虚而阳浮，火燎于面者。阳虚阴盛，格阳于上而戴阳者，可面红热；阴虚不能制阳而阳浮于上，可面红热；气虚者，不能固于其位，气浮于上而热；血虚者，不能恋气而气浮为热。所以，火燎面者，关键在分其虚实。虚实何以别之？要在脉之沉取有力与无力，沉取有力者为实，沉取无力者为虚。

此案何以上午10：00～12：00时为著？此乃巳午阳盛且升浮之时，阳得时助而旺，故此时热著。何以冬著而夏不热？冬主闭藏，热更郁，郁甚则上熏，故热；夏则人身气血张扬于外，郁闭程度已轻，郁热亦可随时令而外达，郁热程度已轻，故面热反轻。

何以本案诊为火郁夹痰？因脉沉而滑数略涌，涌者，乃郁热不肯宁静，奔冲激荡而显涌势；滑主痰，亦主阳盛，故此案断为热郁夹痰。方以升降散清透郁热，半夏、竹茹、天竺黄以清化痰热；加赤芍、牡丹皮者，因舌绛，血运不畅，用以活血散血。

再诊时，热透而热除，面热亦除。因脉转沉缓滑，缓亦主脾虚，滑主痰，故诊为脾虚夹痰，改予瓜蒌薤白桂枝汤加味；健脾化痰通阳。

例99：寒痹胸阳转痰热互结化热生风

高某，男，65岁。2009年12月14日初诊：胸闷痛，气短，善太息，天冷时明显，夜仰卧则胸憋，侧卧则缓解。咽痒咳嗽，时有腹胀，他可。

查，心电图呈QR型，T：Ⅰ，aVⅠ低平。高脂血，中度脂肪肝，肝囊肿，乙肝表面抗原阳性。

脉沉弦而拘。舌红暗，瘀点。

证属：寒痹胸阳。

法宜：散寒发汗通阳。

方宗：小青龙汤主之。

麻黄9g	桂枝12g	细辛7g	半夏12g
干姜7g	五味子7g	白芍12g	炙甘草7g
生姜10g			

3剂，水煎服。3小时服1煎，啜粥，温覆，令汗。汗透停后服。

2009年12月18日诊：服药两煎即汗透，胸部不适减愈半，近日未腹胀，尚气短，太息，时有手颤。血压125/80mmHg。

脉弦滑数，舌暗红。

证属：痰热瘀互结，化热生风。

法宜：清热化痰，活血息风。

方宗：黄连温胆汤加味。

黄连 12g	半夏 12g	瓜蒌 20g	薤白 12g
竹茹 10g	枳实 9g	茯苓 15g	胆星 10g
陈皮 8g	郁金 10g	桃仁 12g	红花 12g
川牛膝 10g	延胡索 10g	菖蒲 10g	僵蚕 10g
蜈蚣 10 条	赤芍 12g		

2010 年 3 月 8 日诊：上方加减共服 14 剂，诸症本已缓解，春节停药，又有反复，再次出现轻微气短，胸骨后发痒，骶骨酸痛 10 年，近加重，双下肢无力，左足跟痛。

脉沉弦数拘按之尺旺。舌暗红嫩。

证属：寒束热郁，水亏相火旺。

法宜：散寒透热，滋水泻相火。

方宗：独活寄生汤合大补阴丸。

熟地黄 30g	山茱萸 18g	龟甲 30g	知母 6g
黄柏 6g	怀牛膝 12g	羌活 8g	独活 8g
秦艽 10g	防风 8g	威灵仙 10g	桂枝 10g
当归 12g	赤芍 12g	党参 15g	炒杜仲 15g
桑寄生 18g			

2010 年 3 月 22 日诊：上方加减，共服 14 剂。胸闷、气短太息已除，腰痛足跟痛减轻，持物尚手颤。

上方加蜈蚣 5 条、全蝎 5g，7 剂。

按：此案三变。

初诊时，胸闷痛、气短、太息、咽痒、咳嗽，因脉沉弦而拘，故诊为寒痹胸阳。寒性沉降，收引凝泣。沉即气血收引；弦拘亦气血收引凝泣之象，且脉按之并无虚象，知非阳虚阴凝，故诊为寒痹。

中医的每个证，都必须包涵病因、病机、性质、病位四个要素。寒痹仅是性质，病位如何确定？要脉诊结合脏腑、经络辨证来定。此案胸闷痛短气，且咽痒咳嗽，病位在胸，脏腑在肺。寒客于肺者，可胸闷痛气短，寒客心脉者亦可见上症，究竟是在肺还是在心？因还有咽痒、咳嗽，所以此证当为寒客于肺。依西医检查，并未提示肺部有何病变，而是提示心肌缺血，似应定位在心，而按中医脏腑辨证应定位在肺。

寒痹于肺为何引起上述症状？因肺主气，主治节，主宣发肃降。寒痹于肺，肺失宣降，则咽痒咳嗽、胸闷胸痛、短气太息。心主血脉，气帅血行，肺气不宣，亦引起血脉不畅，引发上述症状，所以治当散寒宣肺。

小青龙汤乃治外寒内饮之方，仲景未言发汗。诚然，余临证屡用小青龙汤，未闻有发汗者。但既为寒痹，首当散寒祛邪，而散客寒者，发汗为重要方法。为达到发汗散寒的目的，余恒用桂枝汤将息法中之连服、啜粥、温覆三法，吾称此三法为辅汗三法。加此三法，皆可汗出，且以正汗出为最佳药效标准。

汗后胸闷痛顿减愈半，实践说明以小青龙汤发汗散寒宣肺，治疗尚属正确。下一步的治疗，关键要把握汗后的转归，不可能效不更方而再汗。仲景对汗后转归变化、论述详且尽矣。本案转为痰热互结，化热生风，何以知之？脉转为弦滑数也，数为热，滑为痰，弦且手颤，乃肝风萌动之象。瘀从何来？因瘀无定脉，本案以舌暗红，故诊为夹瘀。依此病机，诸症可以解释吗？可，胸闷痛未已，且气短、太息，乃痰热瘀互结，阻遏气机所致；手颤抖，乃痰热生风之征，故予清热化痰，活血息风治之。

2010 年 3 月 8 日再诊时，因春节停药，又有反复。似可再用前法汗之，但脉转沉弦数拘尺旺，沉弦气滞，数主热，拘为寒束，故诊为寒束热郁；尺旺者，乃阴不制阳，相火动于下，故法宜散寒透热，滋水以制相火。方取独活寄生汤者，因该方治痹，且治风先治血，在理血同时，用多味风药，风药味辛，可散寒解郁，且通经治其骶骨痛。用大补阴丸，滋水泻相火。此二方相合而用，似有不伦不类之感，但病无常，故方亦无常。所以，中医的辨证论治要圆机活法，法无定法，方无定方，倘符合医理，又经实践检验有效，即可认为是正确的。

此案三变，皆以脉定证，依证定法，依法组方，此即平脉辨证。

例 100：气阴不足，余热内蕴

张某，女，33 岁。2009 年 10 月 30 日初诊：一月前感冒发热，经治已愈。20 天前出现心慌、气短、无力。查心电图大致正常，心肌酶（－），心脏彩超（－），查：甲亢。

脉弦细滑数减，舌嫩绛红苔少。

证属：气阴不足，余热内蕴。

法宜：益气阴，清余热。

方宗：炙甘草汤加石膏。

炙甘草 10g	党参 12g	桂枝 10g	麦冬 12g
干地黄 18g	炒枣仁 18g	阿胶 15g	生龙骨 15g
生牡蛎 15g	生石膏 18g		

2009 年 11 月 20 日诊：上方共服 7 剂，心慌、气短已不著。素有头痛，反复发作，近又作，且胃痛一周。

脉弦濡滑数，左脉略减，舌嫩绛苔少。

证属：湿热内蕴，肝用不及。

法宜：健脾清热化湿，佐以补肝升阳。

方宗：升阳益胃汤加减。

党参 12g	陈皮 7g	羌活 7g	柴胡 8g
生地黄 12g	川芎 7g	当归 12g	黄连 9g
白术 9g	防风 7g	白芍 12g	泽泻 12g
蔓荆子 10g			

2011 年 3 月 15 日诊：上方共服 14 剂，已无不适。骑车快时，觉气不够用。

脉弦滑数，舌嫩红少苔。

证属：气滞，痰热内蕴。

法宜：清化痰热，宽胸理气。

方宗：《千金》苇茎汤加味。

麦冬 12g	芦根 15g	薏苡仁 15g	冬瓜仁 15g
桃仁 10g	前胡 10g	瓜蒌 15g	黄芩 9g
枳实 8g	旋覆花 12g		

7 剂，水煎服。

按：脉弦细滑数减。弦主郁，数为热，细为阴弱，减为气馁，故诊为气阴不足，余热内郁。以脉解症，气阴不足可心慌、气短、无力，然热扰于心亦可心慌。方以炙甘草汤益气阴，复心脉；以石膏清透余热。此方与竹叶石膏汤相似，亦益气阴而清余热。本案所见以心慌气短的心经症状为主，彼则以胃之虚热气逆欲呕为主，加半夏降逆止呕，全在识其机而灵活变通。

例 101：水热互结

耿某，男，38 岁。2010 年 7 月 16 日初诊：胸闷，无力，劳即喘，咳嗽，寐差，食可，便可，下肢肿（++）。

白求恩医院诊为全心大，二三瓣膜关闭不合，左室收舒功能减低（中、重度），肺动脉高压。诊为心衰，腔静脉瘀血。

脉沉滑数且盛。舌嫩暗，苔腻。

证属：水热互结。

法宜：清热泻水。

方宗：木防己汤主之。

| 木防己 12g | 生石膏 18g | 半夏 12g | 桂枝 10g |
| 生晒参 15g | 芒硝 10g (分冲) | 大黄 5g | 枳实 9g |

3 剂，水煎服。

2010 年 7 月 19 日诊：药后日泻三次，稀便，泻后胸已不闷，然脘尚满，肿如前。

脉弦紧数略盛，舌如前。

证属：寒束热郁。

法宜：散寒清热。

方宗：防风通圣散加减。

大黄 5g	芒硝 10g (冲服)	麻黄 7g	荆芥 6g
枳实 9g	赤芍 12g	白芍 12g	连翘 15g
桔梗 10g	川芎 7g	当归 10g	石膏 20g
滑石 15g	薄荷 5g	黄芩 9g	白术 10g
防己 12g	桂枝 10g		

3 剂，水煎服，加辅汗三法，取汗。

2010 年 7 月 23 日诊：药后已汗，便稀，日十余次。喘、胸闷已不著，肿减，下肢肿（＋）。素嗜酒，每日 3 ～ 5 两。

脉浮弦濡数略盛。舌暗紫，苔白腻。

证属：湿热蕴结。

法宜：化湿清透郁热。

方宗：甘露消毒丹主之。

茵陈 18g	白蔻仁 7g	藿香 12g	滑石 18g
川木通 7g	菖蒲 10g	黄芩 10g	连翘 15g
生蒲黄 12g	丹参 18g	泽兰 15g	

7 剂，水煎服。

按：症状缓解，心功能有所改善，后未再诊。

本案何以诊为水热互结？以其脉沉滑数且盛，知为热盛；肿且喘而胸闷，乃水蓄所致，水溢肌肤则肿，上迫于肺则喘而胸满；沉主里，主气郁，乃水热互结在里，故诊为水热互结，属郁热范畴。方取木防己汤清热泻水。

木防己汤之原文为："膈间支饮，其人喘满，心下痞坚，面色黧黑，其脉沉紧，得之数十日，医吐下之不愈，木防己汤主之。虚者即愈，实者三日复发，复与不愈者，宜木防己去石膏加茯苓芒硝汤主之。"这段经文描述的症状，与心衰的表现颇相符。心功能低下则喘，缺氧则面色黧黑，下腔静脉瘀血，则心下痞坚，本案与此相符。

心衰，并非皆为亡阳，虚实寒热皆有。心衰时，心脏代偿性增加心率和搏血的力量，其脉呈滑数大而有力而属热盛者，并不罕见。方中木防己、桂枝，一苦一辛，辛开苦降，并行水气而散结气。尤在泾云："痞坚之处必有伏阳。"以石膏治热，人参益虚。加芒硝、大黄、枳实，取承气之意，逐其水热，开郁热下泄之路。加半夏蠲饮降逆。

二诊，泻后胸已不闷，乃邪势已挫，脉转弦紧数且盛。弦紧乃寒束，数盛乃热盛，故断为寒束热郁。

寒从何来？原为水热互结，水本阴，热本阳，予木防己汤加承气，热挫水尚盛，故转脉弦紧。脉变则证变、法亦变，故改予散寒清热，方宗防风通圣加辅汗三法，外开通玄府，内荡涤积热，向外、向下两道门同开，表里双解，利于郁热外达，亦为分消走泄之意。因其脉实，不虑其已泻再泻。

三诊，药后已汗且泻，脉转弦濡数略盛，知邪势大减未净。脉濡且苔腻，乃湿热秽浊之气弥漫，故方改甘露消毒丹主之，佐以蒲黄、泽兰、丹参活血而兼化浊。

三诊三变，似乎东一榔头西一棒槌，实则不然。中医的学术特点之一是恒动观，病在变，尤其服药，给予干预因素，更促使病的转化。证既变，则治法方药皆随之而变。经云："谨守病机，各司其属。"欲知病机如何变，首重脉诊，脉变则证变，此即平脉辨证。

七、高血压案

高血压属多发病、常见病，可引发心、脑、肾等多种并发症。西医对此病的控制，快速而有效，但多是治标，且需终生服药，中医对此病有明显优势。但如何将高血压与中医理论体系挂起钩来，我们主要是通过高血压头晕、头痛等常见症来辨。头晕头痛原因甚多，郁火乃其一也。所以清透郁火，亦为治疗高血压的一项重要法则。

例102：寒邪痹阻，热郁化风

李某，男，44岁。2007年8月31日初诊：高血压已四年，原为150/105mmHg。服卡托普利6片/日。即刻血压140/90mmHg，血糖6.3mmol/L。每日饮白酒1.5斤。无何明显不适。脉沉弦劲拘滞而数。舌绛，苔少。

证属：寒邪凝痹，热郁化风。

法当：散寒清热，息风解痉。

方宗：防风通圣散加减。

| 麻黄 7g | 荆芥 6g | 炒枳壳 9g | 赤芍 12g |

连翘 15g	桔梗 10g	川芎 8g	丹参 18g
石膏 30g	黄芩 9g	川大黄 6g	栀子 10g
怀牛膝 15g	全蝎 12g	蜈蚣 15 条	僵蚕 15g
蝉蜕 8g	地龙 15g	生姜 8 片	

3 剂，水煎服。嘱停降压药，加辅汗三法，取汗。

2007 年 9 月 30 日：服药两次，汗已透。现无何不适。血压 130/90mmHg。脉寸弱，阴脉弦迟减。舌尚绛。

证属：阳虚，饮邪上干。

法宜：温阳化饮，息风解痉。

炮附子 15g	茯苓 15g	白术 12g	白芍 10g
半夏 12g	黄芪 15g	升麻 6g	全蝎 10g
蜈蚣 15 条	天麻 15g		

10 剂，水煎服。

按：脉沉拘滞，乃寒凝之象；弦且劲，乃肝风内旋；沉而数且舌绛，为热郁使然，故诊为寒邪凝痹，热郁化风。法予散寒清热，息风解痉，在停用降压药情况下，血压并未反弹，反略降低。可见，汗法对高血压病，并非禁忌。当然，不可能一汗而愈，待寒祛后，再观其脉证，知犯何逆，随证治之。

例 103：寒束热郁

陈某，女，46 岁。2003 年 4 月 22 日初诊：患高血压已五六年，血压波动在 140～220/105～110mmHg 之间，服卡托普利、尼莫地平、复方降压片。头眩晕欲仆，心中空悬，心烦意乱，腰酸痛，难以站立。脉沉弦紧滞兼小滑数。舌暗红苔少。面色暗红。即刻血压 150/100mmHg。

证属：寒束热郁，血行不畅。

法宜：散寒透热，佐以活血。

方宗：防风通圣散加减。

麻黄 6g	桂枝 9g	荆芥 7g	防风 8g
僵蚕 12g	蝉蜕 7g	赤芍 12g	地龙 15g
石膏 20g	黄芩 9g	栀子 9g	大黄 5g
连翘 12g	薄荷 6g		

3 剂，水煎服，1 日 3 服。啜粥，温服取汗。

2003 年 4 月 25 日：药后汗出且利，周身舒坦，上症皆减。脉沉滑欠畅，舌暗红已轻，苔薄白，面色如前。血压 140/90mmHg。

证属：寒束未尽，痰热郁伏。

法宜：清化痰热，兼以透散。

僵蚕 12g	蝉蜕 7g	防风 8g	蒺藜 15g
蔓荆子 10g	茺蔚子 12g	陈皮 10g	半夏 12g
茯苓 15g	胆星 10g	菖蒲 9g	枳实 9g
地龙 15g	钩藤 15g	怀牛膝 12g	

2003 年 5 月 23 日：上方共服 27 剂，除腰尚痛外，其他症状已不著。血压维持在 130/90mmHg，原有的降压药未停亦未减。上方加炒杜仲 15g，继服 10 剂。

按： 依脉沉弦紧滞，诊为寒凝，患者无恶寒发热、无汗，身痛等症，知此寒未在肌表，而是寒凝于里，且紧滞有力，当属寒实凝痹。脉沉小滑数，乃热邪郁伏之象。热从何来？或为阳气郁而化热；或为寒未解，伏郁之寒邪已然化热，总而言之，内有热邪郁伏。

脉滞与滑，乃相互对立之脉，何以能并见？寒阻，气血收引凝泣，气血不得畅达以鼓荡血脉，故脉沉弦紧滞；但又有火热内郁，热乃阳邪，主升、主动，热被寒束于内，必不肯宁静，奔冲激荡，故脉滑数。正如《医家心法》所云："拂郁之脉，大抵多弦涩凝滞，其来也必不能缓，其去也必不肯迟，先有一种似数非数躁动之象。"《伤寒瘟疫条辨》亦云："温病脉沉涩而小急，此伏热之毒，滞于少阴，断不可误为虚寒。"沉弦紧滞，与沉小滑数之脉确可并见，并不抵牾，恰恰反映了寒凝热郁之病机。

既有寒闭热郁，自当散寒清热，方选防风通圣，发汗泄热。药后汗利并作，邪势挫而周身舒坦，血压随之下降。这再一次证明，汗法是治疗高血压的一大法门。

汗后寒挫，病转痰热，故清热化痰佐以宣透。此例降压之西药一直未停，并未治愈，只能说有效而已。

例 104：肝经郁火化风

赵某，女，69 岁。2004 年 9 月 17 日初诊：血压高已六七年。头晕，恶心，视物模糊，急躁，小腹凉，四肢凉，转筋，食、眠、便可。

服硝苯地平、异山梨酯（消心痛）、复方降压片、罗布麻，皆每日 3 粒。血压控制在 140/70mmHg。

脉沉弦躁数，舌红苔少。

证属：肝经郁火。

法宜：清透肝经郁火。

方宗：升降散合四逆散加味。

僵蚕 12g	蝉蜕 6g	姜黄 12g	川大黄 4g
连翘 15g	栀子 9g	牡丹皮 12g	柴胡 7g
枳实 8g	白芍 10g	炙甘草 6g	钩藤 15g
天麻 15g			

嘱：停西药。

2004年10月18日：上方加减，共服28剂，症已不著。血压135/70mmHg。脉弦滑数，躁数之象已除。舌尚可。

证属：风痰。

法宜：清热化痰息风。

方宗：天麻钩藤饮合黄连温胆汤化裁。

天麻 15g	钩藤 15g	生石决明 30g	黄芩 9g
栀子 10g	川牛膝 12g	瓜蒌 18g	胆星 12g
竹茹 7g	天竺黄 12g	枳实 8g	菖蒲 8g
僵蚕 12g	桑叶 9g	菊花 7g	水红花子 12g

14剂，水煎服。

按：脉沉弦，是肝气郁结；躁数是火郁于内，故本案诊为肝经郁火。郁火上攻而头晕、视物模糊，肝火犯胃而恶心，扰心而急躁，走窜于筋而转筋，火郁于内而腹凉、肢冷。诸症皆可以肝火而得到合理解释，则肝经郁火之诊断无疑。方予升降散透达郁热，四逆散疏达肝郁，佐以天麻、钩藤息风解痉。在停降压药的情况下，血压并未反弹。

二诊脉已不沉，示气机已畅；脉转弦滑数，滑数为痰热，弦主风。痰热何来？缘热郁于内，可烁液成痰，痰热而生风，故二诊改清热涤痰息风。

脉未和缓，自行中止治疗，虽有感轻，恐难巩固。息风解痉药中未用全蝎、蜈蚣，非不当用，而是虑其经济负担。

例105：郁火生风

孟某，男，42岁。2006年9月8日初诊：高血压一年，服苯磺酸氨氯地平等降压药，控制在140~150/100~110mmHg，即刻测140/110mmHg。

头懵面胀，目花，胸闷，右臂时麻，足冷，晨起恶心，大便溏，日三次。

脉沉弦滞而数，舌暗红苔白少。

证属：气滞热郁化风。

法宜：宣透郁热，息风。

方宗：升降散加味。

| 僵蚕 15g | 蝉蜕 9g | 姜黄 12g | 栀子 12g |

连翘 15g	赤芍 12g	葛根 15g	桑叶 10g
菊花 8g	苦丁茶 8g	薄荷 5g	全蝎 10g
蜈蚣 10 条	钩藤 15g	地龙 15g	

7 剂，水煎服，嘱停西药。

2006 年 9 月 15 日：症减，血压 130/90mmHg，脉转沉滑数，舌同上。

上方加胆星 10g，竹茹 8g，天竺黄 12g，黄连 8g。

2006 年 10 月 14 日：上方共服 28 剂，已无何不适，血压 130/90mmHg
脉滑略数，舌略暗红。

上方继服 14 剂。

按：脉沉弦而滞，乃气机郁结；沉而数，乃火热内郁。郁火上攻而头懵胸痛，阳郁不达而足冷。便溏日三次，因脉为火郁，故此便溏不以脾虚看，乃郁火下迫使然。"火郁发之"，即祛除壅塞，展布气机，透热外达。方取升降散合栀子、连翘、桑叶、薄荷、葛根等，皆为透热而设。蜈蚣、全蝎、地龙、钩藤等，息风解痉。在停降压药后，仍获效。

例 106：痰热化风

王某，女，66 岁。2006 年 3 月 6 日初诊：高血压 3 年，160～170/90～100mmHg，头晕头痛，胸痛背痛，心悸，下肢憋胀疼痛，腰髋酸痛，多梦，咽干。

即刻血压 145/95mmHg。血糖 8.4mmol/L，心电图：室早。现服硝苯地平。异山梨酯（消心痛）、降糖药等。

脉沉弦滑数。舌嫩红，苔白少。

证属：痰热化风，气郁不舒。

法宜：清热化痰，息风解郁。

方宗：小陷胸汤合升降散主之。

| 黄连 10g | 半夏 10g | 瓜蒌 18g | 枳实 8g |
| 僵蚕 12g | 蝉蜕 6g | 姜黄 10g | 丹参 18g |

嘱：除降糖药外，其他西药全停。

2006 年 5 月 15 日：上方共服 70 剂，增加胆星 10g，天麻 15g，全蝎 10g，蜈蚣 10 条。咽尚干，目涩，他症已不著。血压 110/70mmHg。

脉弦滑，舌可。

上方继服 14 剂后，停药观察。

按：因脉沉弦滑数，弦主风，滑主痰，数主热，沉主气，故诊为痰热生风，气机郁滞。痰热夹风上扰，则头晕头痛；扰于心而心悸、胸背痛；窜于经络则肢痛胀、腰髋酸。故予清化痰热，息风解郁。历经近三个月的治疗，在停降压药的情况下，血压得以平稳。

痰热何以生风？概经脉之舒缓，必气以煦之，血以濡之。若气或血虚，失于温煦濡养，经脉必拘挛而弦为风，此为肝虚风动；若因邪阻，气机不畅，气血不能温养经脉，亦可脉拘弦而为风。此属实肝风。本案脉实，故为实肝风。

例107：痰热蕴结，气滞不舒

周某，女，43岁。2007年1月22日初诊：高血压两年余，达180/120mmHg，服吲达帕胺（寿比山）、美托洛尔（倍他乐克），血压控制在160/90mmHg左右。今日测166/98mmHg。

平素觉头晕头痛，心慌胸闷，心烦易困，腰酸无力，可上五楼。心电图正常。

脉沉弦滑数，舌尚可。

证属：痰热蕴结，气滞不舒。

法宜：清热涤痰，疏达气机。

方宗：黄连温胆汤加减。

陈皮9g	半夏10g	胆星9g	枳实9g
菖蒲9g	天竺黄12g	瓜蒌15g	竹茹7g
薤白12g	夏枯草18g	怀牛膝12g	黄连10g
天麻15g	全蝎10g	蜈蚣15条	

14剂，水煎服。

嘱：西药减半。

2007年2月5日：药后尚可，头晕痛、心慌胸闷已不著，血压130/80mmHg。上方继服14剂，嘱西药全停。

2007年2月19日：已无不适，血压125/80mmHg，脉缓滑，舌可。上方继服14剂。停药观察，未再来诊。

按：脉沉弦，主气滞，滑数主痰热，故诊为痰热蕴结，气滞不舒。痰热生风而头晕痛，内扰于心而心悸心烦，闭阻气机而胸闷。其血压高，亦因痰热生风所致。依此病机，诸症可得到合理解释，故辨证无疑。据病机而立法，宜清热涤痰，疏达气机，佐以息风。方选黄连温胆汤加天麻、全蝎、蜈蚣等息风之品。服药一月且停西药，血压恢复正常。惜未再诊，不知血压能否保持稳定。

我曾于《脉学心悟》一书中提出脉诊在疾病诊断中起决定性作用，若以数字来算，其权重占50%～90%。本案及上述各案基本都体现了这一精神，医者当重视脉诊。

例108：痰热壅盛化风

张某，女,59 岁。2007 年 3 月 23 日初诊：高血压四五年，两年前脑梗一次，基本恢复。现服单硝酸异山梨酯、尼福达、络德等，血压维持在 170/95mmHg 左右。

胸痛约 10 年，牵引背痛，行走 10 米即痛，曾仆倒两次，头昏耳鸣，心慌气短，憋气咳嗽，大便干结，他尚可，心电图大致正常。

脉沉滑数实大。舌稍红，苔白厚而糙。

证属：痰热壅盛化风。

法宜：涤痰清热息风。

方宗：黄连温胆汤主之。

黄连 10g	黄芩 10g	连翘 15g	半夏 12g
胆星 10g	天竺黄 12g	瓜蒌 30g	郁金 10g
菖蒲 10g	枳实 10g	竹茹 8g	皂角子 7g
炒莱菔子 10g	蜈蚣 10 条	地龙 15g	人工牛黄 3g （分冲）

14 剂，水煎服。

另：紫金锭三盒，每服 2 粒，日两次。嘱停降压药。

2007 年 5 月 11 日：上方共服 45 剂，因停降压药感头晕，又服络德 1 片／日，他药皆停。头晕、胸痛、胸闷已减，手已不紫，已可走一公里多。尚感心慌，气短，太息，近 20 日小腹痛，便不干。

脉沉滑缓，舌可。

上方加葶苈子 15g，生蒲黄 12g，丹参 18g。

2007 年 6 月 1 日：上方共服 20 剂，胸痛、头晕、咳嗽、气短均已除，只于昨日赶车来石时微觉心慌、气短，偶腹部隐痛，可走二三公里。络德已停，血压 140/80mmHg。

脉缓滑，舌可。

黄连 9g	陈皮 9g	半夏 10g	茯苓 15g
胆星 9g	菖蒲 9g	枳实 8g	蒲黄 9g
丹参 18g	党参 12g	全蝎 10g	蜈蚣 10 条

14 剂，水煎服。

按：脉滑数实大，乃痰热壅盛。头晕、耳鸣、昏仆，乃痰热化风；胸痛、憋气等，痰热痹阻于胸，故予清热涤痰息风。痰盛者，常加苏子、白芥子、莱菔子、皂角子等，增其涤痰之力。三诊治法，大同小异，始终以清热涤痰为治。迭经两个月的连续服药，脉象逐渐缓和下来，痰热渐去。

例 109：痰瘀互结，化热生风

任某，女，63 岁。2004 年 3 月 15 日初诊：患高血压五六年，服降压药（药名不详），血压维持在 140～150/90～100mmHg 之间，头晕，后头胀，手时麻，左颈至肩胀。

脉沉滑数有力。舌暗红，苔干。

证属：痰热夹瘀生风。

法宜：清热化痰，活血息风。

黄连 9g	黄芩 9g	半夏 12g	胆星 10g
枳实 8g	菖蒲 8g	竹茹 7g	瓜蒌 18g
赤芍 12g	茺蔚子 12g	川牛膝 10g	白蒺藜 12g
生石决明 18g	夏枯草 18g	钩藤 15g	天麻 15g

嘱：停服降压药。

2004 年 4 月 17 日：上方增加桃红各 12g，地龙 15g，共服 28 剂。症除，血压 120/70mmHg。

脉弦滑。舌略暗红，少苔。

上方继服 14 剂，停药。

按：脉沉滑数有力，乃痰热内盛，气机郁滞；头晕肢麻，仍痰热生风。因舌暗，故诊为痰热夹瘀，缘痰热气滞，血行泣而为瘀。予清热化痰、活血息风，在停降压药的情况下，血压恢复正常。

例 110：痰瘀化热生风

李某，男，73 岁。1991 年 6 月 15 日初诊：自 10 年前诊为动脉硬化、冠心病、高血压。心左壁缺血，血压 190/140mmHg，反复住院治疗，服 7 种治冠心病、高血压的西药。头晕、头痛、耳鸣、烦躁、失眠、胸闷、胸痛、痰多、嗳气、脘胀、便不爽。嗜烟酒肥甘。

脉弦滑数实大搏指。舌暗红，苔黄腻。面唇皆暗红。

证属：痰瘀搏结，化热生风。

法宜：清热涤痰，活血息风。

方宗：涤痰汤、礞石滚痰丸、镇肝熄风汤、血府逐瘀汤、黄连解毒汤数方相合。

陈皮 10g	半夏 12g	胆星 12g	常山 7g
枳实 9g	菖蒲 9g	瓜蒌 18g	皂角子 7g
炒莱菔子 12g	青礞石 12g	沉香 9g	黄芩 10g
黄连 10g	川大黄 4g	桃仁 12g	红花 12g

赤芍 15g	蒲黄 12g	郁金 12g	生牡蛎 30g
代赭石 30g	旋覆花 18g	地龙 15g	天麻 15g
钩藤 15g	全蝎 10g	蜈蚣 30 条	怀牛膝 15g
茵陈 18g			

1991 年 9 月 7 日：上方加减共服 68 剂，头晕痛、胸闷痛、烦躁失眠、痰多嗳气皆减。血压 150/95mmHg。心电图大致正常。

脉虽略缓，尚弦滑实大搏指，舌略暗红，苔薄黄。因熬药不便，改服散剂。西药已偶服。

上方加：

人工牛黄 2g	水牛角 30g	羚羊角 10g	水蛭 10g
蟅虫 10g	苏子 12g	葶苈子 15g	降香 10g
炙鳖甲 30g	海藻 30g	炮山甲 15g	青黛 2g
熊胆（现已不用，下同）2g		琥珀 2g	辰砂 2g
珍珠粉 3g			

10 剂为一料，共研细面，早晚各一匙。

1996 年 5 月 18 日：上方加减，共断续服用 7 料，体检：心、肝、肾、肺皆正常，心电图正常，血压正常，颈颅多普勒未见斑块，眼底正常。平素自服决明子、山楂泡水代茶，亦曾服生大黄粉数月。西药已停。脉仍较弦滑实大。

按：患者为离休高干，我为其诊治已 20 余年，对余颇为信赖，全家 20 余口，皆找我看病，所以对患者情况很了解。近年走路逐渐蹒跚，嗳气时作，或多痰，或尿频，或失眠，随时调理至今。今年已 89 岁，起居尚可自理。思维清楚，未查出重大疾病。

皆云老年病本虚标实，本案脉弦滑数实大搏指，一派实象，虽已年高，仍予清热化痰、活血息风，经数年继续治疗，脉始见稍缓，仍为实脉。可见这种实脉与动脉硬化相关，很难短期缓和下来。

脉诊虽纷纭繁杂，难于掌握，但关键在于脉之沉取有力无力。有力为实，无力为虚。《素问·调经论》云："百病之生，皆有虚实。"《景岳全书》云："千病万病不外虚实，治病之法无逾攻补。欲查虚实，无逾脉息。"又说"虚实之要，莫逃乎脉。"所以脉诊起着决定性作用。

《素问·至真要大论》曰："帝曰：脉从而病反者，其诊何如？岐伯曰：脉至而从，按之不鼓，诸阳皆然。帝曰：诸阴之反，其脉何如？岐伯曰：脉至而从，按之鼓甚而盛也。"对这段经文，景岳阐述得很清楚。他说："脉至而从者，为阳证见阳脉，阴证见阴脉，是皆谓之从也。若阳证见阳脉，但按之不鼓，指下无力，则脉虽浮大，便非真阳之候，不可误为阳证，凡诸脉之似阳非阳者皆然也。或阴证虽见阴脉，但按之鼓甚而盛者，亦不得视为阴证。"这就明确指出，即使临床表现为一派阳证，浮取亦为浮大洪数的阳脉，但只要按之不鼓，指下无力，就是阴证、虚证。即使临床表现为一派阴证，脉亦见沉迟细涩等阴脉，但只要按之鼓甚，便是阳证、实证。《医宗金鉴》云："三因百病之脉，不论阴阳浮沉迟数，滑涩大小，凡有力皆为实，无力皆为虚。"《脉学辑要》："以脉来有力为阳证，脉来无力为阴证。"《医家四要》云："浮沉迟数各有虚实，无力为虚，有力为实。"沉取有力无力，是脉诊的关键所在，只要分清虚实，治疗就不会出大格。但话又说回来，真正能分清虚实，却又非易事。典型的虚实好分，就依脉之沉取有力无力来断；但不典型的虚实，就难以遽断。虚实之所以难断，主要见于两种脉象。

一是邪气郁遏殊甚，而脉见沉细小涩迟者，甚至脉伏、脉厥，颇以虚脉、阴脉，但其中必有一种不肯宁静，奔冲激荡之感，此即为实。另一种是脉过于弦长实大搏指，反属正虚而真气外泄之候，不仅不是实脉，反倒是大虚之脉。这两种脉象，最易致惑，使虚实难辨，此时要结合神色舌症综合分析。如若仍然不清，就摸着石头过河，用试验疗法。少量多次服用，看看反应如何。仲景亦有此法，如第 209 条，先用小承气，转矢气者，此有燥屎也，乃可下之。

此案，脉弦滑数实大搏指，诊为邪气亢盛，重剂连续祛邪。若其脉弦大搏指，已无和缓之象，则当滋肝肾，平肝潜阳息风。因脉贵和缓，无和缓之象乃肾气败，就不能重剂祛邪，反应扶正顾护胃气。此等脉象，究竟是断为实耶，虚耶，殊难把握。

例 111：气血郁滞，热郁于内

任某，男，45 岁，唐县。2007 年 4 月 6 日初诊：高血压四年，服洛伐他丁、缬沙坦、硝苯地平（心痛定）。

头晕，太阳穴处紧，寐差，心慌，无力。

血压 155/115mmHg。

脉沉滞而数，舌暗，面色暗红。

证属：气血郁滞。

法宜：行气活血，透达郁热，息风解痉。

方宗：升降散加味。

僵蚕 15g	蝉蜕 9g	姜黄 12g	川楝子 12g
连翘 18g	栀子 12g	牡丹皮 12g	赤芍 15g
水蛭 10g	䗪虫 12g	怀牛膝 12g	地龙 15g
钩藤 18g	蜈蚣 20 条	全蝎 10g	川大黄 4g

14 剂，水煎服。嘱停服西药。

2007 年 4 月 21 日：头尚紧，饭前饥时可心慌、汗出，食后缓解，他症已不著。

脉弦滑，舌已红活，苔白。

血压 125/90mmHg。

上方加：半夏 12g，胆星 12g，天竺黄 12g，竹茹 8g。

14 剂，水煎服。

按：脉沉滞、舌暗，乃气血郁滞；沉而数乃热郁于内。升降散透达郁热，更增川楝行气，水蛭、䗪虫、赤芍、牡丹皮活血破瘀，连翘散热结，栀子清热，共同完成祛除壅塞，展布气机，透热外达之目的。气血瘀滞而热郁，化风上扰而头晕、心悸、寐差，佐以全蝎、蜈蚣、地龙、钩藤以息风。脉由沉滞转为弦滑，表明气机已畅，郁滞已解。弦主风，滑主痰，故于上方加涤痰之品，在停用西药后，血压反可降下来。若有追访，则更能说明问题。

例 112：脾虚阴火上冲，肾中相火妄动

陈某，男，71 岁。自觉全身燥热、面热，双手燥热尤著，双足冬天冷夏天热，已一年余。咽部不适，咳嗽，吐白痰，耳鸣，听力减退，他无不适。

既往乙肝小三阳史 20 余年，脂肪肝、高血压史 10 余年。160/80mmHg，服倍他乐克，尼群地平，血压维持在 130～140/80mmHg。体检提示：主动脉硬化，小脑轻度萎缩。

脉弦缓略滑，寸关无力，尺脉旺。舌稍红，齿痕，苔薄白。

证属：脾虚，阴火上冲，肾水亏而相火妄。

法宜：培土以制阴火，滋阴以制相火。

方宗：补中益气汤合大补阴丸。

生黄芪 12g	党参 12g	白术 10g	茯苓 15g
当归 12g	柴胡 6g	升麻 6g	葛根 12g
龟甲 30g	熟地黄 15g	知母 6g	黄柏 6g
牡丹皮 12g	山茱萸 15g	炙甘草 6g	

2010 年 9 月 20 日诊：上方共服 14 剂，全身燥热减半，手尚热，耳鸣如前。血压 100/60mmHg。脉寸关弦缓无力，尺略旺，舌同前。

前方继服七剂。

按：本例身、面、手、足燥热，因阳脉弱，故断为气虚发热；尺脉旺，又断为肾阴虚而相火亢，这两个病机，都可引起上述热症。究竟此热是一个因素，还是二者并存？

单一脾虚者，因土虚不能制火，阴火上冲，即可引起上述热象。脾虚发热者，其脉虚，可浮大而虚，可数而无力，或缓而无力，或弱，不论是否兼浮大数滑否，其脉必按之无力，虚轻者亦当减。但气虚者尺脉旺否？当旺，因东垣所说的阴火"起于下焦"，"心不主令，相火代之"，"阴火得以乘其土位"，都是讲的下焦相火，即肾中之火。既然肾中相火上冲，则尺脉当旺，此时之治疗，只需培土即可，无须再滋阴泻相火，何以本案于补中益气培土之时，复加大补阴丸以滋水泻相火呢？因虑其尺旺，乃阴不制阳，单用补中益气、健脾且升阳，恐助相火之升动，故加大补阴丸以制。此法，古亦有之。《景岳全书·新方八阵·补阵》之"补阴益气煎"，即健脾滋水并用之方。方用人参、当归、山药、炙甘草、升麻、陈皮健脾升清，以熟地黄3钱～2两，以滋肾水。又如金水六君煎，健脾化痰方中加熟地黄；益气补肾汤，健脾益气方中加山茱萸；黄芪益损汤中，健脾益气方中加四物、金匮肾气丸同用。可见，余之用补中益气合大补阴丸，亦非杜撰。

例113：脾虚阴火浮于上，真阴亏于下

王某，女，60岁。2011年2月25日初诊：头热、面热、口热、舌尖辣痛、上肢热、目糊，已月余。胸闷、气短、腹胀、便黏不爽，足冷，左下肢无力。血压波动，今160/100mmHg。

脉阳濡滑而尺弱。舌略红暗，苔薄白少。

证属：脾虚阴火浮于上，真阴亏于下。

法宜：健脾益气升清，温补下元真阴。

方宗：补中益气汤合理阴煎。

党参10g	生黄芪10g	茯苓15g	白术10g
当归12g	柴胡8g	升麻6g	羌活7g
熟地黄30g	山茱萸18g	炮姜5g	肉桂5g

3剂，水煎服。

2011年3月1日诊：头热、口热、舌痛减约80%，上肢热减约50%，胸闷气短除。入夜尚感肢热，近日多痰。

脉缓无力，尺脉见起。舌同上。上方加半夏10g，继服4剂。

按：以阳脉濡滑，故诊为脾虚而阴火上冲。吾所言之濡脉，非浮非而柔细，乃濡即软也。脉力较逊，主湿、主脾虚；滑为脾虚痰生。脾虚不能伏火，阴火上冲而为诸热；清阳不能上达而胸闷短气；脾运化不及而腹胀，故予补中益气健脾益气升清，以制阴火。然又有尺弱，乃肾气不足，予景岳理阴煎，温补下元。

理阴煎见于《景岳全书·新方八阵·热阵》。

熟地黄三五七钱或一二两	当归二三钱或五七钱
炙甘草一二钱	干姜炒黄色，一二三钱

或加肉桂一二钱。

景岳云："此理中汤之变方也。凡脾肾中虚等证，宜刚燥者，当用理中、六君之类；宜温润者，当用理阴、大营之类，欲知调补，当先察此。此方通治真阴虚弱胀满呕哕，痰饮恶心吐泻腹痛，妇人经迟血滞等证。又凡真阴不足，或素多劳倦之辈，因而忽感寒邪，不能解散，或发热，或头身疼痛，或面赤舌焦，或虽渴而不喜冷饮，或背心肢体畏寒，但脉见无力者，悉是假热之症。若用寒凉攻之必死，宜速用此汤照后加减以温补阴分，托散表邪，连进数服，使阴气渐充，则汗从阴达，而寒邪不攻自散，此最切于时用者也，神效不可尽述。"景岳大家也，竟以"神效"称赞此方，决非妄言。余七十岁后对此方略有所悟，心肾气衰、真阴弱者用之确实疗效突兀。若尺脉细数、动数或大时，吾用大补阴丸；尺弱时，用理阴煎。仲景之肾气丸，即阴阳互补，此方亦阳阳互补。景岳云："善补阴者，必于阳中求阴，则阴得阳升而泉源不竭。"此案用肉桂，一可阳生阴长，二可补火生土，三可引火归原，一举三得。

八、中风案

限于门诊条件，我们所诊治的中风患者，除面瘫者外，一般都是后遗症期，早者亦属恢复期。主症都是肢体不遂、言謇。其原因，则风火痰瘀、虚实寒热皆有，郁火乃其一也。此种郁火，往往兼痰、瘀、风、虚，或在脏腑，或走窜经络，相互纠结，难于一蹴而就。

例 114：痰热生风

刘某，男，56 岁，安新。2004 年 8 月 17 日初诊：今年 2 月脑出血，2001 年脑梗，糖尿病 4 年，高血压 10 余年，即刻血压 190/105mmHg。

现头昏，下肢无力，食欲不振，咽痛，便干。情绪易激动，善哭泣，舌强言謇，书写困难。健忘，病前可记四五十部手机号，现连自己的手机号也记不起。

现服卡托普利、硝苯地平（心痛定）、吡拉西坦（脑复康）等。

脉弦滑数大搏指。舌嫩红而裂。面色暗红。

证属：痰热生风。

法宜：清热化痰息风。

瓜蒌 30g	黄连 12g	栀子 12g	半夏 12g

胆星 12g	天竺黄 12g	天竺黄 15g	竹茹 10g
怀牛膝 18g	干地黄 15g	生龙骨 30g	生牡蛎 30g
生石决明 30g	蜈蚣 20 条	全蝎 10g	地龙 15g
僵蚕 12g	天麻 15g	生蒲黄 12g	连翘 15g
人工牛黄 3g（分冲）			

2004 年 10 月 1 日：上方共服 42 剂，头已清爽，胜于病前，已能书写，记忆恢复，语言流畅，可主持会议讲话。情绪亦稳定，未再哭泣。下肢尚有无力感。

咽痛，颌下淋巴结大。

西药已减半。血压 175/105mmHg，脉仍弦滑数大，强劲之势已减。

仍宗上方继服 14 剂。

按：脉弦滑数大搏指，乃痰热涌盛生风，痰热逼乱神明而心绪不宁，悲泣善哭，健忘；风火相扇扰于上而头昏；风火痰窜于经络而肢体不遂。坚持清热息风化痰，诸症明显改善。惜未再诊，脉未平，风痰未靖，恐再犯。

王永炎院士提出中风急性期之病机为风火痰瘀，是对中风独到见解。此案虽非急性期，亦为风火痰盛者，治当清热涤痰息风，夹瘀者伍以祛瘀。邪去的标准为脉缓，此种脉由强劲搏指到脉缓，大致须三个月以上的坚持治疗。待脉静后，再予扶正固本，以杜再犯。

例 115：痰热化风，肝肾阴虚

杨某，女，60 岁。1997 年 3 月 30 日初诊：经省二院脑系科确诊为帕金森病五年，现服多巴胺 10 片/日。

现震颤已较前缓解，但两上肢及左下肢仍震颤，上肢铅管样征（＋）。头昏晕，健忘，走路蹒跚，腿软无力，卧不能翻身，左腿转筋。咽干，便干。

脉弦细滑数。舌嫩红而裂，苔少，舌轻颤。

证属：痰热生风，肝肾阴伤。

法宜：清化痰热，滋养肝肾，平肝息风。

方宗：天麻钩藤汤合地黄饮子加减。

橘红 9g	茯苓 12g	半夏 10g	胆星 10g
天竺黄 12g	夏枯草 15g	瓜蒌 18g	菖蒲 9g
郁金 9g	钩藤 15g	天麻 15g	熟地黄 15g
何首乌 18g	山茱萸 18g	怀牛膝 12g	栀子 12g
地龙 12g	僵蚕 12g	全蝎 10g	蜈蚣 30 条

1997 年 6 月 6 日：家属来述，上方共服 45 剂。震颤已明显减轻，上肢活动

自如，力增。原右脚大趾与二趾相叠，现已不重叠。转筋止。于紧张时有抽泣样呼吸。拽床边可自行翻身。据当地医生检查，铅管征与齿轮征消失。用力时，左眼角膜曾出血。其他可，多巴胺已减至 3 片 / 日。

继予上方加木瓜 12g，败龟甲 18g，生龙牡各 18g，15 剂，水煎服，未再来诊。

按：因年迈路遥，来诊不便。只是好转，并未痊愈。

震颤动摇，皆风动之象。《内经》云："诸风掉眩，皆属于肝。"肝风内动，有实肝风与虚肝风之别。脉弦，乃风动之脉。弦细且舌嫩红而裂苔少，乃肝肾阴亏而肝风内旋；弦滑数，又属痰热内蕴化风；故此案之肝风，乃虚实夹杂；虚为肝肾阴虚；实为痰热生风。故治当虚实相兼，滋肝肾，清热化痰，平肝息风，宗天麻钩藤汤合地黄饮子加减。服药 45 剂，在减少多巴胺用量的情况下，诸证得以好转。惜未彻底治愈。

二趾相叠已多年，本未在意。相叠之因，亦因筋挛而叠，息风舒筋，相叠二趾竟开。在治他病时，亦有一老妪，多年相叠二趾竟开。这也是治疗中无意间的偶然发现。临床中，时有这种无意间的发现，当留意总结，积累经验。

例 116：痰热化风走窜经络

赵某，男，64 岁。2004 年 10 月 19 日初诊：于 2004 年 8 月 22 日下棋时，突然右手不能持棋子。眩晕仆倒，急诊入院，诊为脑梗。现右半身不遂，无痛麻感，卧时患肢搐搦，口舌歪斜，眼睑下垂，饮食时呛，语言尚可，食、寐、便可，血压正常。

脉沉弦滑，右脉沉滑且大。舌稍红，苔厚。

证属：痰热化风走窜经络。

法宜：清热化痰，息风通经。

方宗：宣痹汤合白虎汤主之。

生石膏 30g	知母 6g	地龙 18g	秦艽 10g
滑石 15g	炒苍耳子 12g	丝瓜络 12g	海风藤 18g
黄连 10g	防己 10g	晚蚕沙 15g	威灵仙 12g
桃红各 12g	胆星 10g	白芥子 10g	蜈蚣 10 条

2004 年 12 月 12 日：上方加减，共服 49 剂，肢体活动正常，搐搦已除，喎斜、时呛亦止，已自觉无何不适。脉尚弦滑稍大，痰热未靖，上方继服 14 剂。

按：脉弦滑且大，乃痰热生风。左脉主血，右脉主气，右脉大者，气分热盛，故以白虎汤清气分之热。右半身不遂者，乃痰热化风走窜经络。不遂、搐搦、喎斜，皆筋之病。"宗筋主束骨而利机关也"，司运动。筋失柔，或筋弛纵而痿废，发为痿躄不遂；或筋拘挛而为瘛疭，喎僻。筋之柔，须气以煦之，血以濡之，二者缺一不可。正气虚而筋失温煦濡养，或邪阻气血不能温养筋脉，皆使筋失柔而为病，此一虚一实。本案弦滑数大，乃邪盛阻隔气机，使气血不能温养于筋脉，致不遂、喎僻、瘛疭。治当祛其邪阻，疏通经络。

方中白芥子，乃取法阳和汤，祛皮里膜外之痰。用苍耳子，取法《湿热条辨》，散十二经风湿。用晚蚕沙者，取法《温病条辨》宣痹汤，化经络之湿浊。

此例恢复较好，与发病时间较短有关，尚处恢复早期，故疗效显著。

例 117：痰热走窜经络

梁某，女，74岁。2006年4月18日初诊：于今年3月初，突觉半身不遂，至夜仆倒，诊为脑梗，经住院治疗好转，半身仍觉不利，嗜睡，每日约14小时，头热多汗，腰痛，口干，舌中觉有一层厚苔，板硬，语言欠畅，其他尚可。

脉滑数。舌偏红，苔微黄。

证属：痰热走窜经络。

法宜：涤淡通经。

方宗：薛生白《湿热病篇》第4条方加减。

地龙 15g	秦艽 10g	威灵仙 10g	滑石 12g
炒苍耳子 10g	丝瓜络 12g	海风藤 18g	黄连 9g
胆星 9g	天竺黄 12g	天花粉 12g	郁金 9g
菖蒲 9g	竹茹 9g	白芥子 9g	

2006年5月3日：上方共服14剂，半身不遂、腰痛均有好转。多年的足趾叠落（二足趾压在拇趾上）竟伸展开。头汗尚多，目视物模糊。自云一周感冒六天，每天服感冒通6粒，服后觉周身轻松，已服用一年多。

脉滑。舌暗红，苔糙而干。上方加瓜蒌18g，桃红各12g，另熊胆2g，羚羊粉7g，混匀，分14次冲服，日2次。

2006年6月6日：上方加减，共服35剂，嗜睡、半身不利、舌板已除，目矇已轻。尚觉头阵热多汗，溲急，牙龈红肿。

脉阳滑数，阴细数，舌红而干。

证转阴虚阳亢。

法宜：滋阴潜阳。

方宗：三甲复脉主之。

炙鳖甲 18g	败龟甲 18g	煅龙 18g 骨	煅牡蛎 18g
山茱萸 30g	生地黄 15g	熟地黄 15g	白芍 18g
牡丹皮 12g	怀牛膝 9g	五味子 6g	山药 15g

阿胶 15g　　　　女贞子 15g　　　　旱莲草 15g

14 剂，水煎服。

按： 本案恢复较好，与中风时间较短有关。脉滑数，乃痰热。舌强、肢体不遂，乃痰热走窜经络；嗜睡乃痰热蒙蔽心包；头热多汗、口干、龈肿乃痰热上蒸所致，故予清热涤痰通经。

脉转阳滑数，阴细数，乃阴虚阳亢之象，盖因邪祛而本虚之象显露，故转而滋阴潜阳固其本。

所奇者，本叠趾数年，病家未叙此症，余亦未着意治此症，药后竟可松开，叠趾竟愈，盖叠趾亦痰热走窜经络，筋挛而叠。通经筋自舒，叠趾随之而愈。临证时，偶亦可发现一些不意中的疗效，留意于此，亦可积累一些经验，得到一些启悟。

例 118：湿热侵入经络脉隧（脑梗）

郭某，女，56 岁，家属。1986 年 4 月 18 日初诊：脑梗已四个月，左侧肢体不遂，酸痛且肿，抬臂不及肩，屈伸不利，下肢痿软无力，不能行走。头昏沉，语言尚清，其他可。

脉弦滑濡数。舌红，苔黄腻。

证属：湿热侵入经络脉隧。

法宜：宣化经络湿热。

方宗：薛生白《湿热条辨》第四条方。

地龙 12g　　　　秦艽 10g　　　　威灵仙 10g　　　　滑石 12g

炒苍耳子 12g　　丝瓜络 10g　　　海风藤 18g　　　　黄连 9g

防己 10g　　　　晚蚕沙 12g

上方共服约 30 剂，苔退，肢体已可正常活动。

按： 脉弦濡滑数，且舌红苔黄腻，属湿热之脉舌无疑。湿热在何处？因肢体不遂，知湿热蕴阻经络，故用《湿热条辨》第四条方，宣化经络之湿热。

该方所治之证为："湿热证，三四日即口噤，四肢牵引拘急，甚则角弓反张。"这是典型的痉证表现。这种痉证的原因，是湿热侵入经络脉隧中，阻遏气血的运行，使筋脉失去气血的温煦濡养而拘挛为痉。举一反三，湿热侵入经络脉隧，因阻遏气血而为痉，亦可成痹、痿、麻木、肿胀、肢挛、肌肉消烁、肌僵等。尽管表现各异，然病机相通，故可异病同治而共用之。此案是中风后的肢体痿废，湿热病位不在肌表，不在脏腑，而在经络脉隧之中，故方用地龙、海风藤、丝瓜络以宣通经络，秦艽、威灵仙胜湿疏风，黄连、滑石清热利湿。方用苍耳子以散风湿，上而脑顶，下而足膝，内而骨髓，外而肌肤，为祛风疗湿之圣药。加防己、蚕沙者，取吴鞠通之宣痹汤，以防己急走经络之湿，蚕沙化经络中浊气而生清。凡湿热侵入经络脉隧所引起的痉、痹、痿、肿、肢挛、转筋、僵直、酸烦、麻木、肌肉萎缩、喎僻不遂等，皆可用之。

例119：内热外寒

吕某，女，67岁。2001年2月21日初诊：自2月7日觉右颊麻木，发现嘴向左歪，饮水时顺口角下流，右目不能闭，伴恶寒头痛，大便稍溏。

脉弦滑两寸滑大。舌正常。

证属：素有内热，风寒外袭。

法宜：疏风散寒，清泄里热。

方宗：防风通圣散加减。

防风9g	酒大黄4g	荆芥6g	麻黄7g
炒枳壳8g	赤芍12g	桔梗10g	石膏18g
连翘15g	白芷8g	黄芩9g	川芎8g
僵蚕12g	蝉蜕8g		

2001年2月23日：上方两剂，恶寒头痛除，喎斜减不足言，脉弦滑，寸已平。风寒已去，风痰未清。予化痰息风通络。

防风9g	僵蚕15g	蝉蜕7g	天麻15g
地龙15g	蜈蚣6条	全蝎9g	黄芩9g
胆星10g	半夏10g	白芥子9g	白附子12g
白芷8g	川芎8g	赤芍12g	桃仁12g
红花12g			

2001年3月7日：上方共服12剂，配合针灸，口眼已不歪，说话时，咀稍歪。

上方继服7剂。

按：喎僻属中风之中经络者。中风病，唐宋以降，力排外风，实则外风之说不可废，续命汤类不可弃，临床仍有应用价值。此案因有恶寒一症，故断为外之风寒袭入经络；脉两寸滑大，知为痰热内盛，故诊为内热外寒，而予防风通圣双解之。药后恶寒、头痛除，知风寒已除。然脉尚弦滑，知风痰未靖，故予涤痰息风，配以针灸，共服12剂而显效。

例120：肝胆郁火喎僻

刘某，女，31岁。2005年10月21日诊：面瘫8日，嘴向左歪，饮水漏，右眼闭不合，右颊肿木，口苦。

脉沉弦数，舌稍红。

证属：肝胆郁火，上窜经络。

法宜：透达肝胆郁火。

方宗：普济消毒饮主之。

黄芩 9g	黄连 9g	栀子 9g	牛蒡子 10g
玄参 12g	桔梗 9g	生甘草 7g	升麻 5g
柴胡 8g	连翘 15g	僵蚕 12g	蝉蜕 6g
姜黄 8g	马勃 3g	板蓝根 10g	

2005 年 11 月 10 日：上方增加蜈蚣 5 条、全蝎 9g、地龙 15g，配合针灸，共服 21 剂，㖞斜愈，目可闭。

按：脉沉弦数，乃肝胆郁火上窜阳明之经络，致口眼㖞斜。普济消毒饮，乃治少阳郁火上结之大头、发颐。此虽㖞斜，然病机相同，故用之。邪透，经络通而㖞自差。

例 121：湿热侵入经络而㖞僻

刘某，男，42 岁。2005 年 3 月 3 日初诊：酒后汗出当风，口眼㖞斜一周，左颊麻木，左半舌及牙亦木，咀嚼不利，饮水溢出。

脉濡滑而浮大。舌略红，苔薄腻微黄。

证属：湿热夹风，侵入经络脉隧。

法宜：清热利湿，疏风通经。

方宗：薛生白《湿热条辨》第 4 条方加味。

地龙 12g	炒苍耳子 10g	苍术 10g	秦艽 10g
羌活 9g	白芷 8g	滑石 15g	晚蚕沙 12g
僵蚕 12g	蝉蜕 7g	海风藤 18g	黄连 10g
蜈蚣 10 条	全蝎 10g		

2005 年 3 月 24 日：上方增加生石膏 30g、防风 9g，共服 21 剂，并配合针灸，㖞斜愈。

按：脉濡滑而大，舌红苔腻而黄，故诊为湿热侵入经络脉隧；酒后汗出当风，且脉浮，故诊为夹风。外无六经之形证，内无二便之阻隔，主症为㖞斜，故诊为病位在经络脉隧。

㖞斜乃筋之病。湿热夹风，侵入经络脉隧，必阻遏气血之周行，则筋失气血之温煦濡养，必拘急收引，致口眼歪斜。法当清热化湿，疏风通经。薛氏方即治经络之湿热者。因夹风，故于方中加羌活、白芷、僵蚕、蝉蜕以疏风。

薛氏以此方治湿热侵入经络脉隧而痉者，举一反三，推而广之，经络既为湿热所侵可痉，亦可为痹、为肿、为麻木、为拘挛、为痿软、为酸胀、为㖞僻等，因其病机相同，皆可宗此法、此方治之。

例122：痰热化风，走窜经络

刘某，女，26岁。2007年6月4日初诊：面瘫两个月，由耳内疱疹引起，诊为亨特氏面瘫。嘴歪，左眼流泪，右眼磨痛，便干。

脉沉弦滑数，舌稍红，苔薄黄。

证属：痰热生风走窜经络。

法宜：清热化痰通经。

方宗：升降散合黄连温胆汤主之。

僵蚕 15g	蝉蜕 8g	姜黄 9g	川大黄 3g
栀子 9g	连翘 15g	瓜蒌 18g	竹茹 10g
胆星 10g	枳实 9g	半夏 10g	地龙 15g
炒苍耳子 12g	海风藤 18g	蜈蚣 6 条	全蝎 9g

2007年7月9日：上方曾去大黄，加白芥子9g，威灵仙10g，共服35剂，㖞僻已除，右眼尚略有不舒。

上方加谷精草15g，密蒙花10g，10剂，继服。

按：沉主气滞，滑数为痰热，弦主郁、主风，故此症诊为痰热内蕴化风。风痰走窜经络而㖞僻；痰热化风，上干于目而流泪，磨痛。升降散透散郁热，温胆汤以涤痰，加虫药以搜剔息风。风痰除，经络畅，㖞僻除。

痰无处不到，其兼证众多，致病广泛，有"百病皆生于痰""怪病多痰"之说，故祛痰是中医治病一大法门。本案乃痰热化风走窜经络所致，故清热、涤痰、息风、通经，乃本案之治则与治法。对风痰走窜经络而引起的肢体顽麻痹痛，不遂拘挛，转筋痿软等，皆可依此法治之。

例123：痰热郁结转脾虚阴火

梁某，女，60岁，行虚。2009年6月2日初诊：出气热，口、舌、目热，溲热，头晕项强，气短，纳呆不知饥，胸略闷痛，寐可，便调。

患冠心病7年，ST-T波广泛低倒。血压正常。脑出血50天。现服华佗再造丸、尼莫地平、脑心通、异山梨酯（消心痛）等药。

脉沉弦滑数，舌可。

证属：痰热郁结。

法宜：清透郁热，佐以化痰。

方宗：升降散佐以化痰。嘱停。

僵蚕 12g	蝉蜕 7g	姜黄 9g	川大黄 4g
栀子 10g	连翘 15g	瓜蒌 18g	竹茹 10g

2009 年 9 月 1 日：上方曾先后去大黄、加丹参、半夏、枳实等，共断续服用 42 剂。胸闷痛、头晕项强已不著，头、口、目、溲之热已消，前几日又作，且阴股汗出，右髋及膝隐痛恶风，便溏 1 ～ 2 次 / 日。

低倒置 ST-T 波有所抬升。脉弦小无力，舌可。

证转：脾虚阴火走窜。

法宜：培土以制阴火。

方宗：补中益气加味。

黄芪 12g	党参 12g	茯苓 15g	白术 10g
当归 12g	柴胡 8g	升麻 6g	生龙骨 18g
生牡蛎 18g	山茱萸 15g		

2009 年 9 月 22 日：上方共服 14 剂，头面、口舌、溲热已除，阴汗止。尚觉心下满，按之气上而嗳，右髋痛减未已，脉尚不足。上方加陈皮 6g，继服14 剂。

按： 出气热、口、舌、目、溲热，寒热虚实及表证里证皆可引发，究属何因？以其脉沉弦滑数，知为火郁夹痰。沉主气，弦亦气滞，数主热，滑主痰。气滞不畅，痰热蕴结于内，上攻则出气热，头、舌、目热；下迫则溲热。典型的火郁证，可内热外寒；而不典型的火郁证，可上灼、下迫、内窜，可表现在局部，或头、耳、目、口、鼻、咽、胸、背等，下迫而为足心热、下肢某一处热，前后阴热，小腹热等；内窜则五脏六腑，症随病位不同而异。只要脉沉而躁数者，即可断为火郁，径予清透可也。兼正虚者，扶正兼清透；兼他邪者，清透之时要兼顾他邪。

9 月 1 日再诊时，诸热象已消又作，然脉转弦小无力。脉虚则正气已虚，病机已变，不可囿于效不更方，当转而扶正，以补中益气加潜敛之品治之。

脉弦小无力，乃虚脉也。阳虚、气虚、血虚，皆可见虚脉，究竟是断为阴虚、阳虚，还是气虚、血虚？要结合神色舌症等全面分析。阴虚者，脉细数，舌红绛，兼五心烦热、骨蒸潮热、颧红等虚热表现。阳虚脉亦虚，但伴有肢冷、畏寒等虚寒之症；其舌当胖淡嫩滑，然亦有舌暗红或光绛者，因阳虚血运凝泣，其舌可显暗红。气亦属阳之范畴，故气虚者脉亦虚或减，伴头昏、心慌、气短、无力的表现，舌当淡胖，然气帅血行，气虚者亦有舌淡嫩暗者，但气虚者，寒象不著。血虚者，见不荣不华之症，脉细而减，舌当淡嫩。四者皆可引发虚热，已于前述，临床鉴别，则依上述要点而断。

本案何以由郁火而转为脾虚之阴火？中医的一个重要理论是恒动观："动而不已则变作矣。"本为火郁夹痰而热，经清化后热证已消，但屡服清透化痰之品 42 剂，或寒凉过而脾胃伤，土不制阴火，则阴火上冲而复热。前后两次热症，

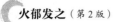

症相似而本已别。何以知之，前者脉弦滑数，后者脉弦小无力，故知之。

予补中益气汤，何以复加生龙牡、山茱萸？因出气热、口、舌、目热，东垣称之为阴火，实亦虚阳之浮也。虚阳之浮，概因脾虚所致，治当健脾益气升清。脾以升为健，所以健脾除用益气之品外，当用升柴以升发脾之清阳。然虚阳已浮，又虑升、柴升浮而阳脱，故加山茱萸以敛之，加龙牡以镇涩之，防其阳升无而脱也。

例124：痰热上熏

孙某，男，58岁。2005年3月29日初诊：前头痛三年，久治未愈，舌本强，言语尚可。右手食拇指麻，记忆力明显减退。做MR，诊为脑动脉硬化，脑萎缩。血压130/90mmHg。

脉沉弦滑数搏指，舌偏红，苔薄白。

证属：痰热生风。

法宜：逐痰热，息肝风。

方宗：礞石滚痰丸主之。

金礞石12g	黄芩12g	川大黄5g	沉香9g
瓜蒌30g	枳实10g	半夏12g	胆星12g
天竺黄12g	怀牛膝12g	姜黄10g	僵蚕15g
钩藤15g	天麻15g	地龙15g	

2005年4月4日：上方共服7剂，便虽解，未见黏痰状物。头痛已轻，舌本尚强，手指尚麻，上方加全蝎10g，蜈蚣20条，菖蒲10g。

2005年4月14日：上方又服10剂，头未痛，舌已不强，指未麻，记忆差。脉见缓，上方10剂，继服。

按：脉弦滑数搏指，风痰亢盛，且舌强肢麻，恐成中风，故急予礞石滚痰丸，逐痰息风。二诊头痛虽减，舌强如前，仍当逐痰，更加全蝎、蜈蚣以息风剔络。虽连服17剂，未见下痰，幸诸症见缓，未再来诊。风痰未尽，恐有中风之忧。

九、汗证案

汗证，指汗出异常者。无汗，乃汗不出，不属本篇所说的汗证。

汗证种类繁多，有自汗、盗汗、阵汗、脱汗，有头汗、手足心汗、阴汗、半身汗出，量有微汗、大汗，有黄汗等。经云："阳加于阴谓之汗。"汗出异常，必阴阳不和。阴阳不和，或邪阻不和，或正虚不和。火郁，则迫津外泄而生邪汗。因此，清透郁热，为治汗证的一大法则。

例 125：自汗盗汗

谢某，男，34 岁，社员。1984 年 4 月 28 日诊。自汗兼盗汗年余，夜间因盗汗湿衾褥，常晾晒于院中，犹尿床般。昼则自汗，尤于劳累、进餐和情绪激动时，则汗从腋下如水流。无身热，烦躁，口渴，脉洪大。舌质红苔微黄。

予白虎汤清其气分热邪。

生石膏 40g	知母 6g	浮小麦 30g	生甘草 7g

4 剂，汗止脉缓，烦渴亦除。

按：汗出之因甚多，虚实寒热皆有。俗云，阳虚自汗，阴虚盗汗。阳虚卫阳不固，固可自汗；阴虚者阳亢，迫津外泄，亦可盗汗。然不可囿于此言，尚须辨证论治。此案自汗盗汗兼有，以其脉洪大，知为气分热盛，热迫津泄而多汗，故予白虎汤治之获愈。

例 126：怪汗

霍某，女，39 岁，工人。1991 年 6 月 22 日诊。汗出，立则上半身汗出，侧卧则在上一侧偏汗，已有半年。汗多时心慌而烦，头昏，腰酸痛，白带多，月经不调，便尚可，脉沉濡滑数，舌尖稍红，苔薄腻。

此湿热熏蒸而汗出。

黄芩 9g	黄连 9g	苍术 15g	白术 15g
云苓 15g	薏苡仁 30g	陈皮 10g	半夏 10g
泽泻 12g	黄芪 12g	防风 5g	

1991 年 7 月 27 日诊：上方加减共服 32 剂，汗止，白带净。

按：汗出见于在上一侧，盖因湿热向上熏蒸，故在上一侧汗出，以其脉沉濡滑数，亦为湿热之脉，予清热化湿法治之而愈。

湿热致汗，石氏云可自汗，亦可盗汗，似阳虚汗出，亦可似阴虚汗出，或为脱汗，不一而足。要在脉当濡滑，苔应滑腻，此为辨证要点。

例 127：湿热熏蒸汗出

霍某，女，39 岁，工人。1991 年 6 月 22 日诊。汗出，立则上半身汗出，侧卧则在上一侧偏汗，已有半年。汗多时心慌而烦，头昏，腰酸痛，白带多，月经不调，便尚可。脉沉濡滑数，舌尖稍红，苔薄腻。

此湿热熏蒸而汗出。

黄芩 9g	黄连 9g	苍术 15g	白术 15g
云苓 15g	薏苡仁 30g	陈皮 10g	半夏 10g
泽泻 12g	生黄芪 12g	防风 5g	

1991年7月27日诊：上方加减共服32剂，汗止，白带净。

按：汗出见于在上一侧，盖因湿热向上熏蒸，故在上一侧汗出，以其脉沉濡滑数，亦为湿热之脉，予清热化湿法治之而愈。

湿热致汗，可自汗，亦可盗汗，似阳虚汗出，亦可似阴虚汗出，或似脱汗，不一而足。要在脉当濡滑，苔应滑腻，此为辨证要点。

例128：湿热蕴蒸

赵某，男，37岁，辛集。2006年8月18日初诊：患结肠炎已13年，重则每日下利一二十次，弩责不爽，夹脓，腹胀痛。现已缓解，大便溏，每日二三次，腹略胀痛，头汗如洗，四季皆然。

脉弦濡滑数且盛，舌苔薄黄腻。

证属：湿热蕴蒸。

法宜：清化湿热。

方宗：甘露消毒丹合白头翁汤加减。

茵陈 30g	滑石 18g	白蔻 8g	藿香 12g
川木通 7g	黄连 12g	白头翁 12g	秦皮 10g
地榆 15g	土茯苓 40g	菖蒲 10g	木香 8g

2006年9月11日，上方共服21剂，汗已止，便已成形，因痔疮，魄门不舒。

脉弦濡数，已不盛，舌可。

上方加槐米12g，7剂，水煎服。1剂作4次服，日服两次。

按：脉濡滑数且盛，苔又黄腻，显系湿热蕴遏之象。湿热上蒸而头汗，湿热下迫而作利，阻遏气机而腹胀，弩责不爽。此案辨治不难，其效或速或缓，要在守方而已。

例129：自汗

张某，男，37岁，针灸医师，1965年7月23日诊。患肝硬化十余年，脾大平脐。1964年夏，烦躁不宁，口渴喜饮，大汗不止，脉洪大，苔白干。

诊为阳明气分热盛，迫津外泄，予白虎汤：

生石膏 40g	知母 6g	浮小麦 30g	生甘草 7g

4剂，汗止烦除，脉亦和缓敛静。

按：阳加于阴谓之汗。阳气盛，迫津外泄，故而口渴喜饮、大汗。此案体温不高，然脉洪大、大汗、烦渴，白虎证具，故予白虎汤治之。撤其热，则汗止脉静。汗为心之液，以浮小麦代粳米，取凉心止汗，兼顾其标。

例 130：阳明热盛夹湿

剧某，男，53 岁。2002 年 7 月 3 日初诊，于一个月前外感发热，热退后汗多，动辄汗出，进食时汗如浴，自腋下流至腰，尚不觉烦热口渴，二便调。

脉洪大而濡数，舌略红苔白薄腻。

证属：阳明热盛夹湿。

法宜：清解阳明之热，兼以祛湿。

方宗：白虎加苍术汤主之。

生石膏 30g	知母 7g	炙甘草 7g	粳米一把
苍术 12g			

3 剂，水煎服。

2002 年 7 月 6 日诊：药后大汗止，脉转濡滑，腻苔退，停药。嘱食宜清淡，不可厚腻。

按：此外感表证虽解，热入阳明，兼暑湿及口腹所累，湿蕴于中，致成阳明热盛夹湿。因脉洪大，以阳明之热为主，湿蕴次之。阳明热盛，迫津外泄而汗；且湿阻，营卫不和亦可汗出，二因叠加，致汗出如浴。阳明虽热而津未亏，故无大烦渴。有无大热乎？体温不高，似无大热。其实不然，脉洪大而数，即大热之征。关于热的概念，中西医有别已述于前。热证具，体温不高，中医仍可称为有热。体温高者，有时中医亦称为有寒。所以中西医之热，虽有重叠，然不可等同，尤其不能以体温高低作为判断有热与否的标准。

例 131：肝胆热盛

李某，男，34 岁。2004 年 8 月 13 日初诊：多汗，劳则汗如浴，冬夏皆出，已两年，膝以下麻木一年，睡眠差，一日仅四小时。

脉弦滑数，舌红苔白。

证属：肝胆热盛。

法宜：清热凉肝。

方宗：龙胆泻肝合白头翁汤加减。

龙胆草 6g	栀子 12g	黄芩 9g	牡丹皮 12g
地榆 12g	秦皮 10g	白头翁 12g	干地黄 12g
竹叶 7g			

2004 年 9 月 17 日，上方共服 30 剂，汗已少（天亦渐凉），右足尚麻，他处已不麻，睡眠尚差，脉尚弦滑数，然较前为细且减，舌可。肝热未尽，正气已显不足。

方以丹栀逍遥散加味：

柴胡 8g	茯苓 15g	白术 10g	当归 12g
白芍 12g	炙甘草 7g	牡丹皮 10g	茵陈 15g
栀子 10g	黄连 9g	菖蒲 9g	远志 9g
夜交藤 18g	浮小麦 30g		

7剂，水煎服。

按：湿热蒸迫而汗泄，方取龙胆泻肝汤合白头翁汤加味，重在清热凉肝。肢麻者，肝热下窜经络使然，肝热消，麻当已。再诊，脉已显不足之象，取丹栀逍遥，扶正伍以清肝。

例132：郁热内蕴，热淫血络

贾某，女，65岁。1995年3月5日诊：汗多，昼夜皆汗，腹中一热，旋即汗泄，已然三年。时有心悸，身起红疹，搔痒，他可。

脉沉数。舌红暗少苔。

证属：郁热内扰，热淫血络。

法宜：清透郁热，凉血散血。

方宗：升降散加味。

僵蚕 12g	蝉蜕 7g	姜黄 10g	川大黄 5g
石膏 20g	知母 6g	黄连 8g	黄芩 9g
栀子 9g	牡丹皮 9g	生地黄 12g	玄参 12g
紫草 15g			

1995年3月9日：上方共服4剂，症消脉缓。上方去川大黄，再进3剂。

按：脉沉而数，乃火郁之脉。沉主气，若沉而无力者，乃气虚，无力鼓荡血脉；若沉而有力者，乃邪气阻遏，气血不得外达而脉沉，二者一虚一实。本案脉沉而数，乃气机郁滞，热郁于内。郁热迫津而为汗；郁热内攻，淫热入于血络，则身发红疹；扰心而心悸。经云"火郁发之"，凡祛除壅塞，展布气机，使郁热得以透达于外而解散者，皆谓之发。升降散透达郁热；芩连栀知膏，清其里热；牡丹皮、紫草、生地黄、玄参，凉血活血，消其红疹。表里双解，气血两清，热除而症消，脉亦转缓而愈。

例133：热盛汗泄

刘某，女，58岁。2007年1月12日初诊：心慌如颤，已两月余，心中难受即通身汗出，汗后身如瘫软。失眠，每日约4小时，时好时差，虽寐亦不实。心电图正常。

脉滑大，舌红少苔。

证属：气分热盛，迫津外泄。

法宜：清热生津。

方宗：竹叶石膏汤主之。

生石膏 30g　　　知母 6g　　　　半夏 10g　　　党参 12g

麦冬 15g　　　　生地黄 15g　　　甘草 7g　　　　竹叶 6g

3 剂，水煎服。

2007 年 1 月 15 日：上症皆减，汗已明显减少，脉转阳旺阴弱，舌红少苔。

证属：阴虚阳旺。

方宗：玉女煎主之。

石膏 20g　　　　知母 6g　　　　麦冬 15g　　　生地黄 15g

怀牛膝 9g　　　山茱萸 15g　　　牡丹皮 10g

4 剂，水煎服。

2007 年 1 月 26 日。上方加减，共服 11 剂，汗已止，心不颤，寐亦安，唯觉身无力。

脉滑数，舌可。

证属：痰热内扰。

方宗：小陷胸汤主之。

黄连 9g　　　　半夏 10g　　　　瓜蒌 15g

7 剂，水煎服。

按：汗证原因颇多，即使诊为热盛汗泄，亦有实热、虚热之分，何以此例用竹叶石膏汤主之？因脉滑大，乃阳盛之脉，且其热弥漫，尚未成实，即阳明经热。气分热盛，本当用白虎，然汗出既久，且年近花甲，心慌如颤，气阴亦伤。故予竹叶石膏汤，既能清热，又能益气阴，于证相符。

二诊脉转阳旺阴弱，法当清上滋下。何以用玉女煎而不用黄连阿胶汤泻心火补肾水。此案阳脉大，仍属无形之热，故以石膏、知母清其上；熟地黄滋肾阴，麦冬清金益水之上源，金水相生；牛膝引热下行。若阳脉数实不大，且尺不足者，当用黄连阿胶汤。

三诊，汗已止，心不颤，唯觉乏力。依症状看，颇似气虚无力，可因壮火食气所致，当予益气善后。然其脉滑数，知非气虚，乃痰热痹阻气机，阳气不运，致身重乏力，取小陷胸涤痰清热。壅塞除，气机展布，乏力自除。

例 134：痰蕴热盛

邵某，女，56 岁，元氏县人。2007 年 2 月 6 日初诊：阵汗多且频，已近两年。频时一小时出两阵汗，可湿透衣衫，入冬尤重。胸憋闷，心悸，背沉，夜著，可憋醒，坐车震动则心颤，食可，便调。

心电图正常。胸片：心肺正常。

脉沉滑数且盛。舌略暗红，苔少。

证属：痰热蕴阻，血行不畅。

法宜：清热涤痰活血。

方宗：小陷胸汤加味。

| 黄连 12g | 瓜蒌 30g | 半夏 12g | 枳实 10g |
| 菖蒲 10g | 竹茹 8g | 丹参 18g | 蒲黄 12g |

2007 年 3 月 6 日：因隔春节停诊，上方共服 18 剂，上症皆减，汗已不著，未再憋醒。过年放炮，心尚惊悸。

脉滑数略盛，舌稍红，苔白少。

上方加生石膏 18g，知母 6g，10 剂，水煎服。

按：因脉滑数且盛，故诊为痰热盛。那么，其汗出，则因痰热蒸迫所致。何以入冬尤重？缘于冬季，阳气闭藏，本已内热盛，又兼阳闭藏，故而更加蒸迫汗出而冬重。至于胸憋心悸等，亦为痰热内扰所致，故予清热涤痰活血，予小陷胸主之。共服 18 剂，脉之盛势减，汗亦不著。痰热仍较盛，故加石膏、知母以清之。

例 135：痰瘀热结

朱某，女，54 岁。2005 年 2 月 28 日初诊：阵烘热汗出，昼夜皆汗，已然四年，高血压 20 余年，服用药物控制在 125/85mmHg 左右。心惊忪，左肩痛，周身刺痒，手足凉，心电图大致正常。

脉滑数，舌暗少苔。

证属：痰瘀互结化热。

法宜：清热涤痰活瘀。

方宗：小陷胸汤合血府逐瘀汤加减。

| 黄连 12g | 瓜蒌 18g | 半夏 10g | 丹参 18g |
| 桔梗 9g | 桃红各 12g | 赤芍 12g | 生蒲黄 12g |

2005 年 3 月 14 日：烘热汗出已明显减轻，次数亦明显减少，心惊忪及身痒已除，肢尚欠温。

脉滑数兼沉滞，舌暗轻，略红暗。

上方加郁金 10g，10 剂，水煎服。

按：脉滑数，痰热也；舌暗，血瘀也，故诊为痰瘀互结化热，这就是病机。所有症状，皆依此病机来解。何以烘热汗出？烘热总是阳浮动之象，阳动，迫津外泄而为汗。阳何以动？因痰瘀互结，阻遏气机，热郁于内，当热郁而伸时，则阵热如烘而汗出。此烘热不诊为虚热，因脉实耳。脉实则证实，故此烘热乃郁热所致。郁热治疗原则，当祛其壅塞，展布气机，使热得以外达，此即"火郁发之。"何邪壅塞？痰与瘀也，故涤痰活瘀，祛其壅塞，气机畅，则热自透。心惊怵者，因痰瘀热内扰而心神不安；手足凉者，因邪阻阳不外布。

二诊，经涤痰活瘀清热，脉转滑数又兼沉滞之象。沉滞类于涩脉，恰与滑脉相对，似二脉不可相兼。然临床确有此脉，气机郁结者，脉可沉滞；痰热郁伏于里时，又可见滑数，故而沉滞与滑数亦可并见，其所反映的病理意义为气滞痰热内郁，所以二脉并不相悖。因气滞，加郁金气中血药，行气兼能活血。

一诊诸症皆减，何以二诊脉又兼沉滞？因热盛时，热可鼓荡气血升动，脉可浮、可大可动数。当热势衰后，热鼓荡血脉之力亦减，故反兼沉滞。脉虽略变，然基本病机未变，故仍予原方加郁金服之。

例 136：痰热化风（高血压）

翟某，男，61 岁，沧州。2007 年 5 月 11 日初诊：刚出院月余。省二院出院诊断：冠心病，前间壁心梗，高血压 3 级，1995 年多发脑梗，2 型糖尿病，（每日注胰岛素 12u）。

后半夜大汗湿透衣衾，已一月余。汗后周身无力，不欲食，动辄心慌气短，失眠，每日仅能睡 3 ～ 4 小时，右脚趾发麻。现服西药 7 种。

脉弦滑数，舌可。

证属：痰热化风。

法宜：清热涤痰息风。

方宗：黄连温胆汤加味。

黄连 10g	半夏 15g	陈皮 9g	茯苓 15g
胆星 10g	枳实 9g	菖蒲 9g	竹茹 7g
白芥子 9g	皂角子 7g	天麻 15g	蜈蚣 7 条
全蝎 10g	浮小麦 30g	生龙骨 30g	生牡蛎 30g

嘱：除降糖药外，其他西药全停。

2007 年 6 月 24 日，上方加减，共服 37 剂，汗止，心慌著减，足指尚麻，右腿欠遂。血压 140/90mmHg。

上方继服 14 剂，水煎服。

按： 脉弦滑数，乃痰热生风，痰热迫津外泄而为汗。后半夜，一阳生，阳气升发之时，痰热随时令而动，故而汗泄。冠心病、高血压、糖尿病所引起的诸症，亦以痰热化风解之。予清热化痰息风，不仅汗止，他症亦随之好转，这体现了中医整体观的理论。

例 137：阴虚阳动

张某，女，70岁。2005年4月18日初诊：身软无力，于室内稍走动，即觉身烘热，腹背皆热，汗出，心慌肢软，气短喘促，须休息半日方渐缓。食、眠尚可，二便调。曾住院检查，诊为自主神经功能紊乱。

脉弦细数，左寸偏旺。舌暗苔薄腻，唇暗紫起皮。

证属：肝肾阴虚，虚阳易动，夹湿夹瘀。

法宜：滋肝肾，平肝潜阳，佐以化湿祛瘀。

方取：三甲复脉加减。

生龙牡各 18g	炙鳖甲 18g	败龟甲 18g	干地黄 12g
玄参 12g	山茱萸 15g	赤芍 15g	白芍 15g
牡丹皮 12g	地骨皮 15g	白薇 12g	茵陈 15g
滑石 12g			

2005年6月3日：上方加减，共服31剂，症已不著，力增，可下四楼绕上两圈，未再烘热汗出。

脉弦数按之不实。舌暗红，腻苔退。唇暗。

上方7剂。因天热回张家口市。

2005年9月2日：天气渐凉，由张家口返石家庄。中断治疗三个月，现静如常人，动辄背尚热，但热已轻，汗已少。体力增，手微颤，其他可。

脉弦细劲数，舌暗，少苔。

证属：阴虚阳亢而风动。

法宜：滋阴潜阳，平肝息风。

依前方加减：去滑石，茵陈、加乌梅6g，阿胶15g，泽兰15g。

2005年10月24日：上方加减共服42剂，诸症已平，脉转弦缓滑，舌尚略暗红。

按：脉弦细数，乃肝阴虚阳偏亢，肝失柔之象；左寸偏旺，乃肝阳升浮之兆。阳气者，烦劳则张，稍有劳，则扰其虚阳，虚阳动则烘热，腹背皆热；阳动而汗泄；正气虚而心慌、肢软、气短喘促。法当滋肝肾、平肝潜阳，取三甲复脉加减。

诊其夹湿者，因舌苔薄腻。有湿当化，又有阴虚当滋，湿本忌滋腻，两相掣碍，但治时又须相兼，故选既能化湿清热，又不伤阴之茵陈、滑石，兼顾其湿。

治湿是否一概禁忌滋润之品？吴鞠通于《温病条辨·卷一》第43条告诫曰："润之则病深不解。"其实未必尽然。有几种情况，化湿必须加生津养阴之品：

一是舌苔白厚而干，乃湿未化而津已伤，故化湿之时，须加生津之品，如石斛、天花粉、芦根，或麦冬、生地黄、玄参等，津复湿反易化。

二是白苔绛底者，湿未化而热已深，虽清热化湿而黄腻之苔不退，此时宜酌加甘寒、咸寒生津养阴之品，如生地黄、玄参等。例龙胆泻肝汤，清利肝胆湿热之时，方中加生地黄一味；《局方》甘露饮，治胃中湿热，方中尚有二地、二冬、石斛，清而兼补。

三是素有阴虚而兼湿者，滋阴之时，须加化湿之品，两相兼顾，本例即是。

四是邪水胜一分，真水少一分，利水去湿，必兼养阴，如猪苓汤。

诊其夹瘀者，因舌暗、唇暗且起皮，唇舌暗，皆知为瘀血之指征，但唇干揭皮亦为瘀血之指，知之者少。《金匮要略·妇人杂病脉证并治》："曾经半产，瘀血在少腹不去。何以知之？其证唇口干燥，故知之。"唇口干燥，瘀血内蓄，不荣于外也，故唇干起皮且暗，亦为瘀血之指征。

本证病机为肝肾阴虚，虚阳浮动，故主以三甲复脉，滋阴平肝潜阳，夹湿加茵陈滑石，夹瘀加牡丹皮、赤芍。再诊加乌梅者，乃补肝之体，泻肝之用也。

例 138：阴虚阳浮，肝经火郁

贾某，女，53 岁。2006 年 11 月 6 日初诊，烘热汗出，约 1 小时 1 次，已三四年，烘热时，头面及周身皆热，汗后不畏寒。伴心慌，头胀，耳鸣，肢软，足底痛，食眠可，二便调。

脉：右阳旺阴弱，左沉弦数。舌淡红齿痕，苔少。

证属：阴虚阳浮，肝经火郁。

法宜：滋阴潜阳，清透肝经郁火。

方宗：三甲复脉合一贯煎主之。

生龙骨 18g	生牡蛎 18g	炙鳖甲 18g	败龟甲 18g
生地黄 15g	生白芍 15g	山茱萸 15g	五味子 5g
麦冬 15g	牡丹皮 12g	川楝子 10g	栀子 10g
沙参 15g			

7 剂，水煎服。

2006 年 12 月 11 日：服上方后，症本已轻，自行停药，又作如故。上方加龙胆草 6g。

2006 年 12 月 25 日，上方共服 14 剂，烘热息，汗亦止，他症亦著减。

脉弦略数，舌可。

嘱：晚服六味地黄丸，晨服丹栀逍遥丸，连服一个月。

按：因脉阳浮阴弱，故诊为阴虚阳浮；左脉沉弦数，沉主气，左为肝，弦亦主肝、主气滞，数为热，故诊为肝经火郁。故此案病机为阴虚阳浮，肝经火郁。病机明，则诸症皆依此病机解之。烘热汗出，头身热，耳鸣等，皆阳浮所致，亦与肝经郁火相关。此证既有阴虚，又有火郁，乃虚实相兼。方以三甲复脉滋阴潜阳，以一贯煎解肝之郁火，并行不悖。

十、神志案

心主神志，导致神志异常的原因很多。但心主火，同性相求，火热最易扰心，尤其郁火，不能外达，最易内窜入心，引起神志病变。因而，清透郁火，是治疗神志病变的一大法门。

例 139：郁火躁狂

王某，女，31 岁，教师。1998 年 4 月 12 日诊：因长期夫妻不和，忿而成疾已四个月。烦躁不寐，骂詈毁物，新生幼儿亦弃之不顾。尤恶与夫见，见则恶语相向，斯打毁物。其夫避之犹恐不及，长期躲藏在外，唯靠其母苦予周旋。曾多处求医，服用大量镇静药，效不著，请余诊治。脉沉滑数，舌红苔白。

证属：郁火夹痰，扰乱心神。

法宜：化痰清心，透达郁火。

方宗：新加升降散合涤痰之品治之。

僵蚕 12g	蝉蜕 4g	姜黄 9g	大黄 5g
栀子 12g	淡豆豉 12g	连翘 15g	瓜蒌 30g
枳实 9g	石菖蒲 8g	天竺黄 12g	

上方加减共服 30 余剂，狂躁已平，夜能入寐，暑假后已恢复工作。

按：重阳则狂，火热重，神失守，则狂躁不羁，夜难成寐。以脉沉滑数，乃郁火夹痰扰心，故予新加升降散中佐以清化痰热之品。

例 140：阳盛而狂

王某，男，84 岁。1982 年 3 月 1 日初诊：自春节后，彻夜不眠，以夜为昼，狂躁不安，或外出，或翻物，片刻不宁，亲疏不辨，语无伦次，五个女儿日夜轮流守护。口不渴，食尚可，便不干，溲频涩少。

脉洪滑有力。舌红而裂。面颊红。

证属：火热内扰，逼乱神明。

法宜：泻火佐以养阴。

方宗：黄连解毒汤主之。

黄连 10g	黄芩 10g	栀子 12g	大黄 6g

连翘 15g　　　　石膏 30g　　　　玄参 15g

2 剂，水煎服。

1982 年 3 月 3 日：药后未泻，夜较前安静，可睡 2 小时。脉势稍敛。上方加芒硝 18g（分冲），竹沥水 40mL 分冲。

1982 年 3 月 5 日：药后泻五次，大量胶黏臭秽之便。入夜已可睡四小时，狂躁之势渐平。脉象趋缓。继予清热养阴之剂。

黄连 10g　　　　栀子 10g　　　　连翘 15g　　　　麦冬 12g

天冬 12g　　　　玄参 15g　　　　竹沥水 40mL（分冲）

1982 年 3 月 12 日：上方连服七剂，狂躁已除，每日可睡六七小时，溲畅。脉缓滑，舌已不红，尚有裂纹，颧红已退。嘱服天王补心丹半月以善后。

入冬，家人来诊，询其父，曾因感冒呕吐，吐出大量痰涎，自此安然。

按：脉洪滑有力，知火热内扰，逼乱神明，故不寐狂躁，首当泻其火热。下后热挫，渐安。

溲频数而涩少，且舌红而裂，乃阳盛阴伤，化源已涸，故热退转而养阴，诸症渐安。

脉洪滑，乃热夹痰，虽兼顾其痰，毕竟涤痰力轻，致后因感冒呕吐，吐出大量痰涎。本案本当吐其痰涎，古代医案常有吐痰一法，惜吾荒疏，罕用吐法。

例 141：痰热生风

胡某，男，17 岁。2004 年 7 月 27 日初诊：两年前出现头动、扭颈、抖肩，挤鼻、弄眼、嘴，肢体频抖动。烦躁不宁，心中急躁毁物，恶言秽语。诊为秽语抽动症，予硝西泮、氯丙嗪、氟哌啶醇等药，虽能缓解，但头昏沉，学习时头脑不灵，减量复又加重。即将高考冲刺阶段，学习任务繁重，本人及家长都很焦急，转请中医诊治。

脉弦滑数有力，舌红苔薄黄。

证属：痰热生风。

法宜：清热涤痰息风。

方宗：黄连温胆汤加味。

黄连 12g　　　　黄芩 12g　　　　栀子 12g　　　　瓜蒌 30g

半夏 12g　　　　胆星 12g　　　　竹茹 10g　　　　茯苓 15g

菖蒲 10g　　　　枳实 10g　　　　天竺黄 12g　　　莲子心 7g

青礞石 10g　　　天麻 15g　　　　钩藤 15g　　　　僵蚕 15g

皂角子 7g　　　　大黄 4g　　　　芒硝 8g

另：蜈蚣 10 条，全蝎 10g，辰砂 20g，琥珀 20g，珍珠粉 20g，人工牛黄

20g，共为细面，分50次分服，日两次。

所服西药每月减量。

2004年10月8日：上方加减，共服42剂，西药尚服原量1/3。抽动已明显减少，情绪较稳定。因西药已减，头脑觉清爽，学习效率提高。因大便已稀，于服药两周后去硝黄。上方继服。

2004年12月27日：上方加减，又服68剂，西药已全停两月，搐动止，情绪安宁，无何不适。因脉尚滑数，恐余邪未靖，配细散以固疗效。

生龙齿40g	黄连20g	栀子20g	陈皮30g
半夏30g	胆星30g	天竺黄30g	常山20g
皂角子15g	菖蒲20g	郁金20g	枳实20g
竹茹20g	茯苓40g	柏子仁40g	丹参40g
生蒲黄30g	琥珀20g	辰砂20g	珍珠粉30g
羚羊角30g	熊胆3g	人工牛黄30g	蜈蚣30条
全蝎30g	僵蚕30g	地龙30g	天麻30g

共为细散，每服一匙，日两次。

相隔两年，其母来诊，云已晋大学，一直平稳。

按：脉弦滑数有力，此痰热生风且兼躁狂，法当清热涤痰息风宁神。服药一百余剂，终得热清痰祛风息神宁。

痰火生风者，可引起很多病证，或上扰而晕眩，或内窜而惊狂，或窜入经络而㖞僻不遂、顽麻痹痿拘挛等，治法皆以清热涤痰息风为务，倘能坚持，多能获效。

例142：气虚痰热生风

崔某，男，7岁。2005年8月29日初诊：自去年5月，甩手，身体抖动，挤眉弄眼咂咀，秽语，当被训斥时，上症更重。性情急躁。曾于北京天坛医院确诊为抽动秽语综合征，服托吡酯、硝西泮，效不著；又改服氟哌啶醇、苯海索、托吡酯、硝西泮等，症状有所缓解，但减量复作，且症状加重，转寻中医治疗。

脉弦滑数按之减，舌尚可。

证属：气虚，痰热生风。

法宜：清热化痰，息风安神，益气扶正。

黄芪60g	党参40g	茯苓50g	当归40g
桂枝30g	白芍40g	炙甘草40g	半夏30g
胆星30g	常山15g	郁金30g	白矾10g

青黛 10g	天竺黄 35g	人工牛黄 15g	菖蒲 30g
枳实 30g	礞石 20g	蜈蚣 30 条	全蝎 30g
僵蚕 40g	天麻 40g	辰砂 20g	琥珀 20g
珍珠粉 30g	生龙齿 40g	黄连 40g	栀子 40g
芒硝 30g	竹茹 30g		

一料，共为细面，每服 2g，日两次，渐减西药。

2006 年 2 月 27 日：甩手、身抖动，秽语、性情急躁、挤眉弄眼等症皆已不著，唯遭训斥时尚有挤眉弄眼、口鼻搐动。食眠二便均可，西药已停两个月。

脉弦滑按之不实。舌可。

证属：风气渐敛，正虚渐露。

法宜：扶正涤痰，息风安神。

方宗：可保立苏汤加涤痰息风安神之品。

黄芪 70g	破故纸 20g	炒枣仁 40g	白术 30g
当归 30g	茯苓 40g	白芍 40g	炙甘草 30g
肉苁蓉 30g	巴戟天 30g	枸杞子 40g	肉桂 10g
胆星 30g	郁金 30g	白矾 10g	菖蒲 30g
常山 15g	竹茹 15g	天竺黄 30g	僵蚕 40g
蜈蚣 30 条	全蝎 30g	天麻 40g	珍珠粉 20g
琥珀 20g	辰砂 20g		

一料，共为细面，每服 2g，日两次。

2006 年 7 月 21 日：已 3 个月无症状，上学、生活、玩耍皆正常，药尚剩约四分之一，孩子不愿再服，询问是否可停药，脉缓滑，症除，可停药。

按：甩手、身抖动，挤眉弄眼，口鼻搐动等，皆风动之象，且脉弦滑数，按之减，故诊为痰热生风兼气虚不足，故予益气，清热涤痰，息风安神。二诊，脉已不数，且按之减，虚象较初诊明显，故加大扶正比例，合以化痰息风安神，坚持服药近一年，终得风息症除。

十一、寒热错杂案

寒热错杂者，既有寒，又有热。其寒，可为实寒，亦可为虚寒；其热，可为实热，亦可为虚热。寒热所居病位可不同，程度可有多寡，正气强弱不同，兼邪相殊，因而辨证难度颇大。但有热伏于内，即有郁火的成分，因而本书中一并论之。

例 143：呕血（十二指肠球部溃疡）

方某，男，26 岁，教员，1987 年 6 月 23 日诊。连日来胃脘不适，复因工作劳累强忍，突然胃脘痛剧呕血。入院后予止血、输血等法治疗。呕血未止，已下病危。西医议用冰水灌胃，腹部冷敷，令血管收缩以止血。

刻诊：面色苍白，胃脘痞塞，气短微喘，精神萎靡，便褐而溏，脉濡数，舌苔黄腻。

予半夏泻心汤加减：

半夏 10g	党参 12g	炮姜 6g	黄连 6g
黄芩 8g	生川大黄 5g		

2 剂血止，后继宗原法调理而愈。

按：半夏泻心汤之主症为心下痞。《伤寒论》治心下痞，《金匮要略》治"呕而肠鸣，心下痞者。"痞，即痞塞不通也。阴阳相交谓之泰，阴阳不交谓之痞。

阴阳为何不交？缘于脾虚也。上为阳，下为阴。脾居中焦，界于阴阳之间，为阴阳交通之要道。脾主斡旋一身之气机，使阴升阳降，水火既济。若脾虚不得斡旋，则阴阳不得相交，痞则由兹而生。阳积于上而为热，阴积于下而为寒，致成上热下寒之证。升降失司，则痞塞、吐利、肠鸣等症随之而起。脾主运化，主湿，运化失职，湿浊中生。

余临床掌握半夏泻心汤的使用指征为：脉濡滑数或濡滑、濡数，舌苔黄腻，症见心下痞塞，或伴吐利、肠鸣、嗳呃、不食等。即予半夏泻心治之。

半夏泻心汤关键在于脾虚不能斡旋，故以参草枣，健脾益气，复其斡旋之机。中焦痞塞，上热下寒，以芩连苦降清热，以干姜辛热祛寒。辛开苦降，调其寒热。半夏交通阴阳，且化浊降逆。其出血者，因脾不统血所致。更加大黄者，合芩连，成大黄黄连泻心汤意，苦以坚阴。

例 144：寒热错杂

冀某，女，54 岁，工人。1993 年 9 月 17 日初诊：寒热往来五年余，昼则如冰水浸，自心中冷，寒栗不能禁；夜则周身如焚，虽隆冬亦必裸卧，盗汗如洗。情志稍有不遂，则心下起包块如球，痞塞不通，胸中憋闷，头痛，左胁下及背痛。能食，便可。年初经绝。脉沉弦寸滑。曾住院 11 次，或诊为绝经期综合征，或诊为内分泌失调，或诊为自主神经功能紊乱、神经症等。曾服中药数百剂，罔效。

此寒热错杂，厥气上冲，乃乌梅丸证。

方予：乌梅丸。

乌梅 6g	细辛 4g	干姜 5g	川椒 5g
桂枝 10g	黄连 10g	黄柏 6g	党参 12g
当归 12g	炮附子 15g (先煎)		

2 剂寒热除，汗顿止，心下痞结大减，4 剂而愈。5 年后得知生活正常，未再发作。

按：厥阴病，是由于肝虚而形成的寒热错杂证，以厥热胜复判断阴阳进退、寒热之多寡。此案昼夜寒热往复，同于厥阴病之手足寒热胜复。心下痞结者，乃厥气上逆；汗泄者，以阳弱不能固护其外，致津泄为汗。脉弦者，以弦则为减，乃阳弱不能温煦，经脉失柔而脉弦。寸滑者，伏阳化热上逆，致上热下寒，寒热错杂。张锡纯曾论肝虚证见寒热往来。乌梅丸用桂、辛、附、椒、姜温煦肝阳，当归补肝体，人参益肝气，连柏折其伏热。乌梅敛肺益肝，敛肝虚耗散之真气。方与病机相合，疗效显著。

例 145：寒热错杂

李某，女，35 岁，农民。1995 年 7 月 26 日初诊：周身皆麻，阴部亦麻且抽痛，阵阵寒战，时虽盛夏犹须着棉，继之又躁热汗出，须臾缓解，每日数作，颠顶及两侧头痛，牵及目系痛，已半年余，月经尚正常。脉沉细涩。舌淡苔白。

予乌梅丸合吴茱萸汤治之：

乌梅 6g	桂枝 9g	当归 10g	炮附子 10g
黄连 9g	干姜 6g	川椒 5g	细辛 4g
吴茱萸 6g	黄柏 5g		

据引荐的同村学生述，服 2 剂即大减，4 剂服完基本正常，因路远未再复诊。

例 146：寒热错杂

张某，女，47 岁。1976 年 11 月 3 日初诊，寒热交作，日数十次，热则欲入水中，寒则覆衾亦不解，已 10 余年。头昏痛，自汗，项强，胃脘痞满，嗳气，寐差，一昼夜睡眠不足一小时，时轻时重，水肿。脉沉弦细软，两尺弱。舌可苔白。

乌梅 6g	黄连 8g	川椒 6g	炮附子 9g
桂枝 9g	干姜 7g	细辛 4g	党参 12g
黄柏 4g	当归 10g		

二诊：服乌梅汤 3 剂，寒热著减，浮肿亦消，心下尚满、嗳气、头昏、心悸、寐差。此升降失司，痰饮内阻，阴阳不交而为痞，心肾不交而不寐，予子龙丹 4 粒（每粒 0.3g），每服两粒，得快利止后服。未利，24 小时后再服两粒。利下，继服下方：上方加茯苓 30g，半夏 45g，旋覆花 15g，3 剂。

三诊：服子龙丹两粒，即泻 6 次，隔日开始服汤药 3 剂，痞满，嗳气除，寐亦转安。

例 147：寒热错杂

高某，女，48 岁，家属。1994 年 11 月 29 日诊。身重躁热，二三分钟后汗湿衣衫，继之身凉寒战，背部冰冷而紧，两手臂先呈苍白，憋胀疼痛，继转紫黑，春节后尤重。头痛心悸，胸痞咽塞，咳唾善嚏，月经淋漓，1 个月方净，今已半年未行。脉沉弦紧数而促，按之不实，左关稍旺，两尺不足。舌淡嫩，苔微黄。

乌梅 7g	黄连 8g	巴戟天 10g	黄柏 4g
当归 12g	红参 12g	半夏 10g	细辛 5g
川椒 5g	炮附子 12g	干姜 6g	桂枝 10g
五味子 6g			

4 剂，水煎服。

二诊：1994 年 12 月 4 日，服上药后，寒热心悸，胸痛皆除，汗少未止，手未显苍白紫暗。上方加浮小麦 30g，继服 5 剂以巩固疗效。

按：上述三案，皆有寒热交作表现。厥阴证，厥热胜复，亦即寒热交作。夫寒热往来，原因甚多，少阳证、邪伏募原、伤寒小汗法等，皆可寒热往来；其他如大气下陷、肝阳虚馁、肾阳衰惫等亦可寒热往来。

少阳证之寒热往来，皆云邪正交争，诚然。少阳证之半表半里，本非部位概念，而是半阴半阳证。出则三阳，入则三阴，少阳居阴阳之交界处。表为阳，里为阴，故称半表半里。君不见伤寒少阳篇，位居阳明之后、太阴之前乎。阳为邪盛，阴乃正虚。半阴半阳者，邪气尚存，正气已虚。正无力祛邪，故邪留不去；正虽虚尚可蓄而与邪一搏，故邪虽存亦不得深入，致邪正交争。正气奋与邪争则热，正虚而馁却则寒，邪正进退，胜复往来，故有寒热交作。

所以，小柴胡汤的组成，一方面要扶正，一方面要祛邪。人参、甘草、生姜、大枣益气健中，扶正以祛邪；柴胡、黄芩清透邪热；半夏非为燥湿化痰而设，乃交通阴阳之品，《内经》之半夏秫米汤，即意在交通阴阳，使阴阳相交而安泰。从方义角度亦不难理解少阳证的半阴半阳之属性。再者，少阳证解之以"蒸蒸而振"，此战汗之轻者。战汗形成，无非两类，一是邪气阻隔，正气郁伏而不得与邪争；一种是正虚无力祛邪，必待扶胃气，正蓄而强，方奋与邪争而战。小柴胡之战汗，即属后者。以汗解之方式，亦不难理解少阳证半阴半阳之属性。

厥阴证何以寒热往复？乃肝之阳气虚惫使然。肝属木主春，其政舒启，其德敷和，喜升发、条达、疏泄；肝又为风木之脏，内寄相火。春乃阳升之时，阳气始萌而未盛，易为阳升不及。肝气通于春，乃阴尽阳生之时，其阳亦始萌而未盛，最易为阳气不足而春气不升，致生机萧索。厥阴阳气虚馁而为寒，故乌梅丸以众多辛热之品，共扶肝阳，以使肝得以升发舒启。

肝寒何以又热？肝者内寄相火。肝阳虚馁，不得升发疏泄，肝中之阳气亦不得舒达敷布，则虽弱之阳，郁而为热，此即尤在泾所云"积阴之下必有伏阳"之理。

郁伏之火热上冲，则消渴，气上撞心，心中痛热，善饥，时烦；郁火外泛则肢热；肝阳虚馁而不疏土，则饥而不欲食，得食而呕，食则吐蛔，下之利不止；阳虚不敷而肢厥、肤冷、躁无暂安时。阳虚阴寒内盛之际，同时可存在虚阳不布而郁伏化热之机，致成寒热错杂，阴阳交争，出现厥热胜复的表现。此厥热胜复，可表现为四肢之厥热，亦可表现为周身之寒热交作，或上下之寒热交作。表现尽可不同，其理一辙，悟明此理，则对乌梅丸法的理解，大有豁然开朗，别有一番天地之感。

乌梅丸乃厥阴篇之主方，若仅以其驱蛔、治利，乃小视其用耳。厥阴病之表现，纷纭繁杂。阳弱不升，郁火上冲，可头脑晕、头痛、目痛、耳鸣、口渴、心中热痛；经络不通而胁肋胀痛、胸痛、腹痛、肢痛；木不疏土而脘痞不食、呕吐、嗳气、下利；肝为罢极之本，肝虚则懈怠、困倦、萎靡不振、阴缩、抽痛，拘挛转筋；寒热错杂，则厥热胜复或往来寒热，诸般表现，不一而足。

在纷纭繁杂诸症中，如何辨识为肝之阳气虚呢？我们掌握的辨证要点为脉弦按之无力。弦为阳中之阴脉，为血脉拘急、欠冲和舒达之象，故弦为阳中伏阴之脉。经脉之柔和条达，赖阳气之温煦，阴血之濡养。当阳虚不足时，血脉失于温养而拘急，致成弦象。故仲景称："弦则为减。"减乃不足也，阴也。《诊家枢要》曰："弦为血气收敛，为阳中伏阴，或经络间为寒所入。"

脉弦按之无力，乃里虚之象；弦主肝，故辨为肝之阳气虚馁。若弦而按之无力兼有数滑之象，乃阳虚阴盛之中兼有伏阳化热，此即乌梅丸寒热错杂之典型脉象。厥阴亦有阴阳之进退转化，寒化则阴霾充塞，肢厥、畏寒、躁无暂安，吐利，汗出，内拘急，四肢痛，脉则转微，弦中更显细微无力之象；若热化，则口渴咽干，口伤烂赤，心中热痛，便脓血等，脉则弦数。阴阳之进退，亦依脉象之变化为重要依据。

临床见弦而无力之脉，又有厥阴证中一二症状，即可辨为厥阴证，主以乌梅丸。乌梅丸中桂、辛、椒、姜、附等温煦肝阳，以助升发；连柏清其阳郁之热，寒热并用，燮理阴阳；人参补肝之气，当归补肝之体，乌梅敛肝之真气，此方恰合厥阴证之病机。此方寓意深邃，若能悟透机制，应用极广，仅以其驱蛔下利，过于褊狭。《方解别录·序》云："元明以来，清逐淆乱，而用药者专尚偏寒、偏热、偏攻、偏补之剂，不知寒热并进，攻补兼投，正是无上神妙之处。后世医家未解其所以然，反谓繁杂而不足取法。"偶方的应用，恰似天上神妙的交响乐，阳春白雪，较之奇方，别有一番境地。

例148：小腹痛坠

杨某，男，31岁，公务员。2002年6月18日初诊。小腹痛坠胀，溲后热痛如淋，头晕痛，两胁偶痛，口苦，已有月余。脉弦无力，舌稍红。

此肝虚不达，相火内郁。予乌梅丸治之。

乌梅5g	炮附子10g	干姜4g	桂枝9g
细辛4g	川椒4g	当归12g	党参12g
黄连9g	黄柏5g	川楝子9g	

予4剂。

6月25日诊：明显好转，会阴部稍有坠胀感，溲后热痛显著减轻，口尚苦，他症均除，脉力见增尚弦。上方加赤芍、白芍各12g，4剂，水煎服。

6月28日三诊：诸症已除，无所苦。

按：脉弦无力，故诊为肝之阳气虚寒。小腹、两胁痛胀、头晕痛等，皆肝经循行之处。肝虚不能疏泄，经络不通故胀痛。溲后热痛及口苦等，乃相火内郁，上攻下迫所致。肝藏相火，肝虚失去舒启、敷和之性，则内藏之相火，必郁而化火，少火变为贼火，此亦成寒热错杂之证。乌梅丸温肝助其疏达，补肝体复其舒启之功，相火得以敷布，何寒热之有。此方恰切病机，故能取效。

例149：脾肾虚寒，寒热错杂

黑某，女，60岁。2006年10月16日初诊：患高血压、肾盂肾炎、浅表性胃炎、阵发性室上速。服多种药物。现脘腹胀痛，背部发紧，嗳气，不欲食，头晕轰鸣，目胀，时冒黑星，心慌、气短，精力不济，小腹及腰下坠，大便干结，溲频余沥。

血压160/95mmHg，尿检：潜血（++），红细胞2～3个。

脉弦细缓无力。舌嫩红齿痕，苔少。

证属：脾肾虚寒，寒热错杂。

法当：温补脾肾，调其寒热。

方宗：半夏泻心汤加味

半夏12g	党参12g	黄连7g	干姜6g
吴萸6g	炮附子10g	柴胡8g	黄芪12g
炙甘草6g	生姜6片	肉苁蓉18g	

嘱：停所有西药。

2006年12月4日：上方共服49剂，后14剂加全蝎10g，蜈蚣10条，天麻15g。

胃部偶感不适，难以名状，食尚差。他可，血压130/85mmHg，尿潜血（±），红细胞偶见。

按：脉细无力，乃少阴脉；缓而无力，乃太阴虚寒之脉；弦而无力，乃厥阴之脉，三阴经皆为虚寒。诸不足者，取之于中，故以半夏泻心汤治中为主。干姜温脾，吴萸温肝，附子温肾，三阴兼顾。

何以诊为寒热错杂？视其脉舌症，并无热征，何以用黄连？乃因脘痞也。阴阳相交谓之泰，阴阳不交谓之痞，阴阳不交，乃寒热错杂，故中焦痞塞不通。

何以阴阳不交？上为阳，下为阴，脾土居中，斡旋一身之气机。脾虚，则斡旋不及，升降失司，阴阳不得相交，阴积于下而为寒，阳蓄于上而为热，致成寒热错杂，阴阳不交而为痞。典型半夏泻心汤证，当为湿热蕴阻中焦，脉见濡数，舌苔白腻而黄。热为阳邪，湿为阴邪，致寒热错杂。党参、草枣健中，干姜黄连调其寒热，半夏燥湿且交通阴阳。本案以寒为主，并无热象可征，故以温阳为主；但毕竟已成痞，且积阴之下必有伏阳，故稍加黄连以清热，成辛开苦降之剂。

脾肾虚寒与高血压何涉？阳虚者，必阴寒内盛。虽为虚寒，亦主凝泣收引，血脉拘而为弦，血压乃高。温阳健脾，阳复阴霾散，诸症得缓，血压亦随之而降。方中加肉苁蓉者，取济川煎之法，温肾益精血以治便难。后又加全蝎蜈蚣者，取其解痉息风之功。

例150：肝阳馁弱

辛某，女，62岁。2002年8月24日初诊：头晕痛，胸闷痛憋气，心空悬，背冷身冷，连续吐大量白痰，疲倦无力，目不喜睁，流泪，常突汗出，寐差，下肢肿，大便干。

血压：160/80mmHg。ECG：广泛ST-T改变。

脉弦而拘紧，舌暗红。

证属：肝寒而痉，饮泛血瘀。

法宜：温肝，解痉。

方宗：乌梅丸加味。

乌梅6g	细辛4g	黄连9g	水蛭7g
炮附子12g	川椒5g	蜈蚣20条	乳香9g
桂枝10g	当归12g	全蝎10g	半夏12g

干姜 5g　　　　党参 12g　　　　地龙 15g　　　　茯苓 15g

2002 年 10 月 9 日，上方服 27 剂，头晕痛已平，他症亦减，痰尚多，心中偶有短暂闷感，目泪已少，近两日曾睡中出汗。

脉弦按之有力，寸旺。

证属：肝热上扰。

法宜：清热泻肝。

方宗：龙胆泻肝汤加减。

龙胆草 4g　　　　干地黄 12g　　　黄连 10g　　　夏枯草 15g

栀子 9g　　　　　白芍 12g　　　　桑叶 9g　　　　生龙骨 20g

生牡蛎 20g　　　黄芩 9g　　　　　牡丹皮 10g　　　菊花 7g

2002 年 12 月 14 日，上方共服 37 剂，症已不著，心电图正常，血压 140/80mmHg，脉弦略细数，改养阴柔肝平肝之剂善后。

生龙骨 18g　　　生牡蛎 18g　　　夏枯草 15g　　　当归 12g

生蒲黄 10g　　　龟甲 18g　　　　赤芍 12g　　　　白芍 12g

炙百合 15g　　　丹参 15g　　　　怀牛膝 9g　　　　干地黄 12g

15 剂，水煎服。

2005 年 1 月 24 日：心中空悬、气短、背沉、膝软无力，偶晨起突然浑身汗出，不敢移动。情绪易激动，好哭，易怒，恶与人言，思绪纷乱，寐时好时差。目畏光，强视之则目弩张。食可便调。

血压 140/80mmHg。ECG：T 波 V_4 平。

脉弦而涌，舌绛红少苔。

证属：肝肾阴虚，肝风内旋。

方宜：三甲复脉汤加减。

生龙骨 30g　　　生牡蛎 30g　　　怀牛膝 10g　　　牡丹皮 12g

白芍 15g　　　　生石决明 30g　　乌梅 6g　　　　　山茱萸 18g

珍珠粉 2g(分冲)　炙鳖甲 30g　　　败龟甲 30g　　　干地黄 15g

2005 年 1 月 31 日，上方 7 剂，诸症皆减，心悬，好哭，畏光等已不著。尚背冷，冷则心中难受。

脉弦，涌势已除，寸稍旺。

证属：肝肾阴阳两虚，虚风内旋。

方宗：三甲复脉汤合河间地黄饮子。

上方加炮附子 7g、肉桂 5g、巴戟天 12g、肉苁蓉 12g。

因近春节，予 20 剂，水煎服。节后未再诊。

按：此案亦多变，一变肝寒，二变肝热，三变肝肾阴虚，虚风上扰，四变

208

阴阳两虚，虚风内旋。

一诊脉弦而拘紧，此脉痉也，弦主肝，拘紧为寒。肝开窍于目，经络布胸胁，上达于颠。肝经寒逆而头晕痛，胸闷痛憋气且空悬，目不喜睁，畏寒身冷。肝与心，乃母子相生，俗皆知木火扰心，鲜云木寒扰心。肝寒亦可扰心，其他如肝血虚导致心血虚，肝气虚导致心气虚，肝阳虚导致心阳虚，肝阴虚导致心阴虚，肝风内旋走窜于心，肝热导致心热等，皆为母病及子，肝病传心者也。

乌梅丸补肝之阳，益肝之体，故予乌梅丸主之。然头晕痛较甚，且脉拘紧而痉，故于方中加蜈蚣，全蝎等息风解痉之品，服后头之晕痛即止。

二诊由肝寒一变而为肝热，缘何迥异耶？盖肝为阴尽阳生之脏，内寄相火。若肝寒，则相火内伏，此即"积阴之下必有伏阳"。伏阳郁而化火，乃成寒热错杂之证。厥阴寒热错杂，既可从阳化热，亦可从阴寒化。寒热进退之判断，可从多视角观察，如厥阴篇中四肢厥几日，热几日，以判寒热之进退；亦从咽痛、饮食、吐利、小便色泽、躁烦、脉象等判断阴阳之进退。

此二诊而为肝热者，即厥阴热化，因脉弦有力且寸旺，乃肝热上灼，故予龙胆泻肝汤清其肝热。

三诊，肝热清，阴虚阳亢化风之象又起。何以知为肝阴虚？脉弦细数也。弦属肝脉，细数而阴虚阳亢之脉，故予养阴柔肝之剂治之。

四诊，间隔两年，脉弦而涌者，乃阴不制阳而上涌，阴虚阳亢，内风已成。风阳扰心而心空悬，惕惕不安；神志不宁而好哭、恚怒；肝阳扰窍而目畏光。宗三甲复脉，滋阴潜阳，平肝息风。

五诊，虽涌象已敛，但寸尚旺，知阳亢未靖；然背又冷，知阳亦不足，故仿地黄饮子之意，阳生阴长，引火下归水中。起伏跌宕，病机多变，皆以脉为主，判断病情之转换，若守效不更方，岂不误人。

例151：肝阳虚馁，血行凝泣

付某，女，54岁，河南郑州。2004年9月3日初诊：胸背痛如刺，胸闷，心悸，重时不能平卧，多汗。

血压波动，午后4：00～8：00血压较高，在160/90mmHg左右。血压高时头晕。

ECG：T：I、L、V_2~V_3双相，V_4~V_6低，ST：Ⅰ、Ⅱ、Ⅲ、L、V_2~V_5低平。

现服倍他乐克、鲁南心康、丹参滴丸。脉沉小弦紧，按之无力，舌嫩绛少苔。

证属：肝阳虚馁，血行凝泣。

法宜：温肝，令其疏达。

方宗：乌梅丸加味。

乌梅 6g	干姜 5g	黄连 8g	川芎 7g
炮附子 15g	细辛 5g	黄柏 3g	丹参 18g
桂枝 10g	党参 12g	生蒲黄 12g	巴戟天 12g
川椒 5g	当归 15g	水蛭 10g	淫羊藿 10g
蜈蚣 10 条			

2004 年 12 月 24 日：上方加减共服药 90 剂。症已不著。脉弦缓，舌可。为肝阳已复，寒凝已解。

ECG：T：V_2~V_4 双相，ST：V_2~V_5 低平。

按：冠心病，可因心本身病变所致，亦可由其他脏腑传变而发。《灵枢·厥病》所载之肺心痛、肾心痛、胃心痛、肝心痛、脾心痛，即脏腑传变而发者，肝与心，母子相传，肝寒、肝热、肝阴血不足、肝气虚、肝气郁结、肝阳亢逆等病变，皆可引发心痛。

《素问·经脉别论》"一阴至，厥阴之治也，真虚痟心"，痟心，病即心酸痛，乃因厥阴真气虚弱使然。

此例何以用乌梅丸治心绞痛？因肝之阳气虚馁，致心阳不振，心脉不畅而心痛。

何以知为肝阳虚？以脉弦而无力得知。此案脉沉小弦紧，乃寒凝收引之象；弦而无力，乃肝阳虚也。肝经布胸胁，致胸闷痛；肝病及心而心悸。血压酉时高者，以阳气渐消，阴气渐盛之时，阴盛血脉敛涩收引故血压可高；夜半以后阳始升，脉得阳之温煦而舒缓，故血压不高。看来，血压的波动，与阴阳节律密切相关。

肝乃阴尽阳生之脏，阳气始萌而未盛，故常见肝阳虚馁。乌梅丸中，桂、附、姜、椒、辛，五味热药，重在温振肝阳，以复肝疏启舒达之性。党参补肝之气，当归补肝之体，益肝用用。乌梅酸入肝，补肝之体，敛肝之亢。既然肝阳虚，为何反用苦寒泻火之连柏？因肝内寄相火，肝阳馁弱，不得升发疏泄，内寄之相火必郁而为热，此即积阴之下必有伏阳。既有阳虚之寒，又有相火内郁之热，故成寒热错杂之证。

肝的功能甚广，凡人之气血运行、饮食消化、精神调畅、津液敷布，冲任调和、气机升降出入，皆赖肝之舒启敷和。肝失调，则产生诸多病变。而乌梅丸乃厥阴病之主方，因而乌梅丸有广泛作用。若仅以驱蛔、下利言之，乃小视其用耳。

仲景于厥阴篇提纲证中，明确提出，厥阴病可导致气上撞心，心中热痛。故用乌梅丸治冠心病心绞痛，当无异议，我屡用此方，疗效肯定，且有些取得意想不到的突兀疗效。

我使用乌梅丸的主要指征为脉弦无力。弦主肝，无力为阳气虚。

例 152：肝阳虚馁（冠心病）

谭某，女，40岁。2002年7月2日初诊：胸痛、心慌、无力、气短、畏寒、头痛、腰痛、嗜睡、耳聋。

脉两关弦细小迟无力，寸尺皆沉细无力。舌尚可，苔少。

ECG：T波广泛倒置。

证属：阳气虚馁，气血不足，肝失升发。

法宜：温阳补血，益肝肾。

方宗：乌梅丸加味。

乌梅 5g	细辛 4g	黄芪 12g	干姜 5g
肉苁蓉 12g	炮附子 10g	川椒 5g	黄连 8g
党参 12g	巴戟天 12g	桂枝 9g	当归 12g
白芍 12g	鹿角胶 15g		

2002年12月19日，上方加减共服102剂，症状消失。

ECG：T波Ⅲ平，其他导联正常。

按：脉沉细无力，乃阳虚阴血不足。关弦者，肝失温煦濡养而拘急，然按之无力，知为肝虚所致。母病及子，心阳亦虚，致胸痛、心慌、气短。肝为罢极之本，肝虚，一阳不升，致身懈惰无力、嗜睡、头痛。肾虚则腰痛、耳聋。方取乌梅丸，温肝之阳，参芪益肝之气，助肝之用，使一阳得升，春令得行。乌梅、当归、白芍、补肝之体。鹿角胶、巴戟天、肉苁蓉，温肾且益精血，亦助肝之用。黄连泻伏郁之相火。春生令行，万物生机勃发，升降出入调畅，故诸症得安。

例 153：肝虚舌热

赵某，男，50岁。2009年7月25日初诊：患胆囊息肉，阴天或油腻右胁闷痛，舌热，他可。

脉弦滑数减。舌暗红苔少。

证属：肝虚，寒热错杂。

法宜：补肝，调其寒热。

方宗：乌梅丸主之。

乌梅 8g	炮附子 15g	桂枝 12g	干姜 7g
细辛 7g	川椒 6g	黄连 9g	当归 15g
党参 15g	郁金 10g	丹参 18g	蒲黄 12g

柴胡 9g 　　　　 生黄芪 15g

2009 年 8 月 15 日诊：上方增加防风、升麻，共服 14 剂。舌热除，胁闷痛未作。

上方继予 14 剂。已无何不适，B 超息肉同前。

按：舌热，或为实热上灼，或为虚火上浮，何以用乌梅丸？缘脉弦滑数减。弦而减，主肝虚；滑数者为阳，夹有郁热。

肝本阴尽阳生之脏，阳气始萌而未盛，若春寒料峭，或将养失宜，克伐始萌之阳，则肝阳虚而为寒。肝中内寄相火，相火者，辅君而行事，伴君以升降出入。今肝阳馁弱，则肝中相火亦委顿而郁，遂化为热，致在肝虚的基础上形成寒热错杂。寒热可有盛衰，阴阳可以转化，致使厥阴病可有寒热之进退转化。厥阴病之提纲证，有"消渴，气上撞心、心中疼热、饥而不欲食"，皆郁火上攻之症。

肝虚既然可形成郁火，则此郁火可上灼、下迫、内窜、外淫；上灼于咽而咽痛，热迫于下而下利，郁热内窜脏腑而消渴、气上撞心，心中痛热，消谷善饥等。此仅郁热走窜见症之举例而已，其他尚可见头晕、头痛、头鸣，目热，耳痛痒鸣，手足心热，二阴热等，不一而足。本案之右胁闷痛，乃肝虚经输不利；舌热，乃郁火上窜，亦为肝虚而寒热错杂。

方中乌梅、当归补肝之体，益肝之用；附、桂、姜、椒、辛五味热药，温肝之阳；人参补肝气，连柏泻郁火，遂成补肝而调寒热之方，故乌梅丸乃治厥阴病之总方。肝复舒启敷和之性，寒热自消，故舌热随之而除。

例 154：肝肾损伤，引发奔豚

曹某，女，44 岁。2009 年 6 月 9 日初诊：五个月前刮宫后，阵寒热，气自小腹窜至胸胁四肢，上至颈头皆胀痛。热后畏寒，不伴出汗，每日发作二三次，身如虫行，少食则饱。

脉沉弦小无力。舌淡红，苔薄白。

证属：肝肾不足，冲任损伤。

法宜：益肝肾。

方宗：乌梅丸加味。

乌梅 9g	炮附子 12g	桂枝 10g	干姜 6g
川椒 5g	细辛 5g	当归 15g	党参 15g
黄连 10g	黄柏 6g	肉苁蓉 12g	巴戟天 12g

2009 年 6 月 30 日诊：上方共服 21 剂，寒热交作、身胀痛均已不著，尚有气自小腹上逆。

脉沉滑，略显不足。舌可，苔白。

证属：肝肾不足，冲气上逆，此为奔豚。

法宜：补肝肾，降逆平冲。

上方：加破故纸 6g，菟丝子 15g，淫羊藿 12g，紫石英 15g，代赭石 18g，14 剂，水煎服。

按：刮宫后，损伤冲任肝肾。肝肾虚，相火伏而化热，遂成寒热交作。且肝肾虚，冲气逆，致气自小腹上攻至四肢胸胁，直至颈颠，逆气所到之处，引发胀痛，病属奔豚。其身如虫行者，营卫不行也。脉沉弦小无力，益证其虚也。方取乌梅丸加味，补肝益肾，调其寒热，肝肾复，冲即安，奔豚之气遂平。

二诊脉转滑，乃阳见复。略显不足，阳气乍复尚未强，故予破故纸、菟丝子、淫羊藿、紫石英温镇之，赭石降逆气。

既为奔豚，何不用奔豚汤？奔豚汤乃治逆气由肝而发者，重在散肝降逆，宜于实者，重用生葛、生姜散肝之郁，甘李根白皮、半夏降肝之逆，芎归芍补肝体而抑肝用之亢，甘草缓其急。而本证虽亦奔豚气逆，然脉沉弦小无力，证属虚，故宜温补肝肾。

何以不用桂枝加桂汤？此证乃外寒引动肾气而厥气上冲，发为奔豚，本案无外寒引动，故不用之。何不用苓桂枣甘汤？该方为心阳不振，上虚不能制下而饮邪上干，方用桂枝、甘草振奋心阳以安其下，茯苓、大枣益土制水，肾水不泛安于下，奔豚即止。而本案在肝肾虚，且刮宫后伤其冲任，八脉皆附隶于肝肾，冲任既伤，肝肾何能独善其身。且寒热交作，厥气窜至胸胁四肢、上达颈颠，其势已甚，自不同于苓桂枣甘汤之欲作奔豚可比，故不用此方。

例155：脾虚阴火上冲

王某，女，68 岁。2009 年 10 月 20 日初诊：阵烘热汗出，心下热，已一年多，近著。觉心下有气上冲，冲则欲吐而不得吐，上身痒，睑肿、足冷、便干。

脉缓无力，舌略红暗，苔少。

证属：气虚，阴火内炽。

法宜：培土以制阴火。

方宗：补中益气汤主之。

生黄芪 12g	党参 12g	白术 9g	茯苓 12g
当归 12g	白芍 10g	柴胡 7g	升麻 5g
炮姜 5g	肉苁蓉 15g	五味子 5g	炙甘草 7g

2009 年 10 月 27 日诊：上方 7 剂，诸症皆减。闭目则背冷，睑尚肿，足冷，便已不干。

脉转小滑数，左脉尚无力。舌同上。

上方加炮附子9g，知母4g。7剂，水煎服。

2009年12月8日，症本已除，停药40天，又觉心下热，汗出，欲吐，足冷，上身痒。

脉右沉滑数，左减。舌略暗红。

证：痰热内蕴，肝气不足。予清化痰热佐补肝之品调之。

按：症见烘热，心下热，气上冲，然脉缓无力，故断为脾虚，则上症皆土不制火而阴火上冲使然。加五味子者，升中有敛，防阴火升腾无；加肉苁蓉合方中之当归、升麻，有济川煎之意，益肾而润便。

症本已除，停药又作，症似前，然脉已变。右脉沉滑数者，乃痰火内郁；左脉减者，乃肝虚不升，故清化痰热，佐补肝之品调之。

例156：培土以制阴火

王某，女，39岁。2009年11月9日初诊：患子宫内膜癌Ⅲ期，卵巢、子宫已全部切除四个月，仅放疗一次，未用化疗药物。

现少腹不定位痛，腹股沟淋巴结术后囊肿。面热、面红、阵烘热汗出，腰酸，饮食、睡眠可，二便调。

脉弦细数。舌红稍绛，舌中心无苔。

证属：肝阴不足，肝阳上亢，胃津亏。

法宜：滋肝胃之阴，平肝潜阳。

方宗：三甲复脉汤加减。

生鳖甲30g	生龟甲30g	生龙骨30g	生牡蛎30g
生白芍15g	生地黄15g	石斛15g	天花粉12g
玉竹12g	牡丹皮10g	丹参15g	赤芍12g
乌梅7g			

2009年11月30日诊：上方共服21剂。腰痛减，腹尚隐痛，阵烘热、面红热，渴喜饮，精力差，食凉易腹泻，胁下时痛，眼稍干，舌尖略痛，足冷。

脉沉细数减。舌红中无苔。

证属：脾胃虚，气阴不足。

法宜：建中以制阴火。

方宗：黄芪建中汤主之。

炙黄芪12g	桂枝9g	白芍25g	炙甘草9g
大枣7枚	饴糖30mL	生龙骨18g	生牡蛎18g
山萸肉15g	女贞子15g	炒杜仲15g	

2010 年 3 月 16 日诊：守上方加减，共服 62 剂。烘热、面热已消，目干、腰痛、肋下痛已不明显，淋巴结肿已消，病灶（－）。已恢复工作一个月，能胜任。

按：我本非治癌的专科大夫，但有些患者手术、放化疗都已结束，或已失去治疗机会的癌症患者，总想找中医试试。当然找中医，都愿找个老中医，以为经验会多些。如今我已 75 岁，满头白发，自然找的人就多些，每次出诊都有五六位癌症患者求诊。我临床前 30 年，热衷于治癌的秘方、偏方，但效果并不理想。我的同学李岩，毕业后即从事肿瘤专科治疗，我曾向他请教。他的经验就是辨证论治，顾护正气。我现在就按李岩的指点治癌症，强调辨证论治，注重顾护正气，反倒取得一定成效。由此深感，中医的辨证论治，对不论多么疑难危重病证，都具有巨大指导价值。

本案突出表现为阳浮而烘热、面热，一诊以其脉弦细数，且舌绛中心无苔乃胃津亏。予三甲复脉养阴平肝，累进 21 剂，虽见小效，然脉转沉细数而减。细为阴虚，减为气虚，故诊为脾胃两虚，气阴不足，改予黄芪建中汤主之。则此烘热、面热，乃脾胃气阴两虚，阴火上冲所致，故予黄氏建中汤主之。东垣补中益气汤除大热，性温而升浮，故云甘温除大热。而黄芪建中汤，乃刚柔相济，益气滋阴以培中。《金匮要略》："虚劳里急诸不足，黄芪建中汤主之。"建中者，健中州脾胃也。古云，诸不足者，取之于中。概脾乃后天之本，生化之源，必得脾胃健，水谷得进，乃能生化精微，以补诸虚。补中益气汤与黄芪建中汤，皆强健中州之佳方，故皆可制阴火之上冲。

虚者当补，理因然也。但是怎么补，却大有讲究，不是一味蛮补就能补得起来的，有些反事与愿违。何也？其中一个重要原因没有顾护脾胃。倘脾胃不能运化，恐再多的食补、药补都无济于事。必得脾胃能够运化，所进之补品、补药方能化为精微，起到补虚的作用。所以，虚劳诸不足者，取之于中，确有至理。

虚劳的临床表现纷纭繁杂，尚有虚实夹杂、虚实真假、虚实转化，能准确判断属正虚，亦非易事。吾判断正虚，关键在脉之沉取有力无力，有力为实，无力为虚，纵使脉浮、大、数等，只要沉取无力，皆以虚看，必以沉候为准，因沉为本，沉为根也。

上热足冷，乃阴火上冲，阳不下达所致。何不诊为上热下寒？上热，指上焦实热，当苦寒降泄；下寒可为下焦阳虚之虚寒，亦可为客邪外侵之寒实，当温阳或散寒。而本案之上热，乃是虚热，是脾虚而引起的阴火上冲，当培土以制阴火，而非苦寒清降上之实热。何以别之？上热者，阳脉实；虚热者，脉当虚。正如东垣于《内外伤辨惑论·当归补血汤》中所云："证象白虎，惟脉不长

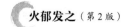

实为辨耳。"

十二、血证案

此处所言血证，主要是指郁火深陷血分而动血发斑者。所谓郁火有虚实不同，又有夹兼、病位、程度之异，但以郁热深陷血分者多。因而，清透郁热，乃治血证大法之一。

例 157：紫癜（血小板减少性紫癜）

张某，男，10 岁。1998 年 5 月 15 日诊。四肢躯干密集出血点，常鼻衄，齿衄，无力，他尚可。曾服激素，服药时可升，停药又降，现血小板计数 20×10^9/L，恙已三月余。脉滑数，舌红苔少。

此血热迫血妄行，予清热凉血散血，宗清瘟败毒饮加减，并嘱渐减激素：

水牛角 15g	黄芩 8g	黄连 7g	栀子 7g
生石膏 15g	知母 4g	连翘 12g	干地黄 8g
赤芍 10g	牡丹皮 10g	紫草 15g	槐花 15g
仙鹤草 12g	茜草 10g	生甘草 6g	羚羊粉 (分冲) 2g

7 剂。

5 月 22 日二诊：血小板升至 70×10^9/L，衄血已止，激素已停，皮肤出血点散在，未见新出血点。上方继服 7 剂。

5 月 29 日二诊：血小板已升至 170×10^9/L，出血点消失，脉亦趋缓。依上方再服 7 剂。诸症消除，血小板在 150×10^9/L 左右。

按：皮肤斑疹色红，衄血且脉数，此热邪深入血分，迫血妄行，叶天士倡血分证治则当凉血散血。凉血，即清血分之热；散血，有两层意思，一是活血，一是散血中伏火。此种病证，以小儿居多，凡出血明显，血小板在（30 ～ 50）$\times 10^9$/L 之间，予清瘟败毒饮，多于半个月即可使血小板恢复正常，出血现象停止。对过敏性紫癜患儿，亦取同法皆效。余临证以来，治此病已数十例，效果甚佳。但对慢性血小板减少者，病机已不属血热，此方效差，余经治的几例，皆效差。

例 158：紫癜（过敏性紫癜）

王某，女，10 岁，1983 年 4 月 1 日诊，躯干四肢密集斑疹，已三月余。血小板 180×10^9/L，嗜酸性细胞 7%，诊为过敏性紫癜。予泼尼松口服，部分控制，稍减复起，转中医治疗。斑疹色红，有的较紫暗，不痒，偶有鼻衄，便干，脉数大，舌红苔少。此血热迫血妄行。予清瘟败毒饮主之：

羚羊角 (先煎) 1g	水牛角 (先煎) 15g	生石膏 15g	知母 4g

黄芩 6g	栀子 7g	黄连 6g	牡丹皮 7g
金银花 10g	连翘 10g	玄参 10g	生地黄 10g
赤芍 6g	炙桑皮 17g	川大黄 2g	紫草 15g
槐花 15g	白茅根 15g	茜草 7g	竹叶 5g

5 剂，服药期禁服辛辣及发物，并渐停泼尼松。

4 月 11 日二诊，上方共服 10 剂，泼尼松亦停，斑疹已全部消退，因脉尚略数，上方继服 10 剂，改每日服一煎，一煎匀两次服，又服 20 日，未再出斑疹。

按：以斑疹红紫，脉数，舌红，故断为血热迫血妄行，予清瘟败毒饮治之。因与病家相识，时有往来，前日（2002 年 8 月 20 日）因他病来诊，询知愈后未再出现斑疹，且婚后生一女孩，均健康。

例 159：动血（再生障碍性贫血）

赵某，男，22 岁，大学生。1989 年 11 月 18 日诊：患再障住院已半年，鼻衄、齿衄、斑疹，屡发高热。每周须输血 1 ～ 2 次，家中告债累累。由我校在该院实习学生介绍请余诊治。

鼻衄不止，以药棉充填压迫，鼻如蒜头，血从后鼻腔溢于口中，高热 39℃左右，躯干四肢斑疹甚多，口渴，面色㿠白，舌淡，脉洪大躁数。

检前方，除西药外，中药多为温补，或清热凉血中杂以温补。化验血红蛋白 30 ～ 40g/L，红细胞 1.0×10^{12}/L，白细胞 20×10^9/L，血小板 20×10^9/L。

此血热炽盛，迫血妄行，予清瘟败毒饮主之。

生石膏 40g	知母 9g	黄连 10g	黄芩 10g
栀子 12g	大青叶 10g	玄参 15g	生地黄 15g
牡丹皮 12g	赤芍 12g	槐花 30g	紫草 30g
小蓟 30g	蒲公英 30g	水牛角 30g （先煎）	

1990 年 1 月 23 日：上方加减共服 60 余剂，已不须输血，鼻衄止，牙龈萎缩，刷牙时有出血，未再发热。四肢尚有散在之小出血点，腰酸。脉已见敛，尚滑数，按之较软。血红蛋白 125g/L，白细胞 39×10^9/L，中性粒细胞 52%，淋巴细胞 48%，血小板 53×10^9/L，红细胞 3.8×10^{12}/L，此血热未靖，虚象初露。

生石膏 30g	知母 6g	黄连 9g	黄芩 9g
栀子 9g	大青叶 10g	玄参 15g	生地黄 15g
牡丹皮 12g	赤芍 12g	槐花 30g	紫草 30g
小蓟 30g	山茱萸 12g	狗脊 15g	水牛角 30g （先煎）

1990 年 6 月 2 日：上方加减服约 4 个月，脉舌正常，面亦红润，无何症状，长跑六七百米后觉腿酸，检查其他均已正常，唯血小板较低，65×10^9/L。

生石膏 30g	知母 6g	牡丹皮 10g	赤芍 10g
紫草 30g	槐花 30g	太子参 12g	山茱萸 12g
熟地黄 12g	山药 12g	枸杞子 10g	鹿角胶 15g
狗脊 18g	川续断 15g		

1990 年 8 月 28 日：血红蛋白 121g/L，红细胞 $4.7×10^{12}$/L，白细胞 $47×10^9$/L，血小板 $130×10^9$/L，骨髓报告正常，停药。大学毕业后分配本市某厂工作，至今正常。已成婚生一子，其子已上小学，健康。

按：此案出血不止，虽面色白，舌淡，指甲淡，然脉洪大躁数，乃阳热亢盛之极。其衄血斑疹，乃血热迫血妄行，急宜凉血散血，予清瘟败毒饮。虽屡用寒凉之剂近一年，未见不良反应，概亦有故无殒。此证赵绍琴老师称其为热邪深入骨髓。恩师所论，确为精当。据文献报道，多为益气养血，补肾填精之类。余在 1970 年前，屡用此类补益之方，无一效者。后以白虎汤治寇某再障而效，又受赵老师热入骨髓的论断启发，不论面色惨白舌淡，只要脉属阳脉，径予清热凉血治之，待脉已敛，显现虚象之后，再稍加补益之品，亦不可骤用，恐余热复炽。此法对急性、亚急性再障确有肯定疗效，但对慢性再障，病情复杂，非单纯凉血散血所能取效。

再障出现的红色斑疹与血小板减少、过敏性紫癜、急性泛发性牛皮癣之红色皮损，只要脉属阳脉，余皆认为是血热迫血妄行，径予清瘟败毒饮加减治之，皆可获愈。对于血小板减少或过敏性紫癜，大约服药半个月即可正常；急性泛发性牛皮癣 30～60 剂皮疹可消，但须忌发物。对急性再障，30～60 剂可脱离输血，半年左右可恢复正常。以上乃余经验估计而已。

例 160：血热迫血妄行（再生障碍性贫血）

张某，男，21 岁，1970 年 3 月 22 日诊：1969 年因食蓖麻油炸的油条而中毒，继发再生障碍性贫血。血红蛋白在 40g/L 左右，红细胞 $2.0×10^{12}$/L 上下。经常衄血、发热、烦躁、自汗，身有瘀斑多处，此起彼落。舌淡红苔薄黄，脉洪大而数。每周输血 400mL 维持，住院治疗四月余，未见起色，请中医会诊。

此气分热盛，淫于血分，迫血妄行，予化斑汤。无犀角以白茅根代之。

| 生石膏 60g | 知母 10g | 生地黄 30g | 玄参 30g |
| 生甘草 9g | 白茅根 40g | 粳米一把 | |

上方出入，经两旬热不再发，血止脉敛，血红蛋白增至 60g/L。后石膏减量至 45g，加阿胶继服。两月后血红蛋白稳定在 100g/L 以上。

按：此案为气分热盛，淫热入血，迫血妄行而衄血发斑。因其脉洪大，仍以气分之热为主，故重用石膏知母清气分热。虽长期服用寒凉清热之品，未见伤胃寒滑，盖有故无殒也。

例 161：咯血（空洞性肺结核咯血）

朴某，女，34 岁，朝鲜族人，1978 年 5 月 12 日诊，患肺结核已 13 年，两肺共有 3 处空洞，咯血盈碗而入院，入院已 5 日。先后予维生素 K、卡巴克洛、抗血纤溶芳酸、垂体后叶素等，出血乃不断，一日数次咯血或成口咯血，或一次半碗余。

中医会诊：大便七日未解，腹硬满按之痛，舌苔黄燥，脉沉数实。予调胃承气汤：

生川大黄 10g　　　芒硝 15g　　　　炙甘草 6g

仅服一煎，大便即下，咯血立止。后予清热、通腑、养阴之剂，痰中血丝亦无。

按：此例咯血、因阳明腑实所致。肺与大肠相表里，气化相通。腑气不通，浊热上蒸于肺，肺气不降，气逆帅血而上，故咯血。予调胃承气通其腑，泻其浊热，肺之肃降之令行，气降则血降，故血立止。

例 162：鼻衄

田某，女，37 岁，医生，1978 年 7 月 3 日诊。鼻干数日，今上午 10 点许突然鼻衄盈掬，急予局部冷敷不止，又予充填压迫止血，血竟倒流入口而出。诊其脉数。

予桑白皮 50g，煎服，服一次后血止，后未再出血。

按：鼻衄乃常见症，原因甚多。热邪迫血妄行、阴虚火旺、气虚不摄、阳虚不固等皆可致衄，然独以桑白皮治衄，尚属罕见。

余大学毕业实习时，在北京同仁医院中医科从师陆石如老师。同科有北京四大名医孔伯华之子孔嗣伯老师。孔先生曾给我讲一病例：原北京有一药店掌柜，鼻衄断续百余日，曾延京城名医多人诊治，犀角、羚羊、牛黄、三七、安宫、紫雪等屡用，皆无起色。因衄血日久，身体渐渐不支，已卧床不起。后邀名医孔伯华诊治，诊毕仅开桑白皮一味煎服。该掌柜以为药贱，不以为然，强允服之，竟 1 剂衄止。

盖肺开窍于鼻。气帅血行，气有余便是火。肺失肃降，气逆则血逆，故上出鼻窍而为衄。桑白皮色白入肺经气分，擅降泄肺气。气降则血降，气顺则火消，鼻衄何患不平。方虽平平，却深合医理，令吾印象颇深。毕业后临床实践中，凡遇实证之鼻衄者，皆一律重用桑白皮泻肺。或伍以清热，或伍以凉血，或伍以养阴等，疗效卓著。即使虚证，于补益培本剂中，亦常少加桑白等以降气止衄，其效亦佳。此法吾用甚多，诚可信矣。

余慨然叹谓曰，不明医理，何以为医。只有深谙医理，才能得心应手，出神入化，取得突兀疗效。设若拘于一隅之见，只知几个僵死的套路，只晓得几个死方，难应万变。无非盲人瞎马，难成大医。有人妄称为中医是经验医学，仿佛没有理论，此乃无知之谈，本不足论。设无理论，焉能出此妙着。经验本是知识的结晶，任何科学实践都离不开经验。经验诚可贵，经验升华为理论，又指导实践，其价更高。中医应称为实践医学，是由实践升华为理论，反过来又指导实践。几千年来，不断往复，不断升华，方形成今日之伟大宝库。后人应倍加珍惜，努力继承发扬。

十三、妇科案

妇科病亦颇多，但火郁是妇科诸病中皆见的一种证型。因而，通晓火郁的辨证论治规律，对妇科诸病的治疗亦有裨益，以下仅举数例。

例163：窜囊痈

胡某，女，32岁，护士。1982年4月6日诊：因左乳痈，高热住院手术。术后又肿痛化脓，此起彼伏，已手术六次。因手术斑痕收缩，乳房似核桃状。体温波动在37.2℃～39.7℃之间，或高或低未停。已用多种抗生素，均未奏效，改请中医治疗。脉滑数，苔黄。

乃火毒攻窜成窜囊痈，予黄连解毒汤主之：

黄连 12g	栀子 12g	黄芩 12g	川大黄 5g
瓜蒌 30g	橘叶 10g	蒲公英 30g	青皮 10g
连翘 15g			

4月12日诊：上方服6剂，热退，乳痈红肿疼痛减其大半，又服6剂，痈消，未再新起。

按：中医重于整体调节，火毒内窜，脏腑头身皆可发为疮疡，此即"诸痛疮疡，皆属于火"。手术可解决局部，此乃治标之法。必釜底抽薪，清泻火毒，方可杜其再起。

例164：黑带

房某，女，30岁，已婚，农民。2002年8月16日初诊。带多绵绵不止，色黄稠，有秽臭气味，已10余年，近日带色变黑，量多，有秽臭味，手足热，腰痛，尿频，唇红，舌正常，苔薄黄，脉数。

证为阴虚内热，湿热下注所致黑带。

法宜：养阴凉血，清利湿热。

瞿麦 15g	萹蓄 15g	牡丹皮 15g	地骨皮 20g

女贞子 20g	旱莲草 15g	败酱草 30g	竹叶 4g
鱼腥草 30g	墓头回 15g	芡实 20g	薏苡仁 20g
白芷 10g	乌贼骨 20g	益智仁 12g	车前子 10g (包煎)
鸡冠花 12g			

连服 17 剂而愈。

按：《傅青主女科》曰："夫黑带者乃火热之极也。"该患者素有湿热，湿热带下日久必伤其肾，肾虚则腰痛，尿频。肾阴虚，阴虚生内热，故唇红脉数。热伤血络，血液外溢，血与黄带被湿热熏蒸而成黑带。傅青主在治黑带中说："治法惟以泄火为主。火热退而湿自除矣。"所以本案是治以清热为主，方中瞿麦、萹蓄、竹叶、车前子清热利水除湿；败酱草、鱼腥草、墓头回清热解毒，消痈排脓；牡丹皮、地骨皮清热凉血，血凉则静，故止血退虚热除骨蒸；女贞子、旱莲草补肝肾之阴，清退虚热，旱莲草又能凉血止血；白芷燥湿止带，薏苡仁健脾利湿，乌贼骨固精止带，收敛止血，固托带脉，鸡冠花凉血止血，收敛止带。黑带系热引起，带成黑色，我认为是溢出的少量血，时间稍长黑化，所以治疗是以清热凉血止血为主，加益智仁补肾固精缩尿，补脾固涩止带。

例 165：经行吐衄

赵某，女，21 岁，未婚，学生。2000 年 3 月 2 日初诊。患者长期胁肋闷胀不适，心情抑郁，月经 3 ~ 4 个月一行，但每月有规律性的鼻咽干燥，衄血，血量多，色红，已年余。2 月 29 日月经来潮，现刚完，经血量可，色深红，有块，同时伴有衄血，1 ~ 2 天衄自止，舌齿痕，苔薄白，脉弦数。

证为肝郁气滞，郁久化火，火炎气逆，迫血上溢以致衄血。

法宜：疏肝理气，清热凉血。

方用丹栀逍遥散加减。

当归 15g	白芍 10g	柴胡 6g	茯苓 10g
炒白术 10g	甘草 6g	薄荷 3g (后下)	郁金 15g
栀子 12g	牡丹皮 15g	牛膝 15g	桑白皮 15g

7 剂。

二诊：3 月 29 日。月经未来潮，但口苦咽干，鼻子干燥，口渴喜冷饮，今日有少量衄血，胸胁胀痛，纳可，二便正常，舌红，苔薄黄，脉弦数。

正值月经周期，治以清热凉血，养血活血调经。

方用桃红四物汤加减。

| 当归 10g | 赤芍 10g | 白芍 10g | 生地黄 10g |
| 川芎 10g | 桃红各 10g | 益母草 15g | 桑白皮 25g |

| 白茅根 20g | 藕节 30g | 香附 10g | 郁金 15g |
| 天冬 10g | 麦冬 10g | | |

7剂。

三诊:6月8日。4月28日、5月29日月经均来潮，经血量较前增多，色红，无块，胸痛减，心情仍感郁闷，或压抑感，这两个月均未衄血。

治以疏肝理气，佐以活血调经，方乃用丹栀逍遥散加减。

当归 15g	白芍 10g	柴胡 6g	茯苓 10g
炒白术 10g	甘草 6g	薄荷 3g (后下)	郁金 15g
牛膝 15g	益母草 15g	桃红各 10g	牡丹皮 15g
栀子 12g			

7剂。

按：肝郁日久化火，致成肝气横逆，肝火犯肺（木火刑金）。经期冲气较盛，冲气夹肝气与肺气上逆，使经血不从冲脉下行而上溢，以致经行衄血。治疗原则为"热者清之，逆者平之"，因势利导，使月经通畅，血不上溢而衄自止。初诊时，主要表现为肝郁气滞，郁久化火之症，故用逍遥散加郁金，疏肝理气调经，栀子、牡丹皮清热凉血，牛膝引血下行与引热下行，桑白皮泻肺降逆，止鼻衄（即佐金平木），二者全用，即"逆者平之之意"。二诊正在衄血（经期）的周期，所以重在调经凉血止血，方用桃红四物汤加减，方中桃仁四物汤加益母草养血活血调经，赤白芍、生地黄、白茅根凉血止血；藕节性平，收敛止血，又能消瘀生新，止中有行，涩中有散，止血不留瘀；天冬、麦冬均能清肺热，养阴润燥，生津止渴；香附舒肝解郁，使气血通利，疏泄调达，则月经自调；郁金清心凉血，疏肝解郁，善治肝郁化火，血热妄行之吐血、妇女倒经，连续治疗三个月病愈。

例 166：经漏

王红双，女，21岁，未婚，中医学院学生。1998年12月11日初诊。

主诉：阴道出血，色暗红，质稠，无块，时多时少，淋漓不断，已月余，伴有恶心呕吐，心烦纳呆，口渴喜饮，大便干3日1次，舌红，苔黄，脉滑数。以往体壮无病，月经正常。

证属热盛于内，迫血妄行而致漏证；胃热气逆则恶心。

法宜：凉血止血，清热降逆。

生地炭 30g	黄芩 10g	黄连 10g	茜草 10g
仙鹤草 15g	棕榈炭 10g	升麻炭 6g	黄芪 15g
半夏 6g	生姜 10g	香附 10g	

7 剂。

12 月 26 日二诊：上药服完 5 剂血即止，心烦恶心随之也愈。现纳可，二便正常，舌正常，苔薄白，脉沉无力。漏虽愈，但出血月余，气自然也伤，故治以健脾益气，方用补中益气汤加减。

黄芪 15g	党参 15g	当归 10g	茯苓 10g
炒白术 10g	桂圆肉 15g	木香 6g	甘草 6g
升麻 6g			

7 剂。

追访：病愈未复发。

按：体壮热盛，热扰血海，血海热而不固，脉热则血沸，故妄行成漏；胃热上逆而恶心，扰心神而烦；热灼津阴则口干便干。治以清热凉血，除烦止呕，故方中用，芩连清热泻火，凉血止血，黄连善清心烦除烦；茜草、生地炭、棕榈炭性偏凉，既能凉血又能活血止血，使止血不留瘀；仙鹤草、升麻炭均为止血之品；黄芪配升麻能补气提陷，以摄下漏之血；半夏、生姜、黄连降胃气，香附理肝气，7 剂而愈。

《血证论》认为："血乃中州脾土所统摄。"漏之月余，气随血泄，漏虽止，但气血均伤，须补气血，重在调理脾胃，脾为气血化生之源。故用补中益气汤加减固本善后，本固血充，经自调。

例 167：经间期出血

马某，女，23 岁，未婚，学生。2001 年 4 月 21 日初诊。

主诉：月经正常，但经间出血，量少，色红而稠，3～4 天净，偶有经期腹痛，已年余，唇舌红，苔薄白，脉数。

证为血热所致经间出血。

法宜：清热凉血，止血调经。

方用芩连四物汤加味。

当归 10g	赤芍 10g	白芍 10g	川芎 10g
生地黄炭 30g	牡丹皮 10g	黄芩 10g	黄连 10g
茜草 10g	藕节炭 30g	仙鹤草 15g	

4 剂。

4 月 25 日二诊。4 月 22 日在经间期，又有少量出血，色红不稠，二天净。现咽干痛，口渴喜冷饮，腹胀纳呆，大便正常、唇舌红、苔薄白、脉数。治以清热解毒，佐健脾消食之品。

金银花 20g	连翘 15g	板蓝根 20g	山豆根 15g

| 茜草 10g | 白茅根 15g | 仙鹤草 15g | 鸡内金 15g |
| 焦槟片 10g | 黄芪 15g | 党参 15g | 芦根 15g |

5 剂。

2001 年 6 月 18 日三诊。药后诸症愈，本次经间期未见出血，舌淡，苔薄白，脉无力。舌脉见本象。

证为气血不足。治以补气养血，活血调经、方用八珍益母汤加减。

黄芪 15g	党参 15g	炒白术 10g	当归 10g
白芍 10g	川芎 8g	熟地黄 10g	甘草 6g
益母草 15g	茯苓 10g		

7 剂。

按：在经间期，出现周期性的少量阴道出血，称为经间期出血，相当于西医学的排卵期出血。本病发生经间期，即蕴期，此时的生理状态为月经期间，肾气生理处于充盛阶段，阳气易动，阴精易泄，冲任气血亦由经后暂虚渐至充盛，如若素体阴阳偏盛，或阴不足或阳偏旺，热邪内扰，则引动血海而发生出血。蕴期过，肾的阴阳复趋平衡，气血调和，血自止。

两例均在蕴之期，阳气易动，例 165 为阴虚生内热，例 167 为实热，两者均为有热，热扰引动血海，而发出血。

例 165，为阴虚生虚热，故用青蒿鳖甲汤加减，滋阴除虚热而愈。例 167，为血分实热，热扰血海，迫血妄行，故用清热凉血止血治疗。二诊时又发咽干痛，腹胀、纳呆，用金银花、连翘、板蓝根、山豆根清热解毒疗咽痛，芦根生津止渴，黄芪、党参、焦槟片、鸡内金健脾消积除胀，茜草、白茅根、仙鹤草止血，以防经间出血。三诊症愈，但现虚象，用八珍益母汤加黄芪补气养血，调经以固本。

例 168：经间期出血

胡某，女，35 岁，已婚，干部。1992 年 6 月 10 日初诊。

主诉：月经正常，但每遇月经期中间，阴道出血，量少色鲜红，无块, 2～3 天净，同时伴有心中烦热，手足心热，午后潮热，已半年。末次月经 6 月 4 日，现血已净，舌红少苔，脉细数。

证属：阴虚血热，以致经间期出血。

法宜：滋阴退虚热。

方用青蒿鳖甲汤（《温病条辨》）加减。

| 秦艽 10g | 鳖甲 15g | 地骨皮 20g | 银柴胡 10g |
| 青蒿 20g | 当归 10g | 知母 6g | 旱莲草 15g |

7剂。

6月17日二诊。药后手足心热减，仍心烦口渴，午后潮热，睡眠欠佳，舌红少苔，脉细数。治宗上法，上方加五味子6g，炒枣仁15g，芦根15g，连服半月余。

6月25日三诊。6月19日阴道又有少量出血，色红，三日净。睡眠好转，手足心热、心烦口渴、午后潮热均减轻，舌红减，苔薄白，脉细稍数。症见减轻，效不更方，上方连服七日。诸症痊愈。

例169：月经先期

王某，女，21岁，未婚，学生。2000年9月14日初诊。每次月经提前10天左右，已六年余。本月9日来潮，血量少，色深红，有血块，5天经净。经前、经期除口干渴，喜冷饮外，尚无其他不适。舌红，苔薄白、脉滑数。

证属血热，热迫血行，以致月经先期。

法宜：清热凉血，补血调经。

方用芩连四物汤加味。

当归10g	生地黄12g	赤芍10g	白芍10g
川芎10g	黄芩10g	黄连10g	牡丹皮12g
益母草15g			

7剂。

二诊：2000年9月30日。月经未来潮，亦无明显症状，舌正常，苔薄白，脉细稍数。看来热象已减，宗上方治疗，上方再进7剂。

三诊：10月7日。月经10月10日来潮，经血量仍少，色红，无块，少腹稍有不适，饮食二便均正常，舌正常，苔薄白，脉缓有力。

经治疗月经周期正常，热象已消。原方再服半月，以巩固疗效。

按：本患纯属实热之证，热扰冲任，迫血妄行，以致月经先期而至；热灼阴血，经量少、色深红、有血块；热伤津液，以致口干喜冷饮。舌红脉数为血热之象，故治以清热凉血为主，兼以调经。方中赤芍、生地黄、牡丹皮能清热凉血，芩连清热泻火，火热清则血净；方中四物汤合益母草、牡丹皮，又能补血、活血调经，连服月余，而月经周期恢复正常。

例170：乳痈

蔡某，女，27岁，已婚，工人。1984年12月7日初诊：产后10天，由前天起右乳房胀痛，发热恶寒，周身痛，体温39.5℃，曾服解热镇痛药不解，反而加重，又用青、链霉素仍无效，故前来就医。检查，双乳房红肿热痛，无波动，双乳头凹陷，均有多处裂口出血，孩子不能吸吮。口渴纳呆，小便黄，大便干，面赤，舌红，苔薄黄，脉弦数。

诊为乳痈，治以清热解毒、消痈，方用五味消毒饮加减。

金银花 15g	蒲公英 20g	地丁 18g	芥穗 6g
苏叶 6g	连翘 12g	玄参 15g	野菊花 15g
鸡血藤 15g	瓜蒌 18g	白芷 6g	橘叶 10g

2 剂。4 小时服 1 次。

12 月 8 日二诊：昨日中午开始服药，晚上热即退，现体温 37℃左右，无发热恶寒及身痛，乳房红肿热痛也减，仍口渴便干，舌红，苔薄黄，脉数。上方去芥穗，苏叶，加夏枯草 15g，大贝母 10g，3 剂，仍 4 小时服 1 次。

12 月 11 日三诊：乳房红肿热痛已消，乳头破裂亦愈。

例 171：乳衄

王某，女，34 岁，已婚，农民。1994 年春初诊：双乳头流出少量血，乳房胀而不痛，无红肿热痛，无硬块，已 2 个月。恐患癌症，曾到省二院、和平医院等检查，确诊非癌，前来求治。自述多年夫妻不和，心情不畅。月经后期，量少色暗有块，5～7 天净。经前经期乳房胀痛，乳头出血增多。舌暗红，有瘀点，苔薄白，脉弦。

诊为肝瘀气滞，郁久化热，热伤乳络以致出血。

法宜：疏肝理气，凉血止血。

方用丹栀逍遥汤加减。

当归 10g	柴胡 8g	茯苓 10g	仙鹤草 15g
炒白术 10g	橘叶 15g	甘草 6g	茜草 12g
生地黄炭 30g	藕节炭 30g	栀子 10g	薄荷 4g
牡丹皮 8g	白茅根 15g	赤芍 10g	白芍 10g

连服月余而愈。

按：夫妻不和，长期抑郁，郁久化热，热伤血络以致出血，治以清热凉血止血。肝郁气滞，气滞则血瘀，故月经期乳房胀痛，月经后期有块，舌暗有瘀点。治疗以疏肝理气为主，佐以活血之品，治疗月余而愈。

例 172：妊娠恶阻

董某，女，24 岁，已婚，工人。1998 年 10 月 2 日初诊：妊娠 70 多天，恶心呕吐，吐出食物中夹有少量鲜血，进食则吐，疲乏无力，精神不振，面色苍白，二便正常，舌淡，苔薄白，脉滑数。

脾虚胃热，胃气上逆所致妊娠恶阻。

法宜：清胃热，降逆止呕。

方用连苏饮加味。

黄连 10g　　　　苏叶 8g　　　　竹茹 8g　　　　山药 15g

生姜片 5 片

5 剂。少量频服。

10 月 4 日二诊：药难以服下，恶心呕吐如前，舌淡，苔薄白，脉滑无力。上药改用吸药气法，将药煎后，药汁放入罐中，口鼻对罐口吸其药气，一日反复多吸。

10 月 7 日三诊：恶心呕吐明显好转，能进少量食物，舌淡，苔薄白，脉滑无力。上方 4 剂，嘱尽量口服。

10 月 12 日四诊：上药均已吃进，已不恶心呕吐，饮食增进，精神体力均有好转，舌正常，苔薄白，脉滑，上方 5 剂。

例 173：子嗽

邵某，女，36 岁，已婚，家庭妇女。2002 年 7 月 3 日初诊：妊娠三个月，十天前患感冒，发热恶风，稍畏寒，鼻塞流涕，咽喉干痛，口舌生疮，咳嗽无痰。三天后感冒症减，但咽喉肿痛，口舌生疮如旧，咳嗽加重，阵咳不已，咳振胸背痛，有黄稠痰，不易吐出，舌红，苔黄，脉滑数。

证为外感风热束肺，肺失肃降，以致咳嗽，恰值孕期故为子嗽。

法宜：疏散风热，清肺止咳，佐以保胎。

金银花 20g　　　牛蒡子 8g　　　苏叶 6g　　　板蓝根 20g

黄芩 14g　　　　炒杜仲 12g　　　杏仁 10g　　　大贝母 10g

芦根 20g　　　　炒白术 10g　　　山药 15g

7 月 6 日二诊：药后感冒愈，咽喉干痛减，但感咽紧，咳嗽有加，以致影响睡眠，咳紧则遗溺，咳吐黄稠痰，大便初头硬后便溏，日 1 次，舌正常，苔薄白，脉滑数。治宗上法。

杏仁 10g　　　　牛蒡子 8g　　　桔梗 12g　　　大贝母 12g

黄芩 15g　　　　金银花 30g　　　山药 15g　　　砂仁 6g

前胡 10g　　　　炒白术 10g　　　瓜蒌 10g　　　炒杜仲 12g

芦根 20g

4 剂。

7 月 12 日来门诊告知，四剂药服完当晚即止，诸症皆消。

按：外感风热，以致感冒，以金银花、牛蒡子疏散风热，苏叶散风解表，性虽温，但温性很弱，性平和，风寒、风热均能使用。风热袭肺，肺失肃降，以致咳吐黄稠痰，肺气不宣，痰不易咳出，用桔梗、牛蒡子宣肺祛痰止咳，前胡宣肺散风，清热祛痰，善治外感风热之咳嗽。该患为肺热炽盛兼有胃火上炎，故咳兼口舌生疮，用金银花、瓜蒌、芦根等清肺胃之火；咽喉为肺之门户，肺热盛，则咽喉肿痛，故用黄芩、金银花、板蓝根清热解毒疗咽喉；黄芩一味，称清金散，专治肺热咳嗽，故重用15g；方中杏仁、大贝母为化痰止咳之品；本案系咳在孕期，要兼顾胎儿，故用炒白术补脾安胎，山药补脾肺肾，以助健脾之力；炒杜仲补肾安胎，苏叶、砂仁行气安胎，在止咳之时，使胎无忧。

例174：产后发热

武某，女，28岁，已婚，市房管所职工。1995年5月13日初诊：因剖宫产后，导尿感染，尿频数，尿道热涩痛，已半月，产后七天拆线时又受凉，因而感冒。曾用感冒通，青霉素，醒脑注射液，并输液（患者不知药名）连用7天无效，又请中医治疗，服小柴胡汤3剂，仍无效，而前来就医。

现产后20天，小便频数，尿黄少，热涩痛，发热微恶风寒，体温38.8℃。周身酸软，关节疼痛，心悸气短，动则尤甚，面色苍白，食欲不振，大便干燥，2～3日一次，恶露未尽，色淡，量少，舌紫暗，有瘀点，苔薄白，脉数无力。化验血象正常。

诊为产后发热（体虚外感，兼有湿热下注）。

法宜：扶正祛邪，兼以清利湿热。

方用补中益气汤加味。

黄芪 10g	白术 10g	陈皮 6g	升麻 6g
柴胡 6g	郁李仁 10g	党参 12g	滑石 15g
甘草 6g	苏叶 6g	荆芥 8g	当归 8g
青蒿 20g	茵陈 15g	瞿麦 15g	萹蓄 15g
火麻仁 15g			

5剂。

5月17日二诊：上药服三剂后热退，体温恢复正常；四剂后尿频热涩痛亦愈。但仍心悸气短，关节痛，纳呆便干，恶露如前，舌紫暗，有瘀点，苔薄白，脉无力。治宗前法，佐以祛风湿，消食之品。

黄芪 15g	白术 10g	鸡内金 15g	柴胡 6g
忍冬藤 20g	升麻 6g	甘草 6g	党参 15g
狗脊 20g	当归 10g	陈皮 6g	山楂炭 12g
羌活 10g	独活 10g		

5剂。

5月22日三诊：周身痛减，体力增进，心悸气短大减，纳增，二便正常，舌紫暗有瘀点减轻，苔薄白，脉较前有力。但恶露仍未净。

黄芪 15g	党参 15g	升麻炭 6g	血余炭 10g
生地炭 30g	阿胶 15g	蒲黄炭 10g	白术 10g
茯苓 12g	藕节炭 30g	棕榈炭 10g	山楂炭 30g

4剂。

5月31日四诊：上药服完2剂，恶露即净，其他尚好，舌紫暗大减，瘀点消失，脉缓有力，停药。

按：以上产后发热两例，均为产后感受风寒所致外感发热。分娩时耗气伤血，故产后气血俱虚，即古人所说"产后百节空虚"。经云："邪之所凑，其气必虚。"故产后气血不足，阳不能卫外，气虚表不固，风寒邪气乘虚而入，以致营卫不和，正邪交争而发热恶寒；风寒袭肺，肺气失宣而咳嗽，鼻塞留涕；风寒阻络则身痛。例174病情简单，即风寒外感表证，因在产后，故用补中益气汤加解表药治疗而愈。例166病情较复杂，除风寒外感表现外，尚有尿路感染和恶露不尽。急则治标，缓则治其本，目前发热及尿路症状突出，故首先治外感及尿路感染，方用补中益气汤加解表药，利水药。又因产后阴血亏虚，常见便干，故方加火麻仁、郁李仁以润肠通便。当上症愈后，又来治恶露不尽。恶露不尽是脾气虚，脾虚不能统血；舌紫暗有瘀点，又有瘀滞，瘀血阻滞，血不归经，也可血不止。补中益气汤，即健脾补血，加血余炭、生地炭、藕节炭、棕榈炭、阿胶以止血；山楂炭、蒲黄炭活血止血，使全身止血不留瘀。瘀血祛则血归经，恶露自止。

例175：肝经痰火郁结

俞某，女，23岁。2010年3月1日初诊：双乳腺纤维瘤术后5个月，目前仍可摸到大小5个肿瘤未切。经前乳房胀不痛，经量少，术后12天，经行一二日少腹憋胀略痛，易饥、胃酸，咽有异物感，腿麻，面热。

脉弦滑数，舌稍红。

证属：肝经痰火郁结。

法宜：疏肝透热化痰。

方宗：丹栀逍遥散加减。

柴胡 8g	当归 12g	白芍 12g	茯苓 15g
黄芩 10g	栀子 10g	牡丹皮 10g	半夏 10g
橘叶 9g	青皮 9g	醋瓦楞子 15g	

2010年5月10诊：上方增加夏枯草、海藻，共服42剂。已无不适，乳房尚可触及一个硬结，可移动。继予前方7剂。

按：乳癖分阴阳两类。本案之乳癖，因弦滑数且舌红，故诊为阳证。弦主肝郁，数主热，滑主痰。故断为此证乃肝经痰火郁结。易饥者，热能消谷；胃酸者，木火作酸；面热者，郁热上熏。月经不调者，肝郁而冲任不畅也；咽有异物感及腿麻，乃痰火走窜，上于咽则如梅核气，窜于经络而腿麻。痰无处不到，痰核亦可流注。

肝经痰火内郁何来？肝郁可化火，肝木克土而生痰。方取丹栀逍遥，更加青皮、橘叶散肝经气滞，透热外达；增半夏、海藻、夏枯草化痰且软坚。方证相应，乳结渐消。

例176：闭经

张某，女，26岁，已婚。2000年4月29日初诊。结婚五年未孕，闭经三年，患肺结核五年，长年低热，37℃～37.8℃。午后潮热，五心烦热，盗汗，两颧潮红，手足肿胀，头晕，面黄消瘦，舌暗红，苔薄白，脉细弦。

证为阴虚所致闭经。

法宜：滋阴退虚热，活血调经。

方用秦艽鳖甲汤加减。

秦艽 10g	鳖甲 15g（先煎）	地骨皮 15g	青蒿 15g
当归 10g	川芎 10g	生地黄 10g	益母草 15g
牡丹皮 10g	泽兰 10g	茯苓 15g	桂枝 10g
赤芍 10g	夏枯草 15g		

17剂。

二诊：7月22日。服药后低热已退，体温正常，午后潮热，五心烦热，盗汗均减，体力有增，但感疲劳无力，四肢肿胀，面色好转，舌正常，苔薄白，脉滑。

黄芪 15g	党参 15g	当归 10g	地骨皮 15g
牡丹皮 10g	青蒿 20g	川芎 10g	生地黄 10g
赤芍 10g	白芍 10g	桃仁 10g	红花 10g
益母草 15g	百部 15g	十大功劳 10g	茯苓 15g
桂枝 10g	白术 10g		

连服20剂。

三诊：8月19日。药后纳增，手足心仍热，近日胸闷气短，便溏，日两次。体质明显好转，已能干家务活，面如常人，舌正常，苔薄白，脉滑。

当归 10g	益母草 15g	川芎 10g	白芍 10g
黄芪 15g	熟地黄 10g	牡丹皮 10g	地骨皮 20g

青蒿 20g	十大功劳 10g	秦艽 10g	党参 15g
菟丝子 12g	女贞子 20g	旱莲草 15g	

服 20 剂。

四诊：9 月 16 日。月经昨日来潮，血量多，色红无块，伴有经前小腹、乳房胀，仍胸闷，五心烦热，纳可，大便正常，舌正常，苔薄白，脉滑。

当归 15g	赤芍 10g	白芍 10g	川芎 10g
生地黄 10g	瓜蒌 10g	薤白 10g	地骨皮 20g
牡丹皮 15g	青蒿 30g	香附 10g	延胡索 15g
桃仁 10g	红花 10g		

7 剂。

9 月 25 日五诊。药后胸闷已愈，手足心稍热，已能下地干点体力活，精神好，自感无病，舌正常，苔薄白，药后脉滑。

当归 10g	白芍 10g	川芎 10g	熟地黄 10g
女贞子 15g	旱莲草 15g	牡丹皮 12g	地骨皮 20g
青蒿 20g	十大功劳 10g	党参 15g	

15 剂。

嘱拍胸片看肺结核情况。

10 月 4 日六诊。9 月 18 日到县医院拍胸片，肺结核已愈，停药观察。2001 年 2 月患者来家告知，病愈后，月经按时来潮，身体健康，农忙时下地劳动，闲时跳舞，异常高兴。

按：又是一例先患他病，后引起月经病的，所以治疗原则，是先治他病，他病愈月经自调。本例结核病的表现，发热（低热），午后潮热，五心烦热，盗汗，两颧潮红，属阴虚内热，所以本案的治疗，始终是以滋阴退虚热为主。如方中的秦艽、鳖甲、地骨皮、青蒿、牡丹皮、女贞子、旱莲草等均能养阴退虚热，百部、十大功劳又有抗结核作用，生地黄、赤芍清热凉血，协助除血分热退虚热，其他药是随症加减，如当归、川芎、益母草、桂枝、桃仁、黄芪、党参共奏补气养血活血调经之功。因四肢肿胀，则用茯苓、桂枝、白术、甘草，以温阳化气，健脾利水；胸闷为胸阳不畅，用瓜蒌、薤白通胸阳之痹塞；乳房胀为肝气郁滞，用香附以疏肝理气，治疗半年而病愈。

例 177：黑带

蔡某，女，19 岁，未婚，学生。2002 年 6 月 22 日初诊。带多色黄，质稠有异味，阴胀痒，左少腹硬，已年余，曾服中药无效。现乳房胀痛，耳内痒且有跳动感，鼻咽发干，大便秘结，一日一次，舌正常，苔白，脉弦数。

证为肝经有热，湿热下注所致黄带。

法宜：清泻肝火，利湿止带。

方用龙胆泻肝汤加减。

龙胆草 6g	栀子 10g	柴胡 8g	苍术 10g
白术 10g	白芍 10g	车前子 10g（包煎）	生地黄 10g
泽泻 10g	败酱草 30g	蒲公英 20g	芡实 20g
薏苡仁 20g	乌贼骨 30g	山药 15g	党参 15g
白芷 10g			

连服 14 剂而愈。

按：傅青主认为带下病的病机为"脾气之虚，肝气之郁，湿气之浸，热气之逼"，该患即是如此。乳房胀痛，脉弦正是肝郁表现，肝郁日久化热，肝热乘脾，木郁克土，致使脾虚，运化失职，则湿热下注而成黄带；肝胆湿热过盛，则耳内痒，鼻咽干，脉弦数，大便秘结。治用龙胆草泻肝胆实火，除下焦湿热，栀子助龙胆草泻肝火；车前子、泽泻清利湿热；芡实、山药、白术、党参健脾益气，助脾健运；薏苡仁健脾利湿，苍白术健脾燥湿；柴胡疏肝理气，白芍、生地黄养血益阴，以防火热伤阴；败酱草、蒲公英清热解毒，消肿排脓，乌贼骨为治带常用药，能固托带脉，有固精止带之功。全方共奏疏肝解郁、健脾补胃，清泻肝胆湿热之效，故连服 14 剂而愈。

十四、其他

所谓其他，就是未按病种分类的其他病例，包括五官、皮肤、泌尿、痹证等，皆因郁火所致，合而论之，故称其他。

例 178：火郁水亏（淋巴结弥漫多性病变）

王某，女，51 岁。2009 年 10 月 5 日初诊：五个月前因右颊淋巴纤维组织增生（1cm×1cm）行摘除术，右侧面颊及眼睑浮肿，之后逐渐减轻，半个月后又延及左侧面部，并出现喷嚏、流涕、鼻塞、流泪、耳鸣、口干苦、寐差等。一月前出现双下颌淋巴结肿大，B 超：双下颌淋巴结弥漫、多性病变。

脉右寸旺，左关弦数，尺沉细。舌淡暗，苔薄白。

证属：肾水亏，肝经郁火扰上。

法宜：滋肾水，清透心肝郁火。

方宗：新加升降散合一贯煎加减。

| 僵蚕 12g | 蝉蜕 7g | 姜黄 10g | 连翘 15g |
| 栀子 10g | 豆豉 12g | 黄芩 9g | 干地黄 15g |

| 麦冬 12g | 川楝子 9g | 牡丹皮 10g | 皂角刺 7g |

2009 年 11 月 30 日诊：上方加减，共服 42 剂，肿大之淋巴结已变小、变软，无胀痛感。其间因外感发热，淋巴结一度又有增大，服数剂感冒药后，继服前方加减，淋巴结渐消。

按：淋巴结肿大，阴证阳证皆有。此脉尺沉细，乃肾水亏；左关弦数，乃肝经郁火，弦主郁，数之热，且左关为肝位，故诊为肝经郁火；右寸旺，乃木火刑金。则此淋巴结肿，当属火结阳证。伴见喷嚏、流涕、鼻塞者，亦木火刑金使然，鼻为肺之窍也。其流泪者，乃肝火上扰，目为肝之窍也。故方宗新加升降散合一贯煎，滋水清肝，透达郁热，散热结，渐见收效。

例 179：湿热侵入经络

潘某，女，13 岁。2004 年 8 月 24 日初诊：颈肩痛已两年，转头则颈响，隔室可闻，胸闷，咽痛有痰，声音嘶哑，耳后及颌下痛，他可。西医诊为风湿病。

脉濡数。舌稍红，苔少。

证属：湿热侵入经络脉隧，化热伤阴。

法宜：清利湿热，疏通经络。

方宗：薛生白《湿热条辨》第四条方。

地龙 12g	秦艽 10g	威灵仙 10g	炒苍耳子 12g
丝瓜络 12g	晚蚕沙 12g	防己 9g	生地黄 12g
海风藤 18g	乌蛇 15g	蜈蚣 5 条	鸡血藤 18g

2004 年 9 月 14 日：上方增加赤芍、桃红，共服 21 剂，肩颈响约减半，痛减约 3/10，胸闷、声哑已轻，晨起口干。脉转濡细无力，两尺稍旺，正虚之象已露，改益气血、养肾阴、佐以通络。

桂枝 9g	白芍 18g	炙甘草 7g	生地黄 12g
当归 12g	黄芪 12g	山茱萸 12g	制首乌 12g
桑寄生 18g	海风藤 18g	鸡血藤 18g	木瓜 12g
乌蛇 15g	蜈蚣 5 条		

2004 年 10 月 26 日：上方加减，共服 56 剂，颈肩痛响、胸闷、音哑均除。唯阴天时耳下尚酸。脉和缓，右关稍弦。

嘱服香砂养胃丸 15 日，停药。

按：关节痛响，本亦常见，然响声之大，隔室可闻者鲜。以脉濡数，故诊为湿热蕴阻经脉。邪阻经脉，不通则痛，不平则鸣，故痛且响耳。

关于濡脉，《濒湖脉学》云："浮而柔细知为濡。"对濡脉提出三个要素，即浮，细，柔软，三个特征具备方为濡。我所提出的濡脉，与此有别。《濒湖脉学》："濡即耎字。"我赞同这一见解，濡即软也。不论浮否、细否，只要脉体有柔软之感，如水中之棉，即为濡脉。此濡主湿，湿性柔软，故脉亦软。

本案苔并不腻，甚至舌红少苔，然因脉濡数，故仍诊为湿热蕴阻经脉。验证于临床，以化湿清热通经之法治之，获得预期效果。所以我在临床判断有无湿邪时，在四诊合参的基础上，我独重濡脉之有无。

二诊脉转濡细无力，乃气血两虚；然尺略旺，乃肾阴不足而相火旺，故转而益气血，养肾阴，合以通经。迭经两个多月的治疗，终获痊愈。

三诊脉和缓，右关稍弦，弦乃肝脉，右关为脾胃所居，右关见弦，乃木克土也。知肝传脾，当先实脾，予香砂养胃丸，实脾以御肝侮。

例180：湿热浸淫经络（痛风）

盛某，男，40岁。2009年9月28日初诊：痛风病史5年，今年已发作5次，每于饮酒食海鲜后发作。现左膝痛，足趾及拇指本节痛，精力不济，烦躁易怒，耳鸣盗汗，他可。查血尿酸正常范围。

脉沉濡滑数略躁，舌稍红，苔薄腻。

证属：湿热浸淫经络。

法宜：透热化湿通经。

方宗：薛生白《湿热病篇》第4条方。

地龙15g	秦艽10g	威灵仙10g	滑石15g
炒苍耳子10g	丝瓜络10g	海风藤18g	黄连10g
苍术12g	薏苡仁30g	僵蚕12g	蝉蜕8g
姜黄10g	防己10g	蜈蚣7条	

2009年11月9日诊：上方加减，共服28剂。除耳鸣外，他症已除，足趾痛风石已明显缩小。

按：脉濡滑数且苔腻，乃湿热内蕴，所现主要症状为肢节痛，此乃经络不通的表现，故诊为湿热浸淫经络。

该方薛氏用于痉证，曰"湿热证，三四日即口噤，四肢牵引拘急，甚则角弓反张，此湿热侵入经络脉隧中。宜鲜地龙、秦艽、威灵仙、滑石、苍耳子、丝瓜藤、海风藤、酒炒黄连等味。"

痉乃筋之病，筋脉牵引拘急，则成痉。然筋之柔，须气以煦之，血以濡之，若失却气血的温煦濡养，则筋即失其柔和之性而拘急，即为痉。使气血不能温煦濡养的原因，可分虚实两大类，虚者，气血虚衰，无力温煦濡养；实者邪阻，气血不通而不能温煦濡养。其病位，有因脏腑虚实之病变而气血生化或输布不及，致筋脉失养而痉者；有未涉脏腑，而主要是经脉不通，气血运行障碍者，本条即是。明其理，可举一反三。经络不通，气血不行，可为痉，亦可为痹而痛、而麻、而拘、而痿厥不用等。本案亦为经络不通，但主要表现非痉，而是疼痛，故此方亦可用之。据此理，此方吾亦曾用于面瘫、半身不遂、转筋、手晨僵、肢麻、肌痿等。

《温病条辨》之宣痹汤："湿聚热蒸，蕴于经络，寒战热炽，骨骱烦疼，舌色灰滞，面目萎黄，病名湿痹，宣痹汤主之。"方为：

防己五钱	杏仁五钱	滑石五钱	连翘三钱
山栀三钱	薏苡三钱	半夏三钱（锉炒）	晚蚕沙三钱

赤小豆皮三钱

此方与薛氏之四号方通，亦治经络中湿热成痹，二方可合而参之。

例 181：寒束热郁

张某，女,52 岁。2010 年 7 月 30 日初诊：一年前发热输液后，喷嚏、鼻塞、流清涕如水，每次喷嚏可连打 20 余个。头懵、气短、畏风、耳鸣，他可。诊为过敏性鼻炎，曾服各种治过敏鼻炎药物不效。

脉沉弦拘紧而数。舌晦，苔少。

证寒：寒束热郁。

法宜：散寒透热。

方宗：小青龙汤加石膏。

麻黄 5g	桂枝 10g	白芍 10g	干姜 6g
细辛 5g	半夏 10g	炙甘草 8g	五味子 5g
白芷 7g	生石膏 18g	辛夷 10g	荆芥 7g

2010 年 8 月 16 日诊：上方增加僵蚕、蝉蜕，共服 14 剂。偶嚏，涕止鼻通，畏风除。

按： 过敏性鼻炎乃常见之症，屡屡发作。鼻乃清窍，必清阳以充养；涕为五液之一，必津液上达以濡润，鼻窍乃聪。而津液、清气的生成与输布，涉及诸多脏腑，任何一个环节的障碍，都可引发嚏、涕、鼻塞。引起清阳、津液不能上达的原因，无非虚实两类。实者邪气阻遏，清阳、津液不得上达。其邪，包括六淫、七情、内生五邪；虚者，乃阴阳气血及津液之虚，无力上达。所以，区区一个鼻炎，辨治起来亦颇繁杂，必胸有全局，才能全面分析判断。

本案为何诊为寒束热郁？因脉沉弦拘紧诊为寒束。因寒主收引凝泣，血脉收引凝泣则沉弦拘紧。拘，即脉不舒缓，仿佛拘挛状态；而紧有左右弹指如转索之感；沉而数者，乃热郁于里，故诊为寒束热郁，这就是以脉定证。

为什么会出现上述舌症？吾以脉解症，以脉解舌。头为诸阳之会，寒束热郁，清阳不得上达而头懵。畏风者，寒束卫阳不布，肌表失护而恶风。其嚏、涕、鼻塞、耳鸣者，清阳为邪阻而不能上达清窍也。其舌晦者，晦乃绛而不泽，如失去润泽的猪肾之色，缘寒束热郁，血运不畅使然。予小青龙汤加石膏，乃散寒化饮清热，亦表里双解之方，且麻、桂、辛、芷、荆等皆辛通之品，既可散寒，又可升发清阳，尚可透达里之郁热，三功兼备，故效。

例182：口糜（复发性口腔炎）

赵某，女，23岁，未婚，大学生。2003年3月12日初诊：口腔溃疡，反复发作已3年余，近日头晕，左上牙痛引至左侧头痛，牙龈及舌等多处溃烂，疼痛影响吃饭，大便干，日1次，小便黄，舌红，苔薄白，脉滑数。

胃火上炎致口腔溃疡及牙痛，法宜：清胃火，方用清胃散加味。

升麻 6g	黄连 10g	当归 10g	生地黄 10g
生石膏 30g	竹叶 4g	牡丹皮 15g	

7剂。

3月19日二诊：口腔溃疡及牙痛均愈，唇舌红，苔薄白，脉数。上方4剂。

按： 胃经入上齿龈，回出环绕口唇，胃火炽盛，上攻口齿，以致口腔溃疡与牙痛，用清胃散以清胃火，加竹叶去心火，利小便，使热从小便出。

例183：口糜（复发性口腔炎）

石某，女，33岁，已婚，教师。2003年5月30日初诊：口腔溃疡，反复发作，每逢经前经期加重，已5年，经治无效，经熟人领来就医。月经到期未至，舌及口腔、牙龈均布满溃疡，溃疡面上覆盖一层白膜，疼痛甚，流口水不能说话，影响吃饭及睡眠，舌红少苔，脉细数。

证为心火亢盛，血分郁热所致口疮。

法宜：清心泻火，清热凉血。

方用犀角地黄汤加减。

当归 10g	川芎 7g	牡丹皮 15g	黄连 10g
水牛角 30g	通草 6g	桃仁 10g	红花 10g
生地黄 12g	竹叶 4g	牛膝 15g	玄参 10g
赤芍 10g	白芍 10g		

7剂。

另：羚羊角 10g，煎水频服。

6月6日二诊：月经6月1日来潮，现已净。口疮减轻，仍痛甚，流口水，能说话，进食仍难，大便正常，小便黄，舌红，苔白，脉细数。上方7剂，另：

羚羊角 10g，煎水频服。

6月26日三诊：服上药后，口疮基本痊愈，未再服药。月经又快来潮，牙龈与舌又有少量溃疡，稍痛，本次为得此病以来最轻一次，饮食正常，小便黄，舌正常，苔薄白，脉细数。

当归 10g	水牛角 30g	生地黄 10g	牡丹皮 12g
黄连 6g	玄参 12g	益母草 15g	牛膝 15g
竹叶 6g	川芎 8g	桃仁 10g	红花 10g
赤芍 10g	白芍 10g		

5剂。

7月1日四诊：口疮减轻，月经今日来潮，舌正常，苔薄白，脉细数。

当归 10g	生地黄 10g	牡丹皮 12g	川芎 10g
益母草 15g	玄参 10g	牛膝 15g	水牛角 30g
黄连 8g	生石膏 30g	升麻 6g	赤芍 10g
白芍 10g			

5剂。

7月9日五诊：月经已净，口疮已愈，大便正常，小便黄，舌正常，苔薄白，脉滑。

升麻 6g	黄连 10g	当归 10g	川芎 10g
赤芍 10g	白芍 10g	竹叶 4g	玄参 10g
牛膝 15g	生地黄 10g	党参 15g	生石膏 15g
炒白术 10g	水牛角 30g	牡丹皮 15g	

7剂。

经访8月9日行经时均未生口疮。

按： 舌为心之窍，心火上炎，则口舌生疮，舌红少苔，脉细数，为阴虚内热之象，经前期阴血下注，致使阴虚，虚火上炎也可致口疮，该患为虚实夹杂，虚火、实火并存。用黄连、竹叶、通草去心火，使火由小便出；犀角地黄汤清热凉血，水牛角代犀角；桃红四物汤加玄参活血补血，养阴调经；牛膝活血引热下行，降上炎之火；羚羊角，性寒入心经能清心火，散血解毒，可用于血热毒盛之证。愈后又用清胃散，清心胃之火，加党参、白术健脾补气，以巩固疗效。

例 184：血灌瞳仁（眼底出血）

于某，男，31岁，大庆油田工人。1966年2月7日16：40分就诊：左眼于今日上午10点左右，在劳动时，用力刨冰，崩起一石块，击中左眼眶外侧，当时眼痛难忍，立刻到卫生所求治，未治即转来我院治疗。

刻诊：左眼疼痛剧烈，视物不清，仅有光感，已 7～8 小时，意识清醒，语言流利，既往健康，舌正常，苔薄白，脉弦有力。外观未见异常改变，左眼眶外角压痛，左眼检眼镜看不进去，视力左眼前光感，右眼 1.2°，眼科诊为眼底出血。

中医诊为石子击伤眼内血络，血溢络外，以致血灌瞳神而暴盲。

治以止血为主，佐以活血。

方以犀角地黄汤加味。

犀角 10g	生地黄 30g	牡丹皮 10g	赤芍 10g
藕节炭 30g	菊花 10g	仙鹤草 15g	白茅根 15g

3 剂。

2 月 10 日二诊：药后眼痛明显减轻，但左眼视物不清，头脑发胀，舌正常，苔薄白，脉弦。检查左眼外观未见异常改变，指示眼压不高，视力眼前手动，检眼镜检查仍看不进去，上方不变继续服用。

2 月 24 日三诊：症状全部消失，眼底检查，血管走行清楚，眼底出血全部吸收，双眼视力均达 1.5°。

按：本证正是《证治准绳·七窍门》所说之"平日无他病，外不伤轮廓，内不伤瞳神，悠然盲而见也"的暴盲证。本患原因简单，即外伤所致的眼底出血，治以凉血止血为主。方中犀角、生地黄炭、赤芍、牡丹皮、白茅根、仙鹤草等均凉血止血；而赤芍、牡丹皮又活血，以取止血不留瘀之意；菊花清肝明目，引药达目。连服 17 日全部吸收而愈。

例 185：血灌瞳仁（前房积血）

梁某，男，32 岁，大庆油田职工。1966 年 3 月 6 日就诊：一个月前曾住院行左眼白内障术，愈后出院。近日头晕头痛，口苦耳鸣，左眼视物不清，且胀痛，舌正常，苔薄黄，脉弦数。眼科检查，眼外观未见异常，视力手动 1 米，左眼球结膜及巩膜切口均生长良好，前房部有出血浮动，诊为左眼白内障术后，前房积血。

中医以其脉弦数，舌红少苔，诊为肝火炽盛，迫血妄行，以致血溢脉外。

法宜：清肝明目，凉血止血。

方用龙胆泻肝汤加减。

龙胆草 3g	栀子 10g	柴胡 8g	当归 10g
白茅根 15g	生地黄炭 30g	槐花 10g	黄芩 10g
仙鹤草 15g	茜草炭 10g	草决明 12g	三七粉 6g（冲服）

连服 9 剂。

3 月 14 日二诊：药后自觉症状消失，舌脉正常。左眼视力 0.04。检查左眼前房积血全部吸收，病愈。上方去三七粉，再进 3 剂以巩固疗效。

按：头晕头痛，耳鸣口苦，脉弦数，为肝经热盛。肝火炽盛，迫血妄行以致前房积血（风轮内出血）用龙胆泻肝汤加减，以泻肝火，加生地黄炭、仙鹤草、茜草、槐花、白茅根以凉血止血；三七活血止血，止血不留瘀；草决明清肝明目，连服 9 剂而愈。

例 186：目胀痛（青光眼）

许某，女，43 岁。1990 年 4 月 6 日初诊：目胀痛，视物模糊，头痛，恶心，呕吐，右胁胀，腰酸，白带多，便干。眼科检查：眼压高，诊为青光眼。脉弦缓滑。舌尖略红，苔白少。

证属：饮邪上干，清阳不升。

治宜：化饮升清。

方宗：五苓散合升降散。

桂枝 8g	白术 8g	泽泻 30g	猪苓 9g
茯苓 12g	僵蚕 10g	蝉蜕 7g	姜黄 7g
川大黄 4g			

2 剂。水煎服。两小时服一煎，多饮暖水，温覆，取汗。

1990 年 4 月 9 日：药后得透汗，头目胀痛均著减，视物较清，恶心、呕吐除。患者自行触诊，眼压已不高。

继予上方加蒺藜 9g、茺蔚子 9g。7 剂，水煎服。

按：目为清窍，必清阳以上奉。水饮上干，则清阳不升，目痛、视物模糊、头痛之所由作。五苓散所治之"吐涎沫而癫眩"，本案与之相符。饮邪内停格拒则吐，同于水逆；上干于颠则冒瞀如癫。眩有二解，一为眩者黑也，目黑冒金星，视物不清；一为眩者旋也、运也，冒眩状。通阳发汗，通利三焦，阳得升布，阴霾自消。从饮治目疾，乃一大法门，吾虽非眼病专科，然病饮者常有，吾屡用化饮诸方而获效，五苓散乃吾用之较多者。每用辄采用发汗法，以通利三焦，畅达纹理网络系统，使阳气布散，水饮自除。

例 187：胃火阴虚

李某，女，20 岁，未婚，本院学生。1999 年 4 月 3 日初诊：头痛牙痛，时好时坏，已年余，近半月来，头痛牙痛，影响纳食，学习及精神紧张时加重，大便秘结，9 日 1 次，小便黄，舌胖有齿痕红，苔薄黄，脉滑数。

证为心胃火盛，致牙痛，便燥。

法宜：清胃心火，养阴润燥。

方用清胃散合导赤散加减。

升麻 6g	黄连 10g	当归 15g	火麻仁 15g
生石膏 30g	木通 6g	牡丹皮 10g	生地黄 10g
肉苁蓉 12g	何首乌 15g	牛膝 15g	竹叶 4g
甘草 6g	大黄 4g	玄参 10g	

7 剂。

4 月 10 日二诊：大便已不干，1～2 日 1 次，但仍头晕脑胀，牙痛，舌正常，苔薄白，脉数。

升麻 6g	当归 10g	生地黄 10g	牡丹皮 10g
生石膏 30g	竹叶 6g	牛膝 15g	黄连 10g
菊花 10g	蔓荆子 10g	木通 6g	甘草 6g
玄参 12g	桑叶 10g		

7 剂。

5 月 1 日三诊：头晕牙痛减，大便正常，舌暗，苔薄白，脉滑数。

升麻 6g	黄连 10g	生地黄 20g	牡丹皮 10g
生石膏 30g	竹叶 6g	当归 15g	牛膝 15g
玄参 15g	木通 8g	甘草 6g	大黄 4g

连服 21 剂症愈。

按：本案为心胃火盛，热灼津阴，致便燥；心胃之火上炎，以致头痛牙痛。用清胃散去胃火，心与小肠相表里，用导赤散去心火，使热由小便排出；大黄、牛膝引热下行；肉苁蓉、何首乌、玄参补阴润燥，火麻仁润肠通便。二诊又有头晕脑胀，加菊花、桑叶、蔓荆子清头目止头痛，心胃火清不再伤津阴，则便正常。

例 188：暴聋（突发性耳聋）

王某，男，48 岁，干部。1998 年 3 月 28 日诊：外感愈后左耳暴聋。脉弦数而濡，寸脉沉。

此湿热蕴于肝胆，清阳不升，予清利肝胆湿热，佐以升清，宗泻青丸主之：

龙胆草 6g	炒栀子 12g	黄芩 10g	柴胡 8g
茵陈 15g	防风 7g	羌活 7g	川芎 8g
归尾 10g	升麻 5g	葛根 12g	

上方服 3 剂而愈。

按：本方治肝经郁火所致之病证。辛味升散解郁，苦寒降泄火热，亦辛开苦降之法。此案乃外感后，余邪伏于肝胆，而脉弦濡数，阻遏清阳上达而寸沉，此方恰合此证。故热退清升而愈，此方亦治肝经郁热头痛，目赤，及热盛抽搐。亦治肝火下迫作泄者。

例189：浊热蒙蔽心窍（肝硬化腹水，肝昏迷前期）

刘某，男，67岁，鞋厂退休工人。1977年2月18日诊。患肝硬化腹水，肝性脑病前期，经某空军医院住院治疗数月，无效回家。嗜睡朦胧，呕吐不食，发热38℃（±），身目皆黄，口中秽臭，腹水中等。脉濡数，苔黄厚腻。

证属湿热蕴阻，蒙蔽心窍。

法宜：清热化浊。

方用甘露消毒合藿朴夏苓汤加减。

茵陈 18g	白蔻仁 6g	藿香 12g	黄芩 9g
滑石 12g	通草 6g	石菖蒲 8g	连翘 12g
川厚朴 9g	牛黄 9g	茯苓 12g	泽泻 12g
猪苓 12g			

经上方治疗三周，黄退呕止，腹水渐消，精神如平昔，可外出晒太阳。后予健脾化湿利尿善其后。

按：此案虽已属肝性脑病前期，然依其脉濡数，苔黄腻，遂诊为湿热蕴阻。湿热蕴蒸而身目黄，湿阻三焦而肿，湿热蒙蔽清窍而昏蒙，胃为湿热壅塞而上逆，致呕吐不食，口中臭秽，予清化湿热，竟得缓解，岂清化湿热可降低血氨乎？

忆当时尚有一例青光眼呕吐；一例下肢痿软不能站立；一例男子龟头被虫咬后肿如灯泡，皆因其脉濡数，苔黄腻而都予服甘露消毒丹加减而愈。此数案本风马牛不相及，然依中医辨证来看，其病机皆属湿热，因而异病同治，一方皆效。当然，甘露消毒丹所治之湿热诸症，远不止此数端，要在辨证论治，谨守病机。若执一僵死套路，只能瞎猫碰死老鼠，难以机圆法活，_丝丝入扣_。

例190：癃闭

杜某，女，40岁，已婚，石市玉村小学教师。2002年8月21日初诊：排尿困难已9年余，近月加重。现排尿困难，用力方能尿出点滴，尿完又有尿不尽的感觉，夜间相对尿多，无尿热痛之感，伴有小腹憋胀，腰痛等症，大便正常，舌红，苔薄白，脉滑数。

证为气化无力，兼有湿热所致癃证。

治用苓桂术甘汤合八正散加减。

茯苓 15g	金银花 20g	白术 10g	甘草 6g

| 桂枝 10g | 萹蓄 15g | 瞿麦 15g | 车前子 10g |
| 狗脊 20g | 川断 12g | 滑石 15g | 土茯苓 30g |

4剂。

8月24日二诊：排尿仍困难，现尿频而不畅，腹憋胀已愈，腰已不痛，大便正常，舌尖红，苔薄白，脉滑数。上方再进4剂。

8月28日三诊：排尿困难减轻，小便次数也减，但大便干，2日1次，自感身力增进，舌正常，苔薄白，脉数。

瞿麦 15g	萹蓄 15g	通草 6g	滑石 15g
车前子 10g	桂枝 10g	茯苓 15g	竹叶 4g
茵陈 15g	白术 10g	甘草 6g	土茯苓 30g
大黄 3g	鱼腥草 30g	败酱草 30g	

3剂而愈。

按：癃闭是指小便量少，点滴而出，甚则小便闭塞不通为主症的一种疾病。其中小便不利，点滴而少，小腹隆起者为癃；小便闭塞点滴不通，病势较急者为闭。本患即是癃闭。《素问·宣明五气》曰"膀胱不利为癃"《诸病源候论》曰："小便不通，由膀胱与肾具有热故也。"该患舌红脉滑数，即为热象。腰为肾之府，腰痛是肾虚之故，肾虚气化无力，湿热下注膀胱以致成癃。治疗原则应遵循"腑以通为用"，故重在通，以八正散通利小便，苓桂术甘汤助肾与膀胱的气化；土茯苓、金银花、鱼腥草、败酱草等清热解毒，有助于湿热排出；狗脊、川断补肾。

例191：淋证

丁某，女，38岁，已婚。2002年6月18日初诊：由1992年患附件炎及尿路感染，反复发作，近日加重。现尿频尿急并有热痛感，坐时加重，大便秘结，7～8日1次，月经正常，带量不多，色黄稠，无异味，舌淡，苔薄厚，脉沉无力。

证属湿热下注所致淋、带。

法宜：清热利湿。

方用八正散加减：

瞿麦 15g	萹蓄 15g	车前子 10g	川楝子 10g
大黄 6g	黄柏 10g	竹叶 5g	紫草 20g
滑石 15g	败酱草 30g	鱼腥草 30g	通草 4g
金银花 20g	蒲公英 20g	茵陈 15g	

7剂。

6月25日二诊：带色正常量不多，小便仍频数，而热痛及尿急则减，但头晕心烦嗜睡，大便仍干，1周1次，舌淡，苔薄白，脉沉数。

瞿麦 15g	萹蓄 20g	车前子 10g	火麻仁 16g
大黄 6g	滑石 15g	茵陈 15g	川楝子 10g
淡豆豉 10g	竹叶 4g	牡丹皮 10g	栀子 10g
郁李仁 15g			

7剂。

7月2日三诊：药后已不头晕，心烦及嗜睡好转，大便已不干，2日1次，尿频数热也减轻，舌胖淡，苔薄白，脉滑无力。

瞿麦 15g	萹蓄 15g	车前子 10g	大黄 6g
茵陈 15g	薏苡仁 20g	栀子 10g	淡豆豉 10g
滑石 15g	败酱草 30g		

7剂。

7月10日四诊：药后病愈，上方再进7剂，以巩固疗效。

按：带下黄稠、小便频数、热痛均为湿热下注所致。心与小肠相表里，心火盛，热扰心神则心烦，热灼津液则大便干。湿性重浊，在上焦则头晕沉重、嗜睡，在下焦则带下、淋浊。用八正散加减，以清热利湿，竹叶、栀子、淡豆豉清心火，以除烦，治疗半月愈。

例192：郁热水肿

刘某，女，34岁。2003年2月21日初诊：上月外感后，余热未尽，郁伏于里，阻遏三焦，水道不利，面及下肢皆肿，晨起较重，伴胸闷憋气，恶心呕吐，便可。

胸片：心电图正常。尿化验（－）

脉沉滑数。舌可。

证属：余热未尽，阻遏三焦。

法宜：宣透郁热。

方宗：新加升降散主之。

僵蚕 12g	蝉蜕 6g	姜黄 9g	川大黄 4g
栀子 9g	豆豉 12g	枳实 8g	连翘 12g
薄荷 5g			

2003年3月4日，上方加减，共服10剂，肿已消，胸尚闷。

脉沉滑数，舌可。上方加瓜蒌18g，菖蒲9g。

2003年3月18日，上方共服14剂，胸闷除，下肢见红色结节五六枚，按之痛。

脉尚沉滑数。上方加：

地龙 12g   海风藤 18g   海桐皮 10g   丝瓜络 10g

桃仁 10g   红花 10g

7 剂。水煎服。

按： 外感后水肿，尿化验正常，可排除肾炎；胸闷，心电图正常，可排除心肌炎；胸片正常，可排除肺部炎变。这些西医的检查，对中医认识疾病，以及判断疾病的转收、预后、疗效都非常有价值。

当今时代，中西医并存，各有所长，各有优势，完全应该互相借鉴。拒绝排斥，那是傻瓜，是倒退。西医的理化检查，应该充分地学习、掌握、借鉴。我努力学习西医知识，绝不保守、故步自封。但我在辨证论治中，又严格遵从中医的理论体系，可谓纯中医、铁杆中医，从我发表的医案中，完全可以体现这一点。若按西医理论用中药，必然重蹈废医存药的覆辙。其实何止废医，连药也废了。

所谓中药，是指在中医理论指导下的自然界的植物、动物、矿物；若脱离了中医理论指导，只能称为天然药物，而不叫中药。医理与药物都没有，那不就把中医消灭了吗？以外部力量来消灭中医，并不可怕，最可怕的是由于学术的异化，从内部、从根上、从学术上，打着发展中医的大旗，行消灭中医之实。而这种人，往往是声名赫赫，桂冠满头，什么博士、专家、首席等。当前，虽说是中西医结合，但毕竟是两个医学体系的两种医学，远未融合，硬要削足适履，到头来，恐履虽已适，而足已非足了。

本案一诊因脉沉滑数，沉主气滞，滑数为热，故诊为郁热伏郁于里。热伏何处？因主要症状为水肿，故诊为热伏三焦，水道不利而肿。予新加升降散，宣透郁热，并未用利水之套药。郁热除，三焦畅，水肿自消。

二诊，肿消胸闷未除，脉仍沉滑数，沉主气，数主热，滑为痰，当为痰热搏结，阻蔽于胸，故加瓜蒌宽胸涤痰，加菖蒲化浊宽胸。

三诊，下肢见红色结节，乃痰热走窜经络，故加通经散结之品。

痰热搏结，自不同于单纯热郁者易透，所以治疗逾月，脉仍沉滑数。因病机未变，故治疗大法亦未变，仅随症加减而已。

例 193：淋痛

杨某，男，22 岁，学生，2002 年 6 月 18 日诊。溲后热痛如淋，小腹痛坠胀，两胁偶痛，已有月余，服抗生素、中药清热利尿均未效，按其脉弦无力，舌暗红。

诊为肝虚相火窜于小肠，予乌梅丸加味：

乌梅 5g	炮附子 10g	干姜 4g	桂枝 9g
细辛 4g	川椒 4g	当归 12g	党参 12g
黄连 9g	黄柏 5g	郁金 9g	川楝子 9g

3 剂。

6 月 25 日二诊：脉力稍增，舌暗红苔少，诸症皆减，溲后尚有轻微热痛，会阴部略有坠胀感，腰有些痛，口苦，他无不适。上方加赤白芍各 12g，川断 18g，4 剂水煎服。

7 月 2 日三诊：已无何不适，以其脉力尚欠，嘱继服 6 剂。

按：乌梅丸乃厥阴篇主方，治疗因肝虚寒相火内伏的寒热错杂证。主要指征为脉弦无力或不任重按。其热，因肝阳虚馁，阳气不得敷布，肝中相火内郁而为热，此即尤在泾所云："积阴之下，必有伏阳。"其热可表现为厥热胜复，寒热交作，上热下寒。若郁伏之相火走窜心包则心中热痛，五心烦热，郁火上灼头痛、目赤痛、咽痛、消渴；郁火下窜则溲淋痛。此案以其脉弦无力，兼有小腹坠胀、胁痛而断为肝虚，以其溲后痛热如淋而断为相火走窜前阴。亦为寒热错杂之象，故予乌梅丸解其寒热，燮理阴阳而热淋之象竟除。

其舌暗红者，若果为脉数有力者，此舌之暗红，当为热盛血瘀，当凉血散血。若脉呈阴象者，此舌当为寒凝血瘀而暗红，当予温阳通经络，不可以热治之。临床屡见舌红、舌赤、舌暗红而脉见阴脉者，余皆以温阳活血治之，舌红可渐退。此时勿以舌红为热而寒之，切切。

例 194：湿热内蕴

姜某，男，36 岁。2004 年 6 月 8 日初诊：口干，多饮，每日至少饮水 6 公斤，汗多，尿不多。上半身及面部皆生痤疮，便干。

脉弦数，左兼濡。舌暗红，苔薄黄腻。

证属：湿热内蕴。

法宜：清利湿热，宣畅气机。

方宗：龙胆泻肝汤加减。

龙胆草 6g	栀子 10g	黄芩 9g	柴胡 9g
生地黄 15g	滑石 15g	川木通 7g	茵陈 30g
紫草 30g	槐花 15g	地榆 15g	连翘 15g
蒲公英 30g			

2004 年 6 月 25 日：上方共服 18 剂，至 6 月 18 日渴已减半，汗已少，痤疮减十之七八。今已不渴，痤疮消，汗尚略多，天时已热，继予甘露消毒丹，7 剂。

按：湿热蕴阻，三焦不利，津液不布而渴，湿热蒸迫而汗，蒸腐气血而为疮疖。湿热除，诸症消。二诊湿热未靖，继予甘露消毒丹善后。

例 195：牛皮癣

余于 1975 年阴历大年初二，大庆油田总院书记前来看望，乘兴饮酒一盅，不过三钱。因素不饮酒，不耐酒力，竟醉卧，次日全身遍起红疹。初以为饮酒过敏，用抗过敏药无效。到北京某医院诊为牛皮癣，恰我大学同学在北京市中医院任牛皮癣研究组长，诊后告我牛皮癣极易复发反跳，大治不如小治，小治不如不治。该病虽无甚痛苦，且不甚痒，但心中甚是腻歪。遂与我老伴田淑霄教授相商，决心自己治疗，遍身红疹，脉沉滑数。

当属血热所致，用清瘟败毒饮加减。

水牛角 30g（先煎）	玳瑁 15g（先煎）	牡丹皮 12g	赤芍 12g
黄芩 12g	黄连 10g	栀子 10g	生石膏 30g
知母 6g	生地黄 18g	玄参 15g	槐花 30g
紫草 30g	连翘 15g	竹叶 6g	生甘草 7g

以此方加减，共服 50 余剂，皮损逐渐变小，直至全消，至今未复发。

按：余用此方治疗自己的牛皮癣，虽服药较多，但疗效稳固，未反复。此后十余年未曾饮酒，后因应酬偶饮之，唯觉肢体某处有痒感，但亦未复发。现酒量有增，连偶有痒感亦无。此后我们以此法治疗泛发性牛皮癣十余例，除一例尚在治疗中外，余皆在服药 20 ～ 60 剂而愈，皆稳定未复发。对局部皮损厚的老牛皮癣，效果差。

例 196：软疣

赵某，女，21 岁，本院学生。2002 年 4 月 13 日初诊：胸背及面部布满粟粒黄豆粒大之疙瘩，头尖平扁呈脐凹状，可挤出白色硬物，痒，皮科诊为传染性软疣，已 3 月余，经治无效。大便秘结，现已 2 天未解，小便黄，舌尖红，苔薄白，脉滑数。

诊为血热所致疣。

法宜：凉血，软坚散结，祛风止痒。

紫草 30g	牡丹皮 15g	赤芍 15g	大贝母 12g
紫贝齿 30g	生地黄 10g	昆布 15g	鳖甲 15g
生牡蛎 30g	夏枯草 15g	海藻 15g	僵蚕 12g
大黄 6g	地肤子 10g	蛇床子 10g	蝉衣 6g

4 剂。

4 月 17 日二诊：症减已不痒，但药后恶心未吐。大便正常，舌尖红，苔薄白，脉滑数。上方去大黄，3剂。

4月20日三诊：病愈，舌尖红，苔白，脉滑。上方再进4剂。以巩固疗效。患者为我学院学生，半年后告知病愈后未再犯。

按：传染性软疣，是由病毒引起的，根据症状表现，为中医的血热受风所致，故用凉血祛风止痒药治之。因疙瘩能挤出白色硬物（即白色干酪样物质）故方中加软坚散结之品。

例197：丹毒

王某，女，11岁，藁城学生。2002年1月12日初诊：双膝下，对称的有15cm×10cm大的皮肤灼热，肿痛，色鲜红如丹，与正常皮肤界限分明，伴有发热恶寒，体温38℃左右，已40多天。曾到藁城中医院、藁城县医院及赵县医院诊治无效。舌红，苔黄厚，脉数。

诊为热毒所致丹毒，治以清热解毒、凉血退热，方用五味消毒饮加减。

紫草 20g	金银花 20g	连翘 15g	牡丹皮 10g
蒲公英 20g	地丁 15g	黄连 10g	黄芩 8g
大黄 4g	生地黄 10g	赤芍 10g	野菊花 15g
羚羊角 4g（另煎兑服）			

4剂。

1月16日二诊：药后下肢红肿热痛均减，体温仍高，37.8℃，舌红，苔黄，脉数。上方加皂角刺10g，竹叶4g，3剂。

1月19日三诊：皮色正常，已无肿热痛，但下肢又布满新起的粟粒大的皮疹，突出皮肤，热痒痛，体温恢复正常，纳呆，大便正常，舌红，苔黄厚，脉数。

紫草 30g	牡丹皮 15g	生地黄 10g	野菊花 20g
金银花 20g	赤芍 10g	连翘 20g	蒲公英 20g
地丁 20g	地肤子 10g	蛇床子 10g	僵蚕 10g
蝉衣 6g	羚羊角 5g		

4剂。

1月23日，上方连服21剂而愈。

按：毒火内炽，发于肌肤，而成丹毒，正如《诸病源候论》曰："丹候，风热毒气，客于腠理，热毒搏于血气，蒸发于外，其皮上热而赤，如丹之涂，故谓之丹也。"用三黄泻火解毒，五味消毒饮清热解毒，金银花、连翘又使邪向外透发，7剂丹愈。但血分热未净，以致又发斑疹，故在原方中加凉血消斑之品。疮疡肿毒皆属于心火，羚羊角入肝、肺、心经，能清心肺之热，泻肝火，并能凉血解毒，故方中加羚羊角。因其有痒，加僵蚕、蝉衣以祛风止痒，且能透疹。

例 198：肝热化风

高某，女，44岁。2007年4月10日初诊：后脑部网状细胞瘤，如鸡卵大，术后一年。现头胀木紧痛，右耳目胀，记忆差，晨起心悸、无力。食、眠、便可。月经半月一行，量少，时间长。下肢转筋。

脉弦数，舌红，苔白少干。

证属：肝热化风。

法宜：清肝息风。

方宗：泻青丸加减。

龙胆草 5g	栀子 9g	黄芩 9g	白芍 15g
干地黄 15g	桑叶 9g	菊花 8g	蔓荆子 10g
白蒺藜 12g	水红花子 10g	川楝子 9g	地龙 12g
僵蚕 12g	全蝎 9g	蜈蚣 5条	

2007年5月22日：上方加减，共服42剂。头目均已清爽，右头部按之感觉略迟钝。偶有流涎、筋惕、心悸。经行如期未先期。

脉弦略数，舌略红暗。

上方加生龙牡各18g，木瓜12g，继服10剂。

按：脑瘤术后，因脉弦数而诊为肝热化风。头目耳胀木紧痛，乃肝风上扰；转筋乃肝风走窜筋脉，故予清热息风，历一个半月而渐效。

例 199：手指皲裂

周某，男，22岁，河北师大学生。2002年12月25日初诊：双手指脱皮，手指肉嫩，干裂痛稍痒，无渗出物，左手食指与中指红肿尤重，已6年，一直未愈。舌红，苔薄白，脉滑。

证属：血虚，热郁于内，复感风邪所致。

法宜：养血凉血，祛风止痒。

当归 15g	白芍 15g	地肤子 10g	紫草 30g
蛇床子 10g	桑枝 15g	牡丹皮 15g	白鲜皮 10g

连服30剂。

外治法：川椒30g，艾叶50g，玄参30g，百部30g，煎水洗手。坚持每日洗2次以上。

内服外洗月余而愈。

2003年2月12日二诊：过春节吃海鲜后，双手及双臂出现大面积的粟粒大的疙瘩，红肿热痒，并有渗出液，唇舌红，苔白，脉滑数。此由过敏引起的湿疹，治以清热燥湿，祛风止痒。

苍术 10g	白术 10g	薏苡仁 20g	黄柏 10g
白鲜皮 10g	当归尾 15g	乌蛇 10g	蜂房 10g
蝉衣 6g	赤芍 10g	白芍 10g	紫草 30g
僵蚕 12g	地肤子 10g	蛇床子 10g	

3 剂。

2 月 25 日三诊：手及臂部湿疹已退，也无渗出液，但仍痒，唇舌红，苔薄白，脉滑数。上方 7 剂。

3 月 5 日四诊：药后病愈。因打篮球，手指又起小疙瘩，出水且痒，舌正常，苔薄白，脉滑数，湿疹又犯，仍用上方服 14 剂而愈。

按：病患原为阴血不足，不能濡养肌肤以致干裂，养血润肤而愈。但过春节食海鲜过敏引起湿疹，中医认为海鲜乃发物，使湿热外浸以致皮肤起疙瘩，红肿热痒，渗出浸润，治以用清热燥湿之品。因原系血不足，恐燥湿伤阴，故在方中加当归、赤白芍以补血；当归尾、赤芍又能活血，取其血行风自灭，佐祛风止痒之品而愈。